学前教育专业教育教研成果系列教材

学前儿童卫生与保健

主　编　王星妮

副主编　王亚青　王星华

参　编　原成林　赵丽莉

姚　艺

北京理工大学出版社

BEIJING INSTITUTE OF TECHNOLOGY PRESS

图书在版编目（CIP）数据

学前儿童卫生与保健 / 王星妮主编. — 北京：北京理工大学出版社，2021.9（2021.10 重印）
ISBN 978-7-5763-0361-2

Ⅰ. ①学…　Ⅱ. ①王…　Ⅲ. ①学前儿童－卫生保健－教材　Ⅳ. ①R175

中国版本图书馆 CIP 数据核字（2021）第 194652 号

出版发行 / 北京理工大学出版社有限责任公司
社　　址 / 北京市海淀区中关村南大街 5 号
邮　　编 / 100081
电　　话 / （010）68914775（总编室）
（010）82562903（教材售后服务热线）
（010）68944723（其他图书服务热线）
网　　址 / http：//www. bitpress. com. cn
经　　销 / 全国各地新华书店
印　　刷 / 河北盛世彩捷印刷有限公司
开　　本 / 787 毫米×1092 毫米　1/16
印　　张 / 12.25
字　　数 / 290 千字
版　　次 / 2021 年 9 月第 1 版　2021 年 10 月第 2 次印刷
定　　价 / 39.00 元

责任编辑 / 李玉昌
文案编辑 / 李玉昌
责任校对 / 周瑞红
责任印制 / 施胜娟

前 言

学前教育在推进实施教育强国的伟大工程中是终身教育的开端，在教育体系中具有极其重要的地位。而今，职业院校作为国家培养、培训幼儿教师的主要教育机构，为适应我国学前教育事业发展的需要，在促进学前教育砥砺奋进、跨越式发展的同时，肩负着培养大批高素质的学前教育专业人才的任务，未来职业教育前途广阔、大有可为。为进一步推进职业教育的现代化，夯实学前教育理论基础，指导儿童健康成长，提高学前教育专业人才保育教育的实践能力，促进幼儿园科学保教工作的实践创新，适应现代社会全方位的人才变革，本教材力求做到“教、学、做、导”的统一。

“学前儿童卫生与保健”是学前教育专业学生的一门专业必修课程，2017 年已出版的教材得到广泛认可，成为“学前教育专业‘十三五’教育教研成果系列规划教材”。本次修订在坚持以科学性、思想性、实用性、时代性为宗旨的前提下，参考了大量国内外权威资料及相关医学资料，力图反映学科的发展变化，结合高职院校学前教育专业的需要，增补了知识结构导图、课程思政等内容。以托幼机构工作实际为依托，增加集实用性、知识性、趣味性等特点的小知识等内容，并更新了托幼机构保健工作相关文件。作为学前教育专业教材及相关学前教育机构工作者用书，在修订过程中，以学生的接受能力及托幼机构的实际需求为依据，在内容上做到深浅适中、条理分明。

全书由王星妮主编，在本次编写过程中得到了营口职业技术学院王亚青、王星华的大力支持；原成林为本教材完成了全部的图片及视频处理工作；姚艺老师完成了收集整理实践教学资料的工作；营口市第二教工幼儿园赵丽莉老师为本书提供了大量的实例及数据资料，在此一并表示感谢。

由于本教材涉及的内容较多、范围广泛，在编写工作中难免存在不足，恳请广大读者提出宝贵意见。

编 者

目 录

绪 言

学前教育是终身学习的开端，是国民教育体系的重要组成部分。而学前卫生教育是学前教育的基础性工作。儿童是祖国的未来，民族的希望，他们的保健日益成为全社会普遍关心的重要议题。儿童的身心发展是遵循一定规律的，这就要求从事幼儿教育的机构、从业人员必须尊重这一自然发展规律，科学地进行保育教育，促进儿童身心健康、和谐发展。

学前卫生学是研究学前儿童生长发育规律及生理解剖特点，以及怎样促进学前儿童发育、保护和增强学前儿童健康的一门学科，是学前教育专业的一门重要的必修课程。

本学科的主要任务是研究0~6岁儿童身体生长发育的一般规律和特点，同时探讨影响其健康的各种因素，如学前儿童的体格锻炼，学前儿童的常见疾病及其预防，学前儿童的常见传染病及其预防，学前儿童的营养与卫生，学前儿童的心理健康，学前儿童的安全教育及意外事故的预防，幼儿园建筑、设备的卫生要求等，并提出相应的卫生要求和保育措施，为学前儿童创造良好的发展环境，促进学前儿童健康成长。

儿童只是具备了人体的基本结构，他们身体的各部分器官还没有发育成熟，心理上的发展也需要完善。他们的自我保护能力差、抵抗能力弱、对环境的适应能力差，他们需要来自成人世界的照顾与保护。学前卫生学的主要任务是为学前儿童做好保育保健等卫生工作，提高学前儿童的健康水平，促进其全面发展。

托幼机构是在保教结合的原则下，对学前儿童进行集体教养的社会机构。健康是儿童发展的物质基础。因此，了解学前儿童的生理解剖特点及生长发育的规律，了解学前儿童保育的要点、遵守保健制度、科学合理地安排学前儿童的作息制度、培养良好的卫生习惯、为学前儿童创设有利于其身心发展的良好环境条件，是托幼机构及幼教人员必须承担的责任。

第一章

人体概述

学习目标

1. 知识目标：能够了解和掌握人体的基本生理结构及特点，熟悉人体各器官、系统的基本功能以及新陈代谢对人体的重要意义。

2. 技能目标：能够熟练绘制人体生理解剖图。

3. 素质目标：能够增强尊重生命、敬畏生命的意识与情感。

知识结构导图

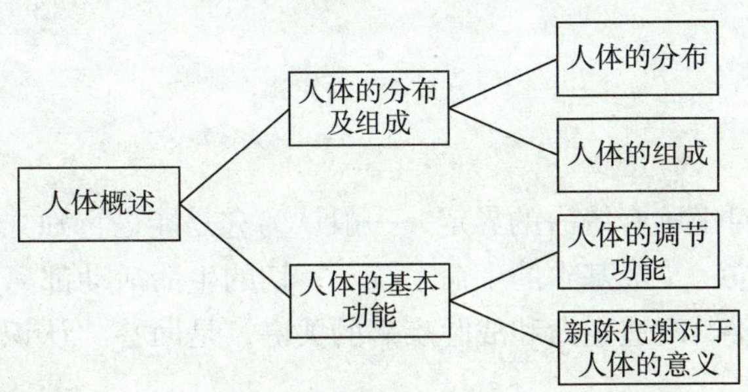

课程思政

生命，是最宝贵的存在，任何生命的个体都有健全发展的需要，认识生命、珍爱生命，让每一个生命拥有积极的态度，可以有尊严地、高质量地生存，需要从对自我的了解开始。

认识人体的基本结构是了解人类的基础。生理解剖学是研究正常人体各部位形态、结构、功能及生命活动的特点及基本规律的科学，是人们认识自己的基础课程。本章主要对人体的一般生理构成、生理功能进行阐述。

第一节　人体的分布及组成

一、人体的分布

按照人体的形态和部位，可以将人体分为头、颈、躯干和四肢 4 个部分。头部分为脑部和面部。颈部是连接头和躯干的部分，相对来说短而运动灵活。躯干前后径小于左右径，适于直立。躯干前面可分为胸、腹、盆部和会阴；躯干后面可分为背、腰和骶。四肢分为上肢和下肢，各部分有灵活的关节连接：上肢分为肩、上臂、肘、前臂、手等部分，下肢由髋、大腿、膝、小腿、足等部分组成。人体基本结构分布如图 1－1 所示。

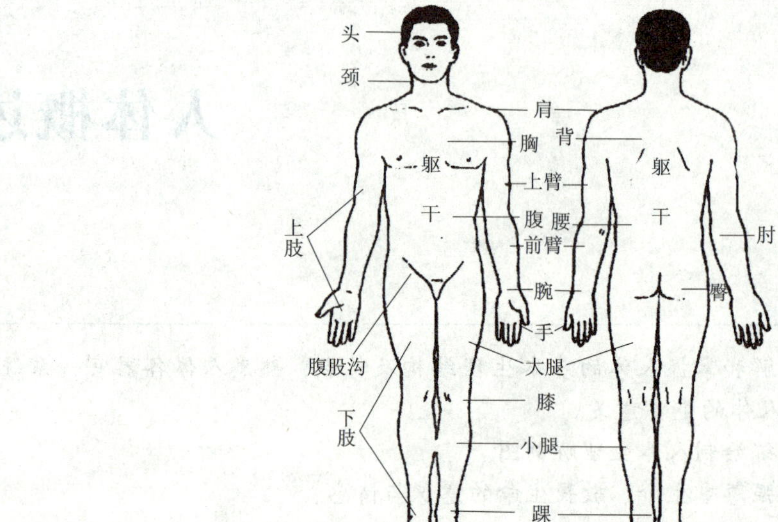

图 1－1　人体基本结构分布

二、人体的组成

（一）细胞

至今，学术界尚未对细胞有统一的界定，一般认为它是能进行独立繁殖的有膜包围的生物体的基本结构和功能单位，是最基本的生命系统。一切的生命活动都离不开细胞。因此，对细胞的研究是揭开生命奥秘、改造生命和战胜疾病的关键，是回答“认识你自己”的视点。

1. 细胞的形态

人体结构和功能的基本单位是细胞。坚硬的骨、柔软的脑以及脏器等都是由细胞构成的。作为人体结构的基本单位，细胞也是生理活动得以正常进行的功能单位。人体内的细胞数量众多，共有 40 万亿～60 万亿个，它们大小不一，平均直径为 10～20 微米。细胞种类繁多，形态也千差万别，如图 1－2 所示。细胞的形状不同，功能也不相同。例如，树状的神经细胞具有产生及传导兴奋的功能，血液中的红细胞呈两面凹的圆盘形，具有运载氧气的功能。

2. 细胞的结构

人体的细胞虽然有不同的形态，但是有相同的基本结构，如图 1－3 所示。细胞由细胞膜、细胞质、细胞核组成。细胞膜也称质膜，是细胞表面的一层薄膜，主要由脂质、蛋白质和糖类构成。细胞膜可以维持细胞的完整，在其与环境的物质交换中起重要作用。细胞质是细胞膜包着的黏稠透明的物质，由基质、细胞器和内含物三部分构成，是细胞完成多种生命活动的场所。细胞核位于细胞的中央，有的偏于一侧，一般只有一个，是调节细胞作用的中心。除成熟的红细胞外，人体内所有的细胞都有一个细胞核。细胞间质是由细胞产生并存在

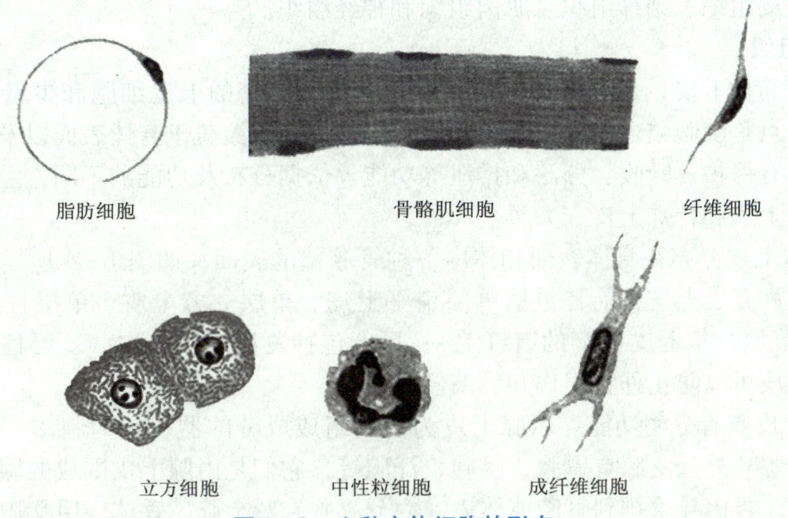

图1-2　六种人体细胞的形态

于细胞间的物质，由以透明质酸和硫酸软骨素等黏多糖为主体的蛋白质多糖构成，它是细胞相互之间联系的物质，也是维持细胞生命活动的重要环境。

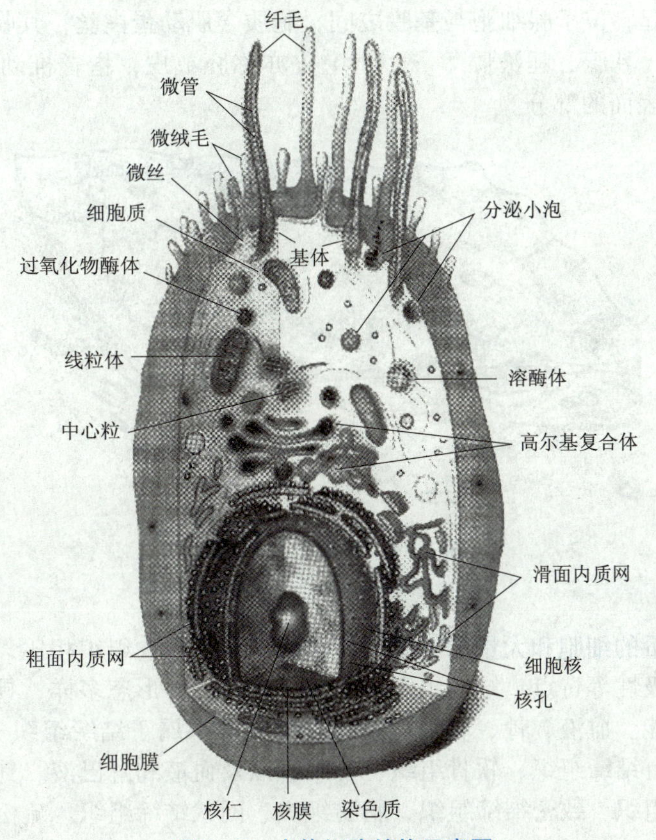

图1-3　人体细胞结构示意图

（二）组织

组织是由许多形态和功能相似的细胞和细胞间质构成的。根据形态和功能的不同，可以将组织分为上皮组织、结缔组织、肌肉组织和神经组织。

1. 上皮组织

上皮组织简称上皮，是人体最大的组织，由排列紧密的上皮细胞和少量的细胞间质组成。其结构特点是细胞结合紧密，细胞间质少。上皮组织覆盖于身体表面以及体内各种管腔的内表面，具有保护、吸收、分泌和排泄等功能。依据分布及功能的不同，上皮组织可分为被覆上皮、腺上皮和特殊上皮三大类。

（1）被覆上皮分布在身体表面和体内各种管腔壁的表面，如图1－4所示。被覆上皮可分成单层上皮和复层上皮：前者包括单层扁平上皮、单层立方上皮、单层柱状上皮（有的有纤毛）、假复层柱状上皮（有的有纤毛）；后者包括复层扁平上皮、复层柱状上皮、移行上皮。被覆上皮可以防止外物损伤和病菌侵入。

（2）腺上皮具有分泌功能。以腺上皮为主要组成成分的器官称为腺体。腺体分为外分泌腺和内分泌腺。外分泌腺有胃腺、肠腺、汗腺等，它们是由腺上皮围成的腺泡，分泌物流入其中央腔内，再由导管排到管腔或体表。内分泌腺有肾上腺、垂体、甲状腺、性腺等。腺细胞常排列成团状、索状或泡状，没有导管，激素分泌后立即进入毛细血管和淋巴管。

（3）特殊上皮包括感觉上皮、肌上皮和生殖上皮。感觉上皮是含有感觉细胞（初生的、次生的）、具有刺激的感受机能，如嗅觉上皮、味觉上皮、视觉上皮和听觉上皮。肌上皮细胞为扁平状，有突起，位于腺细胞与基膜之间，胞质含肌动蛋白丝，其收缩可促进分泌物排入导管，见于汗腺、乳腺、唾液腺等。生殖上皮亦称胚上皮，指脊椎动物的体腔上皮（间皮）中覆盖生殖腺表面的部分。

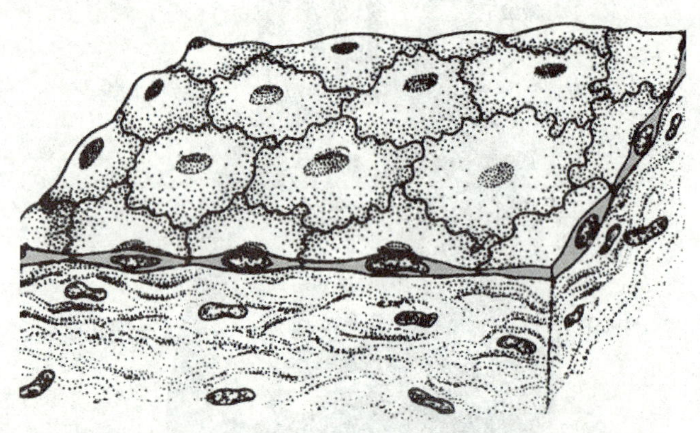

图1－4　被覆上皮示意图

2. 结缔组织

结缔组织由少量的细胞和大量的细胞间质组成。其与上皮组织相比，具有细胞少但种类多、分布稀疏且无极性等特点。结缔组织在人体分布广泛，形态多样，具有连接、支持、保护和营养等多种功能。血液、骨、软骨、脂肪、肌腱等都属于结缔组织。根据分布的不同，结缔组织可分为固有结缔组织、软骨组织、骨组织以及血液和淋巴液。其中，固有结缔组织又可分为疏松结缔组织、致密结缔组织、脂肪组织、网状结缔组织。疏松结缔组织广泛存在于各器官、组织之间，甚至细胞之间。其结构特点是基质多、纤维少、结构疏松、呈蜂窝状，故又称蜂窝组织，具有连接、支持、营养、防御、保护和创伤修复等功能。疏松结缔组织中的细胞种类较多，散在分布，如图1－5所示。其中，有一些是经常存在的较恒定的细胞，如成纤维细胞、脂肪细胞和未分化的间充质细胞。另有一些是可游走的或数量不定的细胞，如巨噬细胞、浆细胞、肥大细胞、血液渗出的白细胞等。

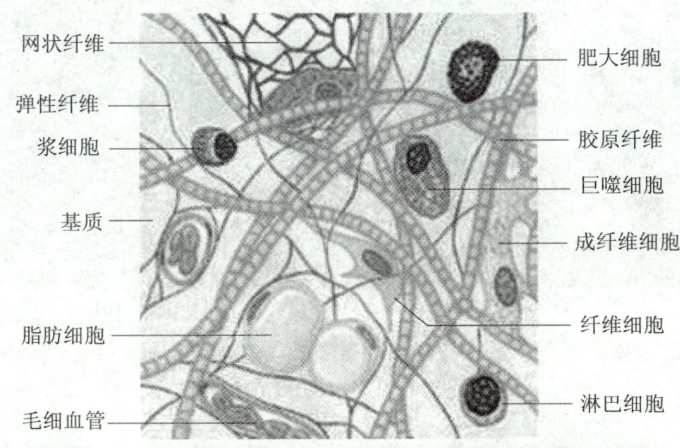

图 1－5　疏松结缔组织铺片图

3. 肌肉组织

肌肉组织主要由具有收缩作用的肌细胞构成，包括平滑肌、骨骼肌和心肌。其共同特点是能收缩和舒张。

（1）平滑肌：广泛分布于血管壁和许多内脏器官中。平滑肌的收缩特点是缓慢而持久，不受意识控制，属于不随意肌。平滑肌纤维呈长梭形，无横纹，有一个细胞核。平滑肌纤维在不同的器官内长短不一。平滑肌纤维光镜像图如图 1－6 所示。

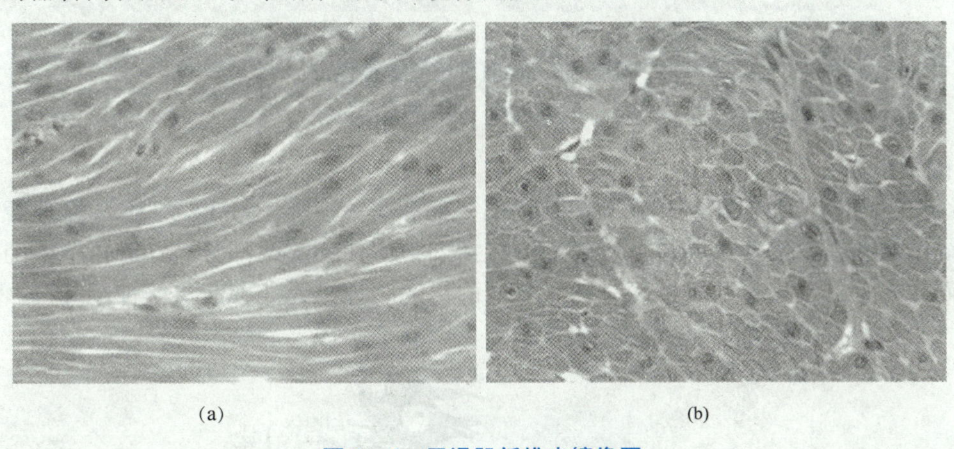

图 1－6　平滑肌纤维光镜像图

（a）纵切面；（b）横切面

（2）骨骼肌：主要分布于头、颈、四肢和躯干，因附着于骨骼而得名，由躯体神经支配。骨骼肌的收缩特点是快而有力。身体姿势的维持、身体的空间移动、呼吸运动和复杂动作的完成都需要骨骼肌。骨骼肌属于随意肌，受主观意识控制。骨骼肌纤维光镜像图如图 1－7所示。

（3）心肌：心脏是不随意肌，具有自律性，可以按照自己的节律收缩。心肌的收缩特点是缓慢而持久，不易疲劳。心肌是心脏特有的肌肉组织。心肌纤维光镜像图如图 1－8 所示。

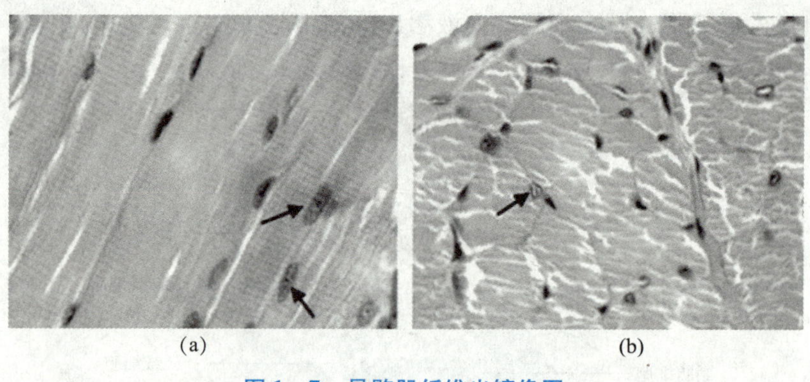

图 1-7　骨骼肌纤维光镜像图

（a）纵切面；（b）横切面

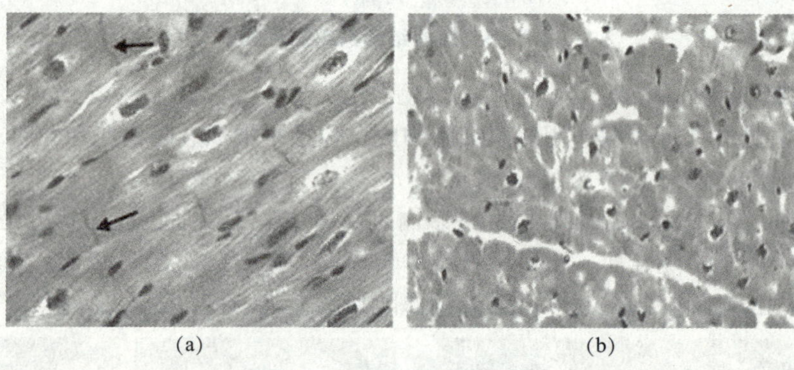

图 1-8　心肌纤维光镜像图

（a）纵切面；（b）横切面

4. 神经组织

神经组织由神经细胞和神经胶质细胞组成，如图 1-9 所示。神经细胞又称神经元，是神经系统结构和功能的基本单位。神经细胞包括细胞体和突起两部分。一般每个神经元都有一条长而分支少的轴突，几条短而呈树状分支的树突。神经元的突起也叫神经纤维。神经纤

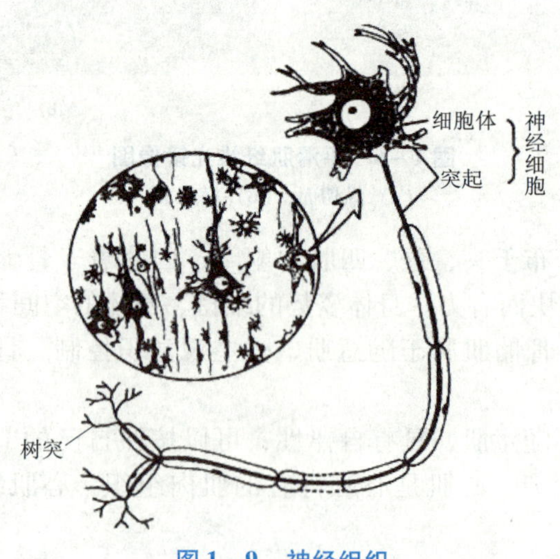

图 1-9　神经组织

维末端的细小分支叫神经末梢，分布在所支配的组织中。神经元具有感受刺激、整合信息和传导神经冲动的功能，有些神经元还具有内分泌功能。神经胶质细胞没有传导冲动的功能，只对神经元起支持、绝缘、保护和营养等作用。

人体四大组织基本情况见表1－1。

表1－1 人体四大组织基本情况

基本情况	上皮组织	结缔组织	肌肉组织	神经组织
分布	体表及各管腔壁的内表面，构成腺体	分布广泛	心脏、胃、肠、骨骼肌	分布广泛，在脑、脊髓、感觉器官、神经和皮肤等处较丰富
结构特点	细胞形态结构统一，细胞排列紧密，细胞间质极少	细胞排列疏松，细胞间质的量和成分都很丰富	细胞种类单一，细胞间质较少	由神经细胞和神经胶质细胞构成
类型	单层扁平上皮、单层立方上皮、假复层柱状上皮、复层扁平上皮、腺上皮等	疏松结缔组织、致密结缔组织和脂肪组织等	心肌、平滑肌、骨骼肌	—
功能	保护、吸收、分泌和排泄	连接、支持、防御保护、营养和创伤修复	能收缩舒张，产生运动	接受刺激、产生兴奋、传导兴奋
举例	皮肤外层、血管内层、气管内层等	肌腱、韧带、骨、软骨、血液	胃壁肌肉层、肱二头肌、心肌	脑组织、脊髓

（三）器官

器官是由多种组织经发育分化构成的能执行一定生理功能的结构。任何一个器官（如心、肝、脾、肺、肾等）在人体内部均有固定的位置、形态、构造、功能，如图1－10所示。

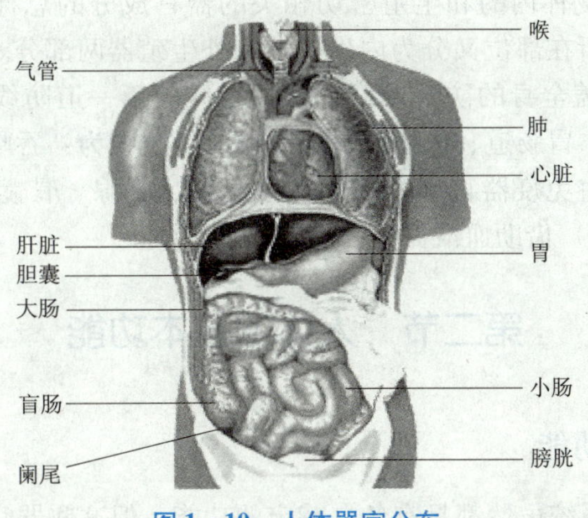

图1－10 人体器官分布

（四）系统

由若干个功能相关的器官连接起来，共同完成一种或几种连续的生理功能的结构，称为系统。人体有八大系统，包括运动系统、神经系统、消化系统、呼吸系统、循环系统、内分泌系统、生殖系统和免疫系统。这些系统协调配合，使人体内各种生命活动得以正常进行。

（1）运动系统由骨、关节和肌肉组成，约占成人体重的60%。全身各骨由关节相连形成骨骼，起支持体重、保护内脏和维持人体基本形态的作用。骨骼肌附着于骨，在神经系统的支配下收缩和舒张。骨和关节是运动系统的被动部分，骨骼肌是运动系统的主动部分。运动系统的第一个功能是运动。简单的移位和高级活动如语言、书写等，都是由骨、骨连结和骨骼肌实现的。运动系统的第二个功能是支持，构成人体基本形态，如头、颈、胸、腹、四肢，维持体姿。运动系统的第三个功能是保护，骨、骨连结和骨骼肌形成了多个体腔，包括颅腔、胸腔、腹腔和盆腔，起到保护脏器的作用。

（2）神经系统是人体内起主导作用的系统。内、外环境的各种信息由感受器接受后，通过周围神经传递到脑和脊髓的各级中枢进行整合，再经周围神经控制和调节机体各系统器官的活动，以维持机体与内、外界环境的相对平衡。神经系统由脑、脊髓、脑神经、脊神经、植物性神经以及各种神经节组成。

（3）消化系统由消化道和消化腺两部分组成，负责食物的摄取和消化，使人体获得糖类、脂肪、蛋白质和维生素等营养。消化道包括：口腔、咽、食道、胃、小肠、大肠、肛门等器官。消化腺包括：唾液腺、胃腺、肠腺、胰腺、肝脏等。

（4）呼吸系统包括呼吸道（鼻腔、咽、喉、气管、支气管）和肺。

（5）循环系统是由人体的体液及其借以循环流动的管道组成的系统，包括肺循环（小循环）：右心室→肺动脉→肺部毛细血管网→肺静脉→左心房；体循环（大循环）：左心室→主动脉→各级动脉→各级毛细血管网→各级静脉→上/下腔静脉→右心房。

（6）内分泌系统由内分泌腺和分布于其他器官的内分泌细胞组成。内分泌腺是人体内一些无输出导管的腺体，它的分泌物被称为激素，激素对整个机体的生长、发育、代谢和生殖起着调节作用。人体主要的内分泌腺有：甲状腺、甲状旁腺、肾上腺、垂体、松果体、胰岛、胸腺和性腺等。

（7）生殖系统是生物体内的和生殖密切相关的器官成分的总称。人体生殖系统有男性和女性两类。生殖器按所在部位又分为内生殖器和外生殖器两部分。

（8）免疫系统是覆盖全身的防卫网络。保护身体的第一道防线为：皮肤、黏膜及其分泌液、细胞膜、呼吸道、胃肠道、尿道及肾脏，第二道防线为：吞噬作用、抗菌蛋白和炎症反应，第三道防线主要由免疫器官（扁桃体、淋巴结、胸腺、骨髓和脾脏等）和免疫细胞（淋巴细胞、吞噬细胞等）借助血液循环和淋巴循环组成。

第二节　人体的基本功能

一、人体的调节功能

人类的各个器官和系统虽然都具有各自特定的功能，但这些器官和系统并非独自发挥作用，而是需要在人体自身的调节下成为统一的整体。人体的调节方式有神经调节和体液调节两种，其中最主要的调节方式是神经调节。

（一）神经调节

神经调节指通过神经系统的活动，对生物体各组织、器官、系统所进行的调节。神经调节的特点是准确、迅速、持续时间短。

（二）体液调节

体内产生的一些化学物质（激素、代谢产物）通过体液（血液、组织液、淋巴液）对机体某些系统、器官、组织或细胞的功能起调节的作用。体液调节的特点是作用缓慢、持久而弥散。

此外，机体的组织和细胞还可以在不依赖神经和体液调节的情况下，对刺激产生适应性反应过程，这称为自身调节。其特点是调节幅度小。

这几种调节方式相互联系、相互作用，保证人体内的八大系统分工合作、密切配合，完成人体的各种生理活动。

二、新陈代谢对于人体的意义

任何活着的生物都必须不断地获取能量，不断地积累能量；还必须不断地排泄废物，不断地消耗能量。人体与外界环境物质和能量的交换以及自身物质和能量的转换称为新陈代谢。新陈代谢的实质是生物体不断地自我更新，它是生命现象最基本的特征。新陈代谢是生物体内全部有序化学变化的总称，它包括物质代谢和能量代谢两个方面。物质代谢是指生物体与外界环境之间物质的交换和生物体内物质的转变过程。能量代谢是指生物体与外界环境之间能量的交换和生物体内能量的转变过程，它包括两个同一而又对立的过程，即同化作用与异化作用。同化作用（又叫合成代谢）是指生物体把从外界环境中获取的营养物质转变成自身的组成物质，并且储存能量的变化过程。异化作用（又叫分解代谢）是指生物体把自身的一部分组成物质加以分解，释放出其中的能量，并且把分解的终产物排出体外的变化过程。人体新陈代谢率是指单位时间内人体表面积产生的热量。代谢是一种化学产热过程，即人体活细胞中所有化学变化的总称。人和生物表现出来的生长、发育、生育、遗传和变异等特征都是以新陈代谢为基础的。新陈代谢一旦停止，生命也将终结。

新陈代谢过程关系如图 1－11 所示。

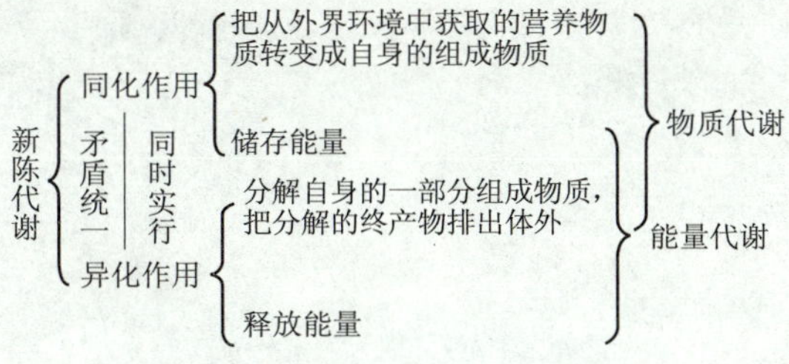

图 1－11 新陈代谢过程关系

知识链接

儿童代谢性疾病有哪些

新陈代谢是每个人身体都应该要有的功能，如果在代谢上出现了毛病，身体也容易生病。目前有不少的儿童都患上了代谢性疾病，如家长对此认识不清的话，就无法及时有效地帮助儿童治疗这方面的疾病了。那么，儿童代谢性疾病有哪些？一般来说儿童代谢性疾病主要是由于身体的代谢问题而产生的疾病，包括代谢障碍、身体代谢旺盛等，常见的疾病种类包括骨质疏松症、营养不良、糖尿病、身体低血糖病、维生素 D 缺乏病、维生素 A 缺乏病、高血糖高渗综合征、痛风等，具体需要去儿童医院做进一步的筛查。

（来源于：妈妈网，http：//www. mama. cn/z/wiki/264900/）

思考与练习

一、填空题

1. 按照人体的形态和部位，可将人体分为（　　）、（　　）、（　　）和（　　）4 部分。

2. 组织是由许多形态和功能相似的（　　）和（　　）构成的，可以分为（　　）、（　　）、（　　）和（　　）。

3. 神经组织由（　　）和（　　）组成，（　　）是神经系统结构和功能的基本单位。

4. 免疫系统是覆盖全身的防卫网络。保护身体的第一道防线为（　　），第二道防线为（　　），第三道防线为（　　）。

二、简答题

1. 简述人体细胞的概念及其结构。

2. 简述人体系统的概念及其结构。

3. 简述人体的基本功能。

三、论述题

论述新陈代谢对人体的意义。

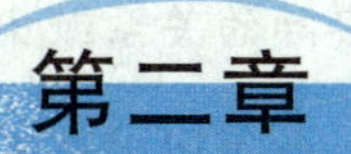

学前儿童生理解剖特点及卫生保健

学习目标

1. 知识目标：能够了解和掌握人体八大系统的生理结构及特点，能够熟练掌握各大系统的卫生保健知识。

2. 技能目标：能够在实习、实践中灵活和综合地运用学前儿童生理卫生保健常识。

3. 素质目标：能够增强学习兴趣，提高做事的细心度和耐心度，提升理论联系实际的能力。

知识结构导图

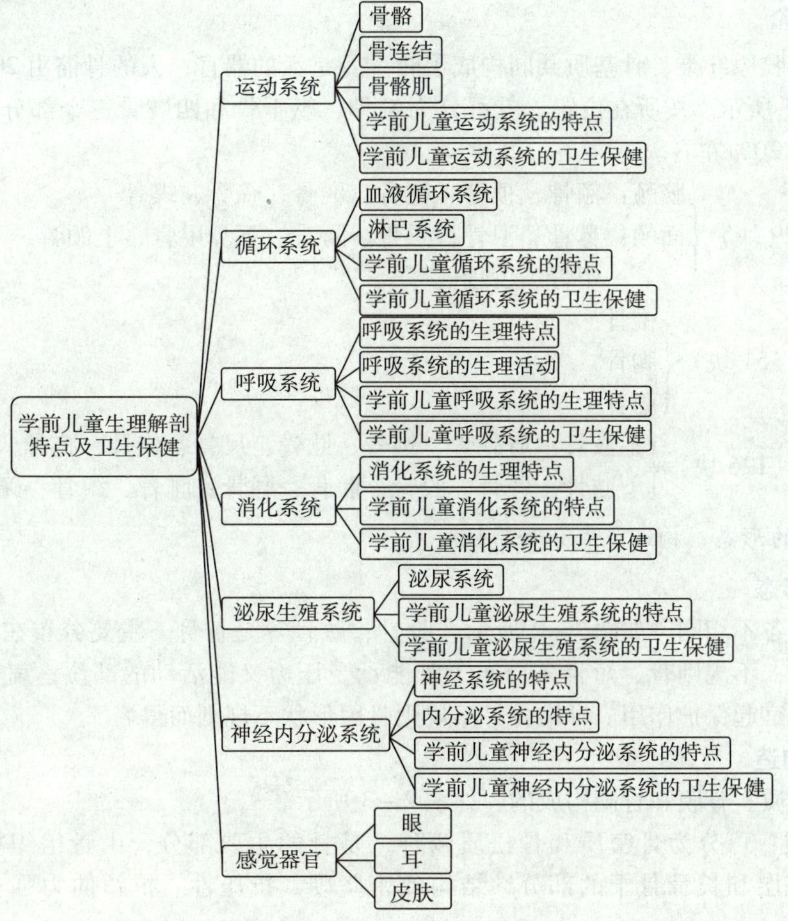

课程思政

“心中醒，口中说，纸上作，不从身上习过，皆无用也。”清人颜元的这番话对于理论与实际的关系做出了生动形象的说明。学习理论知识的最终目的是为了指导实践活动。

本章讨论学前儿童（从出生到六七岁）的生理解剖特点和卫生保健要求及保健措施。与成人的机体相比，学前儿童的机体有许多不同，而不同年龄阶段儿童的生理解剖特点也不尽相同。儿童既是娇嫩之体，又生机蓬勃，因此，我们必须了解和把握学前儿童的生理解剖特点，并进行有针对性的卫生保健工作，以保障和促进儿童身心健康发育，增强儿童体质，提高儿童健康水平。

第一节　运动系统

运动系统由骨、骨连结和骨骼肌组成。全身骨和骨连结构成骨骼，骨骼构成人体的支架，形成人体的基本轮廓，起到维护人体的形态、支持体重、保护人体内脏器官的作用。骨骼在运动中起杠杆作用。关节是运动的枢纽，肌肉附着在关节两端的骨面上。骨骼是运动的动力器官。在神经系统的支配下，肌肉收缩，牵动骨骼，产生各种运动。

一、骨骼

（一）总论

骨细胞、胶原纤维、骨基质共同构成了骨。骨是活的器官，人的骨骼由206块骨连接而成，如图2－1所示。按所在位置，骨可分为颅骨、躯干骨和四肢骨三个部分。骨的重量占人体总重量的20%左右。

骨骼
- 颅骨（29块）
  - 脑颅：额骨、顶骨、枕骨、颞骨、筛骨、蝶骨
  - 面颅：鼻骨、泪骨、颧骨、腭骨、下鼻甲骨、上颌骨、下颌骨、犁骨、舌骨
- 躯干骨（51块）
  - 椎骨
  - 胸骨
  - 肋骨
- 四肢骨（126块）
  - 上肢骨：肩胛骨、锁骨、肱骨、尺骨、桡骨、腕骨、掌骨、指骨
  - 下肢骨：髋骨、股骨、髌骨、胫骨、腓骨、跗骨、跖骨、趾骨

（二）骨的形态、构造、成分和特性

1. 骨的形态

骨的形状各不相同，如图2－2所示。股骨、肱骨等是长骨，主要分布在四肢，具有杠杆和支持作用；不规则骨、短骨多分布于既能承受压力又能活动的部位；扁骨主要构成腔壁，对腔内器官起保护作用。脊椎骨等不规则骨因形状不规则而得名。

2. 骨的构造

骨是由骨质、骨膜和骨髓构成的，如图2－3所示。

（1）骨质：可分为骨密质和骨松质两种，是骨的主要部分，由骨组织构成。骨密质分布在骨的表层和长骨骨干的部分，结构致密坚硬，抗压性、抗扭曲力强。骨松质分布

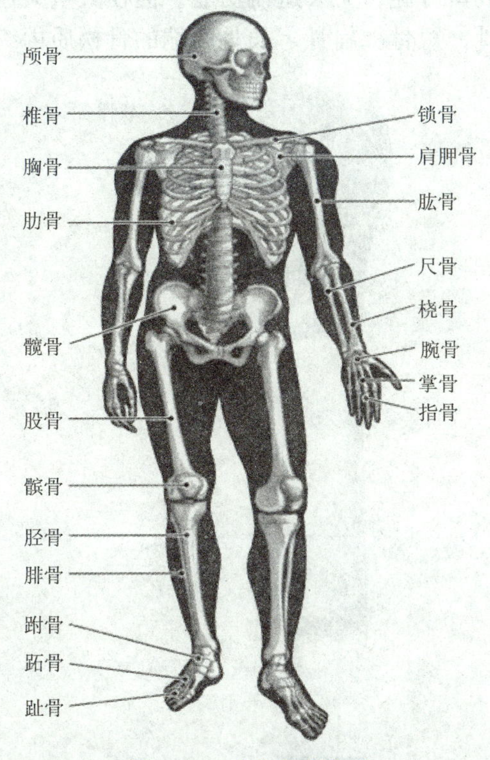

图 2－1　全身骨的名称

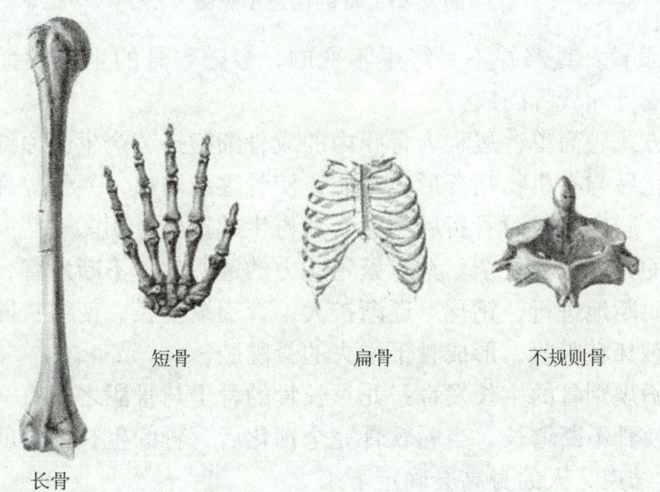

图 2－2　骨的形态示意图

于骨的内层和两端，由许多针状或片状的骨小梁相互交织排列组成，呈蜂窝状，弹性较大。

（2）骨膜：是一层纤维结缔组织膜，覆盖在骨表面。骨膜内有丰富的血管和神经，一些细胞能分化为成骨细胞和破骨细胞。骨膜对骨的营养、保护、发生、生长和修复具有重要意义。

（3）骨髓：存在于长骨的骨髓腔和骨松质的网眼内。骨髓分为红骨髓和黄骨髓两种。红骨髓具有造血功能，胎儿和幼儿的骨髓腔内充满红骨髓。大约在 5 岁后，骨髓腔中的脂肪组织逐渐增多，红骨髓变成黄骨髓，失去造血功能。但在大量失血和贫血严重的情况下，黄骨髓能恢复造血功能。椎骨、短骨、扁骨、长骨两端的骨松质内终生都有红骨髓。

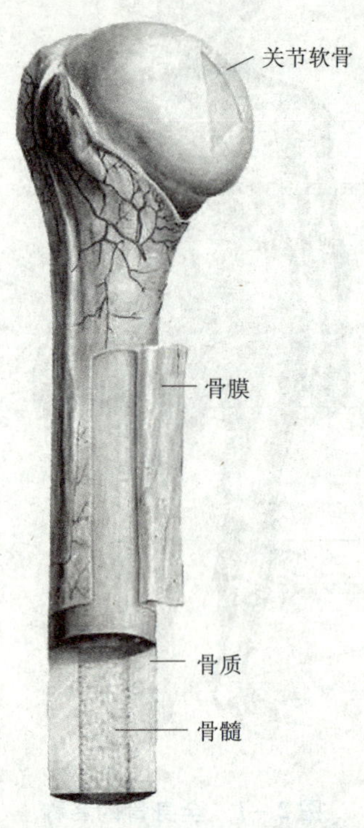

图 2－3　骨的构造示意图

（4）骨的生长发育：骨骼并不是终生不变的，会随着骨的生长发育而发生变化。骨的生长发育包括膜内成骨和软骨内成骨。

①膜内成骨的方式较简单，过程为骨膜内的成骨细胞持续产生胶原纤维和黏蛋白等有机物，无机盐不断钙化后与有机物结合形成骨质，使骨逐渐增粗，颅骨等扁骨的生长发育就是以这种方式进行的。膜内成骨对骨折后的愈合和再生起重要作用。

②软骨内成骨的方式较为复杂。具有繁殖能力的透明软骨不断发育，钙盐沉积后形成钙化点，这种过程不间断地进行，钙化点逐渐扩大，骨逐渐变长、变粗；同时，已生成的骨质又不断被破骨细胞破坏和吸收，形成骨干中央的骨髓腔。

长骨、短骨和不规则骨的生长发育：儿童长骨的骨干与骨骺之间有一层骺软骨。骺软骨持续地繁殖和钙化使骨不断增长，当骺软骨完全钙化后，骨的生长发育就会完全停止。这一过程在 20～25 岁时结束，人的身高会确定下来。

3. 骨的理化特性

骨组织的化学成分，除水分外，主要由有机物和无机盐构成。有机物主要是骨的胶原纤维，使骨具有一定的韧性和弹性。无机盐主要是钙盐，使骨骼变硬、变脆。这两种物质的结合使骨既有一定的弹性和韧性，又有很强的坚硬性，能很好地承担支持、保护和运动的机能。成人的骨内有机物与无机盐的构成比例为 35% 的有机物和 65% 的无机盐，这是最为理想的一种配比。儿童的骨组织中，有机物和无机盐各占 50%，随着年龄的增长，骨成分的配比不断发生变化。儿童骨中的有机物较多，无机盐较少，因而骨的弹性和韧性较大，不易骨折，但容易弯曲变形，所以幼儿应养成良好的坐、立习惯，以免骨变形。

知识链接

“二十三”真的还能“蹿一蹿”吗？

俗话说“二十三，蹿一蹿”，意思是孩子的个子矮不用着急，到20岁以后还会有长高的可能。这种说法是真的吗？据专家介绍，这种说法没有科学依据。人的一生中，有两个身高快速增长期：一个是1岁以内，身高可增长25厘米；另一个是青春期，历时2年至2.5年，一年可长高8厘米至12厘米，整个青春期男性身高平均增长28厘米至30厘米，女性身高平均增长25厘米至27厘米。专家称，女孩出现初潮、男孩出现遗精以后，身高增长速率减至每年2厘米至3厘米，最终平均能长5厘米至7厘米。大约在女16岁、男18岁时，人体的骨干与骨骺接近完全融合，生长几乎终止，生长激素对长高不起作用了，此后身高上“蹿”就没有可能了。

二、骨连结

骨连结是指骨与骨之间借致密结缔组织、软骨相连结。按照连结形式的不同，骨连结可以分为直接连结和间接连结。

（一）直接连结

直接连结是骨与骨之间以结缔组织膜或软骨直接相连，相连骨的对接面或缘之间无空隙。直接连结比较牢固，不能活动或可活动的范围很微小。直接连结根据结缔组织的不同可以分为三类：纤维连结（前臂的骨间膜连结）、软骨连结（椎间盘和耻骨间盘连结）、骨性连结（成人的骶骨、髋骨的连结）。

（二）间接连结

间接连结又称滑膜关节，简称关节，是骨之间相连的主要方式。因为构成关节的各骨之间有空隙，其周围通过结缔组织相连，所以关节可以进行各种运动。关节由关节面、关节囊和关节腔构成，如图2－4所示。此外，还有一些辅助结构如韧带、关节盘等。

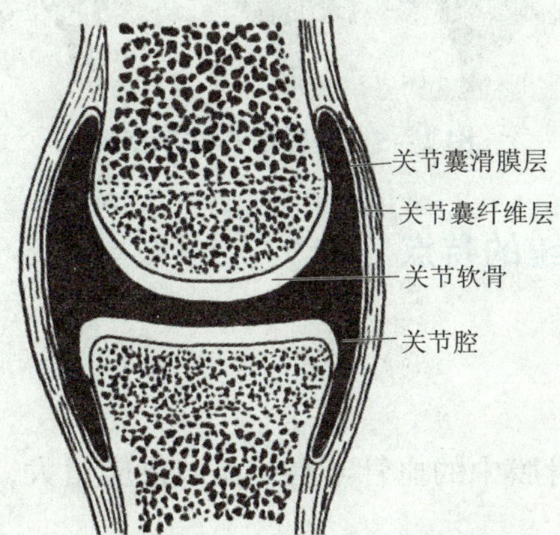

图2－4 关节的基本结构

1. 关节面

关节面是组成关节各骨相互接触的面。关节面上附有一层光滑而富有弹性的关节软骨，可以起到减少两骨摩擦和减轻两骨撞击的作用，避免人在活动中受到剧烈的震动。关节面的形状是相互适应的，呈凸形的是关节头，呈凹形的是关节窝。

2. 关节囊

关节囊是附着在关节面四周及其附近关节面上的结缔组织囊，由致密结缔组织构成，将两块骨连接起来。关节囊壁的细胞能分泌滑液，可以润滑关节，减少摩擦。关节囊外的韧带可以固定关节，使关节在活动时既有灵活性又有一定的牢固性、稳定性。

3. 关节腔

关节腔是关节囊围成的密闭空腔。腔内呈负压并含少量滑液，对维持关节的稳定性有一定的作用。

关节的辅助结构还包括一些特殊结构，如韧带、关节盘等，它们可以增加关节的灵活性、稳固性。

三、骨骼肌

运动系统的肌肉都属于骨骼肌。骨骼肌大多附着于骨骼，仅有少数附着于皮肤。骨骼肌是运动系统的动力部分，每块骨骼肌都有一定的形态、结构、位置和辅助装置，含有丰富的血管、淋巴管和神经，可以在神经系统的支配下，随着人的意愿而收缩，所以骨骼肌又称随意肌。全身的骨骼肌约600块，约占成人体重的40%。

骨骼肌的基本单位是肌纤维。许多肌纤维集合在一起，外包以疏松结缔组织膜，组成肌束。很多肌束被结缔组织包裹在一起成为一块骨骼肌。骨骼肌由肌腹和肌腱构成，如图2－5所示。骨骼肌按外形可分为长肌、短肌、阔肌和轮匝肌四种；按作用分可分为屈肌、伸肌、内收肌、外展肌、旋内肌、旋外肌等；按位置可分为头肌、颈肌、躯干肌和四肢肌等。

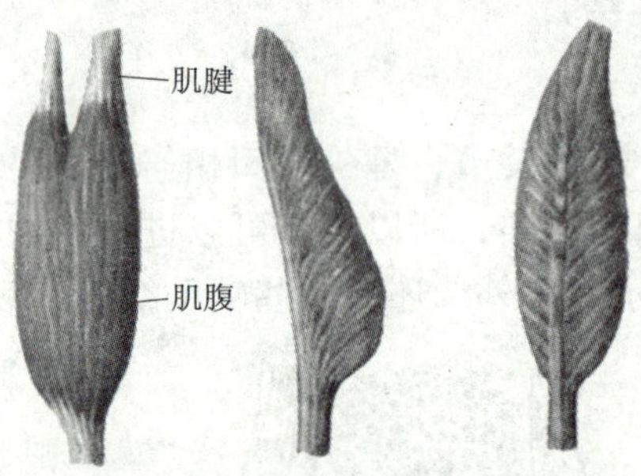

图2－5 骨骼肌形态示意图

四、学前儿童运动系统的特点

（一）骨骼的特点

1. 学前儿童的骨膜较厚

学前儿童的骨膜较厚，骨膜中的血管丰富，血液供应量大，新陈代谢旺盛，这对于骨的生长及受损后的再生意义重大。

2. 骨髓腔中都是红骨髓

儿童5岁前骨髓腔中的骨髓都是红骨髓，造血功能强，有利于全身的生长发育。随着年龄的增长，红骨髓会逐渐被脂肪细胞取代而转化为具有营养功能的黄骨髓，失去造血功能。

3. 骨的理化特性不断变化

儿童骨骼中所含有机物较多，骨骼弹性大，可塑性强，容易变形。因此，儿童骨折时会出现如同植物的青嫩枝条折而不断的情况，称为青枝骨折。

4. 生长发育中的骨

新生儿在出生时，骨的块数多于成人，但随着骨的生长发育，一些分离的骨逐渐愈合为成年后的206块。

（1）颅骨：婴儿的颅骨还没有完成骨化的过程，出生时颅骨的边缘还没有完全连接起来，有些部位仅以结缔组织膜相连，这些靠结缔组织连接的部分叫囟门。新生儿共有两个囟门。前囟门由两块顶骨和一块额骨组成，呈菱形，出生时约为2.5厘米×2.5厘米，之后逐渐增大，6个月后开始逐渐缩小，在12～18个月时闭合。后囟门由两块顶骨和一块枕骨组成，呈三角形，有的出生时已闭合或很小，一般在出生后6～8周闭合。骨缝在出生时稍分开，在3～4个月闭合。囟门的闭合情况可以反映颅骨的生长发育和骨化过程。若囟门闭合过早，可能为脑发育不良，多见于头小畸形；闭合过迟多见于佝偻病、脑积水或克汀病（甲状腺功能低下）；囟门饱满或明显隆起，可能有颅内压增高或颅内感染；囟门明显凹陷的情况常见于严重脱水的患儿。

（2）腕骨：腕骨的骨化完成是手能完成各种复杂活动的生理基础之一。成人的腕骨由8块不规则骨构成（头状骨、钩状骨、三角骨、大多角骨、小多角骨、月状骨、豆状骨、舟状骨）。新生儿的腕骨由软骨组成，6个月后逐渐出现骨化中心，10岁左右8块软骨的骨化中心才全部出现。一般女孩的腕骨骨化完成时间要早于男孩两年，见表2－1。指骨和掌骨需要在18岁左右才能骨化完毕。腕骨的骨化过程图2－6所示。幼儿腕部力量不足，手的精细动作受局限，腕部的负重能力差，所以不宜让儿童长时间做一些累及腕骨发育的活动，如提重物、长时间写字等。腕骨的骨化中心数目＝儿童年龄（岁）＋1。

表2－1　腕骨骨化中心出现的年龄时间一览表

腕骨名称	骨化中心出现的年龄	
	男	女
头状骨、钩状骨	初生～1岁	初生～1岁
三角骨	2～6岁	2～4岁
月状骨	3～7岁	2～5岁
舟状骨	5～7岁	4～5岁
大多角骨	4～7岁	3～5岁
小多角骨	2～3岁	2～3岁
豆状骨	10～16岁	9～14岁

（摘自《中国医学百科全书·儿童少年卫生学》）

通过腕骨的发育情况可以判断骨骼发育的年龄，即骨龄。标准骨龄图如图2－7所示。

（3）脊柱：成人的脊柱由24块椎骨、1块骶骨和1块尾骨借软骨、韧带和关节连接而成。正常成人的脊柱从背后看是直的，但从侧面看，脊柱从上到下有4个生理弯曲，即颈曲、胸曲、腰曲、骶曲，起到缓冲运动对大脑的震荡、保护脏器、维持身体平衡的作用，如

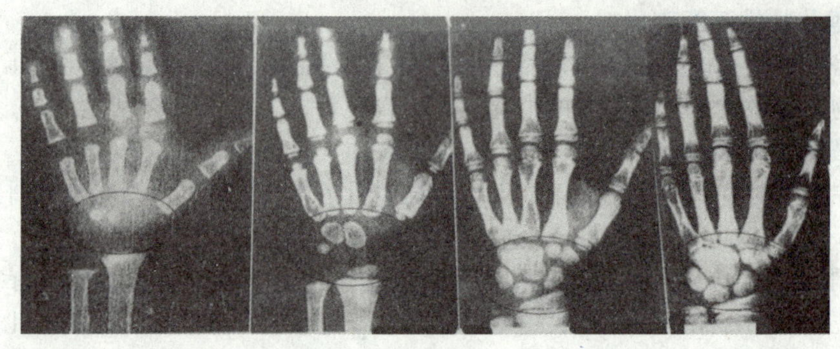

图 2-6 腕骨的骨化过程

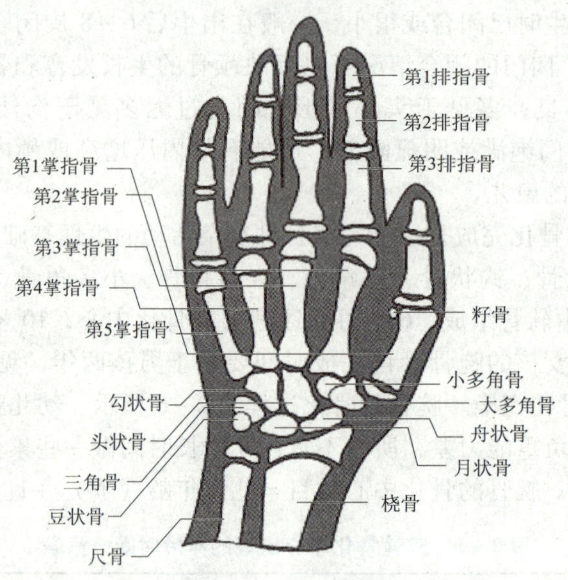

图 2-7 标准骨龄图

图 2-8 所示。新生儿的脊柱没有生理弯曲，从侧面看几乎呈一条直线状，随着儿童动作的发展，4 个生理弯曲才依序出现。儿童出生后动作发展的顺序可概括成“二抬四翻六会坐，七滚八爬周会走”。即儿童 2 个月会抬头时形成颈曲；4 个月会翻身，6 个月能坐起时形成胸曲；经“七滚八爬周会走”后，1 岁左右会出现腰曲和骶曲。但是，刚出现的生理弯曲不固定，极易变形。儿童软骨发育不良或者罹患佝偻病等会造成儿童鸡胸或驼背。坐、立、行、走、写字、背书包等姿势不正确，可能导致脊柱侧弯等脊柱变形的问题，从而影响脏器的发育。脊柱侧弯也可能与遗传有关。脊柱侧弯的症状如图 2-9 所示。

（4）胸骨：由胸骨柄、胸骨体和剑突构成。儿童的胸骨需要靠有繁殖能力的骺软骨相连接，但其连接不牢固，可塑性强，因此极易变形，需至 20~25 岁才会完全愈合。

（5）骨盆：由左右髋骨、骶骨和尾骨连接而成。幼儿的髋骨与成人不同，不是一块完整的骨，而是由髂骨、坐骨和趾骨借助软骨连接在一起的，直到 19~25 岁时，三块骨才愈合成一块完整的髋骨。骨盆不仅有容纳和保护脏器的作用，女性骨盆的大小、形状还与成年后的分娩有很大的关系。儿童 10 岁左右时，男女骨盆会出现形态上的差异，女孩的骨盆宽而短，男孩的骨盆窄而长。

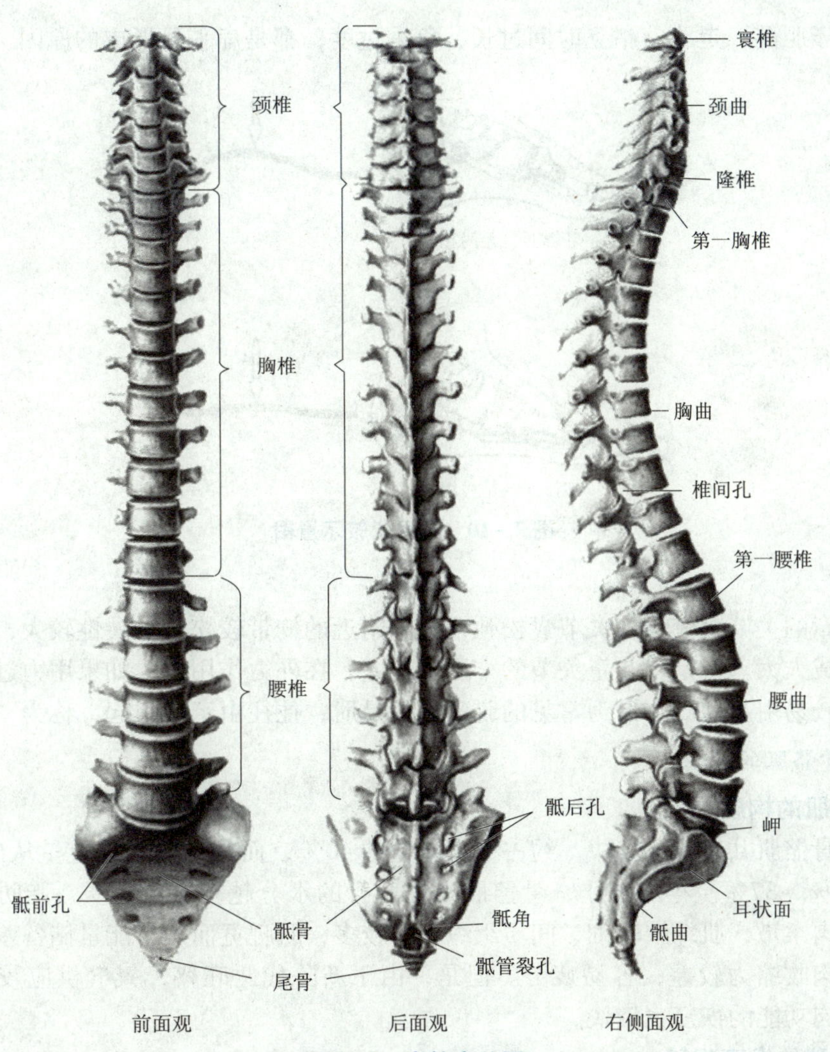

图 2－8　脊柱全貌图

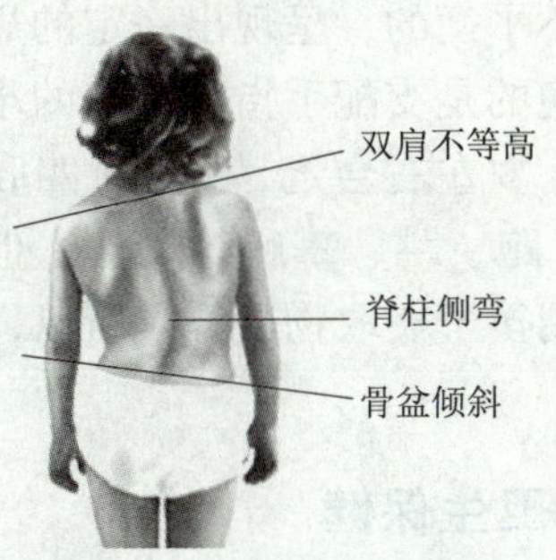

图 2－9　脊柱侧弯的症状

（6）足弓：足部由 26 块骨构成，足弓是由足骨中的跗骨和跖骨与足底具有弹性和收缩力的组织（包括韧带、肌腱等）形成的凸向上方、拱形的弓。足弓具有弹性，可以缓冲行走对身体所产生的震荡，保护足底的血管和神经免受压迫。维持足弓的韧带或肌肉受到损伤，先天性软组织发育不良或者足骨骨折等问题可能造成足弓塌陷，导致扁平足，如图 2－10 所示。扁平足轻度时感觉不明显，重度时会在跑、跳或行走中出现足底麻木或疼痛的症状。幼儿过于肥胖，走路、站立时间过长，负重过度，都是扁平足形成的原因。

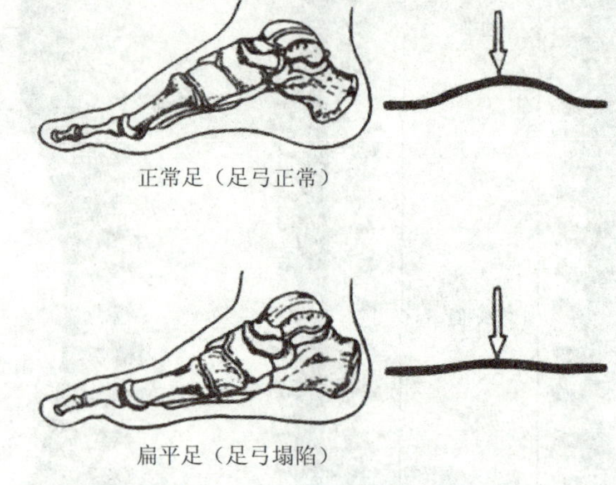

图 2－10　足弓比较示意图

5. 关节

学前儿童的关节窝较浅，关节囊松弛，关节附近的韧带较松，伸展性较大，所以关节的活动范围比成人大。但是，儿童关节的牢固性较差，在外力作用下，如果用力过猛、悬吊或不慎摔倒，较易引起脱臼。最为常见的脱臼部位是肘，往往由牵拉引起，称为“牵拉肘”。

（二）骨骼肌的特点

1. 骨骼肌的构成

成人的骨骼肌共有 600 多块，约占成人体重的 40%，而儿童的肌肉重量从出生至 10 岁占体重的 20%～37%。年龄越小，骨骼肌组织所含的水分越多，蛋白质、脂肪、糖类等物质越少，肌肉柔嫩，肌纤维较细，间质组织相对较多，肌腱宽而短，能量储备差。因此，学前儿童的肌肉收缩力较差，容易疲劳。但是，由于新陈代谢旺盛，氧气供应较充足，疲劳后，儿童肌肉功能的恢复也较快。

2. 肌肉群的发育规律

学前儿童各肌肉群的发育是不平衡的，呈现出一定的规律性和顺序性。发育较早的是支配上、下肢的大肌肉群，发育较晚的是支配手指和腕部的小肌肉群。因此，儿童的动作发展顺序是大动作早于小动作。一般 1 岁左右会走，3 岁时四肢的活动更协调，5 岁时下肢肌肉发育较快，6 岁左右可以完成走、跑、跳、攀爬等动作。但精细的小动作往往在 3～4 岁时还无法很好地完成，如穿珠子、用筷子夹取物品等。所以，学前儿童做的动作不够精确，灵活性较差。

五、学前儿童运动系统的卫生保健

（一）培养儿童的习惯，保持良好体态

针对学前儿童骨组织成分的特点，在整个儿童期，要注意培养孩子正确的坐、立、行走姿势，防止不良姿势引起脊柱变形。6 个月以下的乳儿应避免长期久坐。幼儿园要配备符合幼儿身材的桌椅，不要让儿童背单肩包、背着手听课等，这样做有助于儿童形成良好的体态，而且可以减少肌肉疲劳，提高肌肉的工作效率。另外，由于儿童的腕骨正处于骨化过程中，手腕的负重能力差，所以要避免让他们拎重物。玩具、劳动工具的选择要符合儿童腕力

弱的特点。

(二) 提供充足营养，合理组织活动

为促进骨和骨骼肌的发育，儿童需要多摄取富含钙、磷、维生素 D、蛋白质等的食物。体育锻炼和户外活动可以促进儿童全身的新陈代谢，加速血液循环，为运动系统提供更多的营养。但应该注意的是，活动量需要适度，以避免意外和运动过度带来的伤害。例如，在组织学前儿童的活动时要注意多样化，动静交替。在活动中应以动作全面发展为原则，上、下肢交替活动，确定合适的运动项目和运动量。针对儿童骨骼与肌肉的特点，确保活动安全，防止如牵拉肘、骨盆碎裂、青枝骨折和扁平足等伤害事故的发生。

(三) 儿童的穿着应以宽松适度为宜

有些家长为追求时尚美观，给儿童穿戴紧身衣物、鞋帽，但这些过小、过紧的衣物和鞋帽极易影响儿童骨骼和肌肉的发育。当然，也不能给儿童穿过肥、过大的衣物，因为这样会给儿童的行动带来不便，影响动作的发展。

第二节 循环系统

人体的循环系统又称脉管系统，包括血液循环系统和淋巴系统，具体包括由心、动脉、毛细血管和静脉组成的血液循环系统以及由淋巴管道、淋巴组织与淋巴器官组成的淋巴系统。血液循环系统起主要作用，具有体内气体交换、营养物质和代谢产物运输、防卫及产生维持体内环境稳定的活性物质的功能。淋巴液最后汇入静脉，因此淋巴循环是血液循环的辅助装置。

一、血液循环系统

(一) 心脏

心脏位于胸腔的中纵隔内，约 2/3 位于身体正中线的左侧，1/3 位于正中线的右侧，如图 2－11 所示。心尖部朝下，呈桃形。心脏的前、后面观如图 2－12 所示。心脏的重量与体重之比随年龄增长而逐渐下降。心脏是血液循环系统的动力来源，也是人体的“生命之泵”。心脏可以通过自身有节律地收缩和舒张为血液在全身循环流动提供动力。

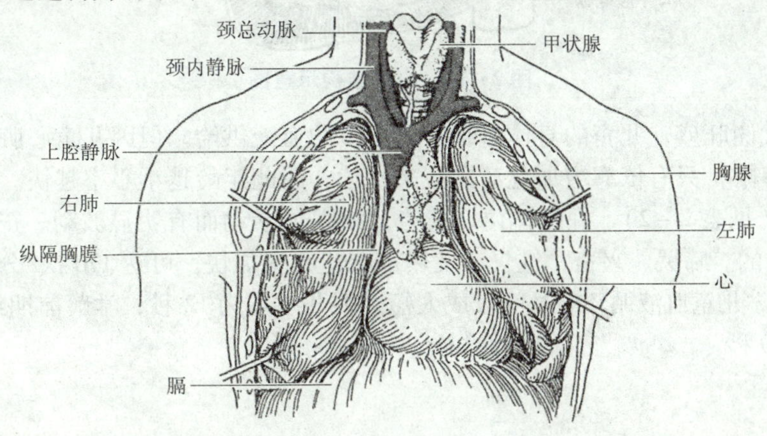

图 2－11 心脏位置示意图

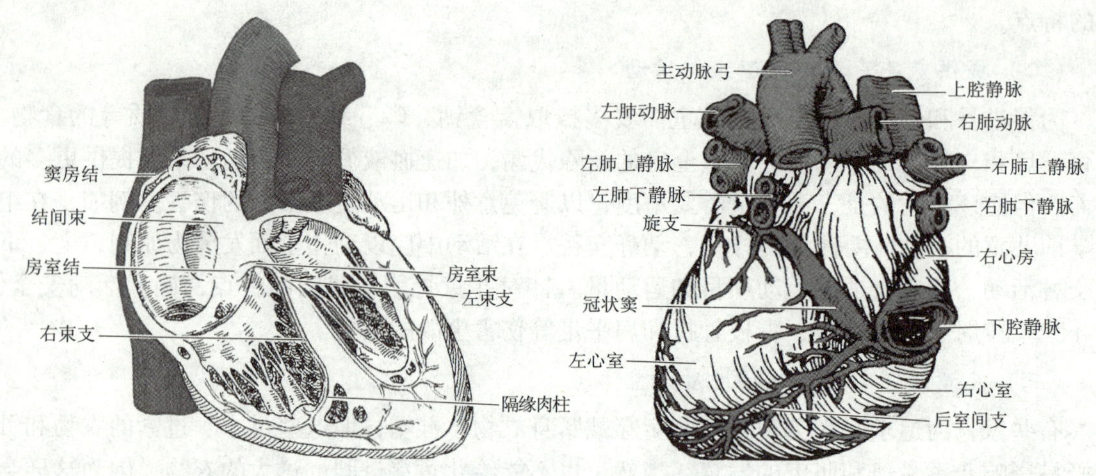

图2－12 心脏的前（左）、后（右）面观

心脏是一个中空的肌性器官，具体结构如图2－13所示。后上部为左心房、右心房，前下部为左心室、右心室；心房、心室之间以房间隔、室间隔分开；左侧房、室间有二尖瓣，右侧房、室间有三尖瓣，主动脉、肺动脉与心室之间也均有瓣膜相隔，其作用为阻止血液倒流。

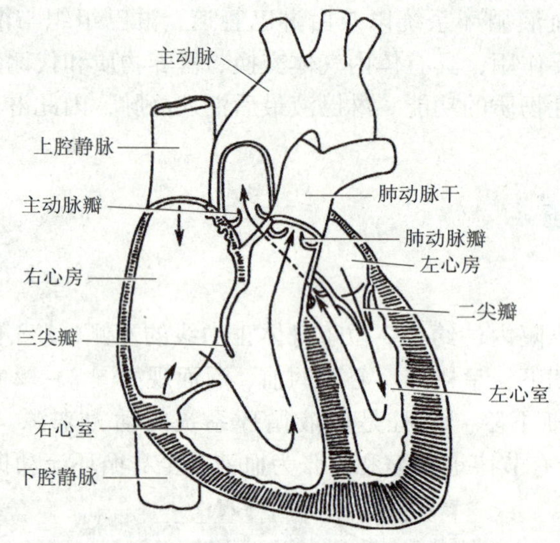

图2－13 心脏结构示意图

因为新陈代谢旺盛，儿童的身体组织需要更多的血液供给。但因儿童心脏容积较小，每次输出的血量有限，只有依靠增加跳动次数来补偿，因此年龄越小心率越快。心率随着年龄的增长而减慢（见表2－2），并随体位、情绪、睡眠或活动而有明显波动。正常情况下，脉搏与心率是一致的。啼哭、兴奋、进食、发热都会使心率加快，可达170次/分；睡眠时可降到70～90次/分。儿童血液循环的时间较成人短，婴儿平均为12秒，学龄前期约为15秒，年长儿童为18～20秒。

表 2－2　各年龄儿童脉搏次数表

年龄	脉搏（次/分）
新生儿	120～140
<1 岁	110～130
2～3 岁	100～120
4～7 岁	80～100
8～14 岁	70～90

（摘自《儿科学》第 8 版）

知识链接

血压：体循环动脉血压简称血压，指血液在血管内流动时，作用于血管壁的压力，它是推动血液在血管内流动的动力。心室收缩，血液从心室流入动脉，此时血液对动脉的压力最高，称为收缩压（高压）。心室舒张，动脉血管弹性回缩，血液仍慢慢继续向前流动，但血压下降，此时的压力称为舒张压（低压）。

新生儿收缩压平均为 8.9～9.3kPa（60～70mmHg），1 岁为 9.3～10.6kPa（70～80mmHg），2 岁以后的计算公式为：收缩压（mmHg）＝年龄×2＋80 mmHg，收缩压值的 2/3 为舒张压值。

心室每次收缩射出的血量叫每搏输出量，成人安静状态每搏输出量约为 70 毫升，如果心率按每分钟 75 次计算，则每分钟输出量约为 5 250 毫升。

（二）血管

血管是人体血液所经过的一系列管道。除角膜、毛发、指（趾）甲等处外，人体内的血管遍布全身，为机体提供丰富的营养物质和充足的氧气，参与新陈代谢。根据血流方向及其管壁结构的特点，可以将血管分为动脉、静脉和毛细血管。儿童的血管内径相对比成人的宽，毛细血管丰富，而且年龄越小，管壁越薄，弹性越小。血管壁的厚度和弹性会随年龄的增长而逐渐增大。

（三）血液组成

血容量也称血液总量，是指全身有效循环的血量。正常人血液总量占体重的 7%～8%，主要由血液中的血浆与悬浮于其中的血细胞组成。血浆是血液的液体成分，主要成分为水、糖、脂肪、蛋白质、无机盐等，占血液总量的 55%，主要功能是运输血细胞、营养物质和废物。血细胞占血液总量的 45%，主要包括红细胞、白细胞和血小板，如图 2－14 所示。

1. 红细胞

红细胞（又称红血球）的主要成分是血红蛋白，呈红色，为无核的双面凹陷圆饼状细胞。红细胞主要通过血红蛋白来实现输送氧气和二氧化碳的功能。胎儿期时红细胞数较高，但出生后 2～3 个月时会出现生理性贫血，此后随着年龄的增长儿童的生理性贫血会消失，约在 12 岁时达到成人水平。此外，人体内红细胞的数量与性别、年龄、地域和机体状态有密切关系。

血红蛋白不但可以与氧气和二氧化碳结合，还可以与一氧化碳结合，而且血红蛋白与一

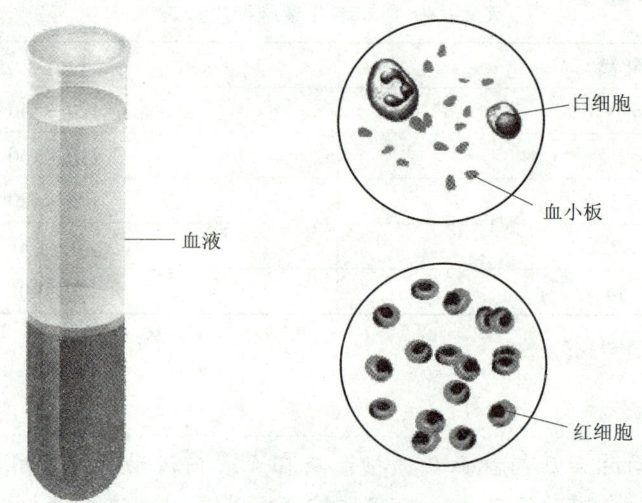

图 2－14　血液及血细胞

氧化碳的亲和力比血红蛋白与氧的亲和力大约 200 倍，所以血红蛋白极易与一氧化碳结合，形成碳氧血红蛋白，使血红蛋白丧失携氧的能力和作用，造成组织缺氧。

小知识

蓝血人

蓝血人是科幻小说中的人物，但在现实生活中，也确有蓝血人的存在。在智利，科学家发现了蓝血人种，他们的皮肤和血液都呈现出蓝色。科学家对其解释为，当氧气充足时，血红蛋白呈红色，所以正常人的血液呈红色；当人体内氧气缺乏时，血红蛋白呈蓝色。蓝血人的血液之所以是蓝色，可能是因为高山上机体长期缺氧。

（摘自：王怀生、李召《解剖学基础》）

2. 白细胞

白细胞（又称白血球）是人体血液中的一种免疫细胞，具有吞噬异物、产生抗体、抵抗病毒及微生物入侵的功能。白细胞无色有核，比红细胞稍大。血液中白细胞值的变化可以反映身体健康的变化。白细胞可以分为中性粒细胞、淋巴细胞、单核细胞、嗜酸性粒细胞、嗜碱性粒细胞五种。学前儿童白细胞的免疫能力有限，因此机体必须以增加数量的方式满足需要。随着年龄的增长，白细胞的免疫能力逐渐提高。儿童单位血量中白细胞的数量约在 8 岁后接近成人水平。

3. 血小板

血小板是从骨髓成熟的巨核细胞胞质裂解脱落下来的具有生物活性的小块胞质，无色，无核，形状不规则。血小板的功能是促进止血和加速凝血。相较而言，血小板的数量只在新生儿期波动较大，出生后 6 个月即与成人相同，且不受年龄影响，较为稳定。

（四）血液循环

人体内的血液循环系统由心脏、血管组成。血液以心脏的节律性搏动为动力，经动脉、毛细血管、静脉，最后返回心脏的循环过程，称为总血液循环。根据路径的不同，总血液循环又分为体循环和肺循环，如图 2－15 所示。

人体血液循环分为两条路径：“左心室—主动脉—各级动脉—全身毛细血管—各级静脉—上、下腔静脉—右心房”的循环路线称为体循环，在全身毛细血管处，氧气扩散进入组织细胞被利用，动脉血变成静脉血；“右心室—肺动脉—肺部毛细血管—肺静脉—左心房”的循环路线称为肺循环，在肺部毛细血管处，经过气体交换，氧气由肺泡扩散进入毛细血管血液中，静脉血又变成动脉血。

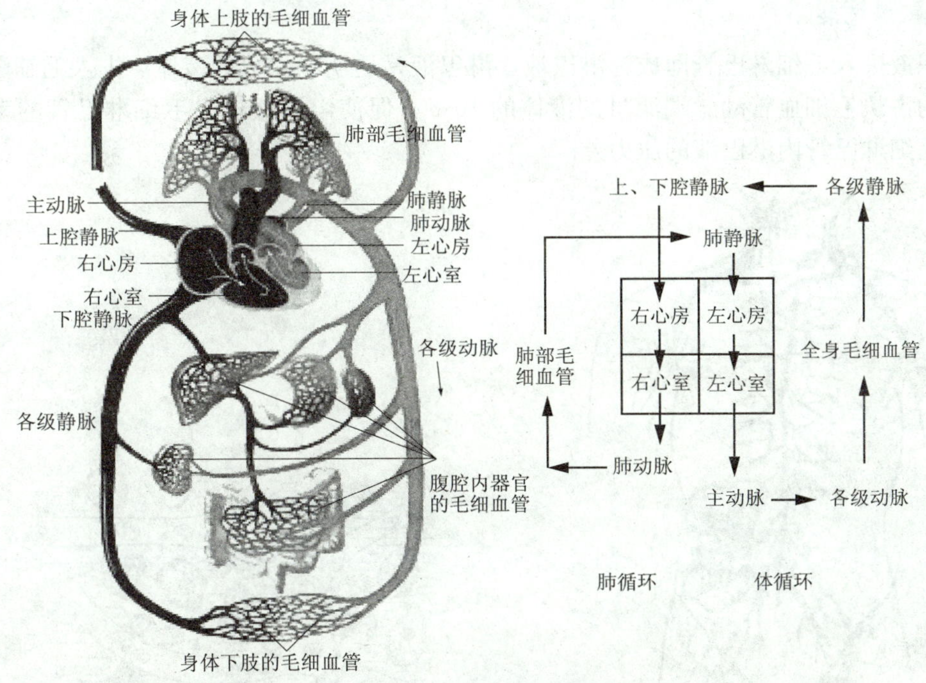

图 2－15　血液循环示意图

小知识

婴儿的第一声啼哭

婴儿时期，适当地让孩子哭一哭并非坏事。它不但可以使更多的“原始”肺泡得到充分的膨胀，锻炼肺泡的舒缩能力，而且还可以增加婴儿的肺活量，增强机体抵抗力。那些哭声洪亮有力的婴儿，多半身体健康，很少有疾病发生。但并非让你有意识地促使婴儿去哭，也不要让婴儿哭起来没完没了，取其适当才为上策。

（摘自：王怀生、李召《解剖学基础》）

二、淋巴系统

淋巴液在淋巴系统中的运行称为淋巴循环。淋巴系统由淋巴管、淋巴结、脾、扁桃体组成，淋巴系统结构如图 2－16 所示。淋巴结、扁桃体以及脾有生成淋巴细胞、清除体内微生物等有害物质以及生成抗体等免疫作用。毛细淋巴管分布于全身组织细胞间隙。那些未被毛细血管吸收、可流动的少量组织液进入毛细淋巴管后即成为淋巴，如图 2－17 所示。毛细淋巴管汇合成为较大的淋巴管，淋巴管最后汇集成为两条较粗的淋巴干，与上、下静脉相通，由此使淋巴液进入血液循环。淋巴系统的主要功能是将全身淋巴液运输到静脉。

（一）淋巴管

淋巴管是淋巴液流经的管道。管壁内面有丰富的瓣膜，可分为浅、深淋巴管。浅淋巴管位于浅筋膜内，与浅静脉伴行；深淋巴管位于深盘膜深面，多与深部的血管、神经等伴行。全身各组织的细胞之间的毛细淋巴管逐渐汇合成越来越大的淋巴管。

（二）淋巴液

组织液进入毛细淋巴管即成为淋巴液。淋巴液是透明、无色的液体。进入毛细淋巴管的组织液约占从毛细血管动脉端滤过的液体的10%。促使组织液进入毛细淋巴管的动力是组织液和毛细淋巴管内淋巴液的压力差。

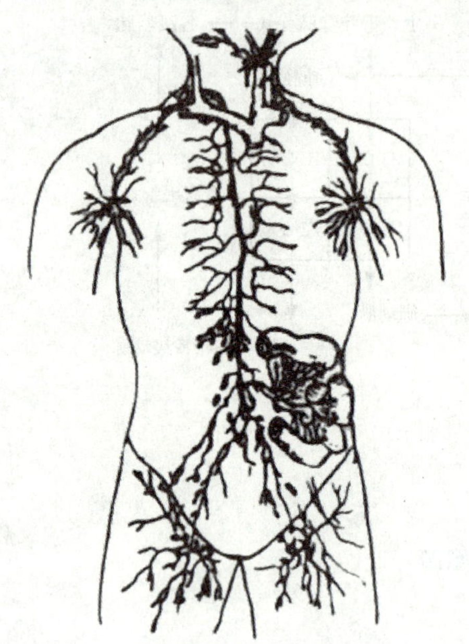

图 2－16 淋巴系统结构示意图

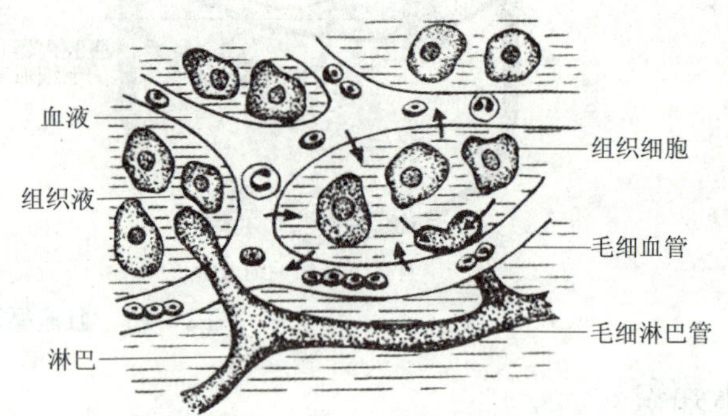

图 2－17 淋巴形成示意图

（三）淋巴结

淋巴结为圆形或椭圆形结构，大小不一，存在于淋巴管经过的地方。其主要功能是产生淋巴细胞、抗体以及过滤淋巴液。淋巴细胞在淋巴结内成熟后，被淋巴液带入血液循环。细菌、异物随淋巴液进入淋巴结时可被吞噬细胞吞噬，但如果入侵细菌、异物数量大或毒性强，则可引起淋巴管炎、淋巴结炎。

三、学前儿童循环系统的特点

（一）血液循环系统的特点

1. 血液的特点

儿童的血液总量占体重的比例比成人大，年龄越小比例越大；其血浆所含水分较多，凝血物质和无机盐类较少，所以儿童出血时血液凝固较慢；红细胞和血红蛋白量的数量不稳定。学前儿童生长发育迅速，血容量增加较快，但骨髓造血功能下降，这会导致红细胞和血红蛋白逐渐减少，因此，学前儿童容易出现生理性贫血。同时，中性粒细胞在白细胞中所占比例较小，这会导致儿童机体抵抗力较差。

2. 心脏的特点

儿童的心脏重量占体重的比例相对比成人大，新生儿的心脏约占体重的0.8%，至青春期时占0.5%，与成人一致。此外，儿童的心肌纤维细，弹性纤维少，因而心肌较弱，心脏容积较小，心室壁较薄，收缩力较差，每搏输出量较少。儿童新陈代谢旺盛，只有通过加快心跳的次数才能满足机体的需求，因此儿童的心率要比成人快，年龄越小心率越快。儿童心脏的负荷力较差，不宜做长时间或剧烈的活动。

3. 血管的特点

学前儿童血管内径相对比成人宽，血管的管壁薄、弹性小，毛细血管网密集，因此血流量大，能为机体提供充足的营养和氧气，以满足其旺盛的新陈代谢和生长发育的需要。此外，学前儿童的血管比成人短，血液在体内的循环周期也较成人短，这有利儿童的生长发育及消除疲劳。由于儿童心脏的收缩力较弱、心排血量较少、动脉管径较大，因此，儿童血压低于成人，且年龄越小血压越低。

（二）淋巴系统的特点

学前儿童淋巴细胞的免疫能力有限，淋巴结发育尚未成熟，防御屏障能力较差，一旦感染易于扩散，导致淋巴结发炎、肿大甚至化脓。不同部位的淋巴结负责的区域不同，可通过体表的触摸与观察淋巴结肿大的情况来判断感染区域。例如，学前儿童经常患的扁桃体炎、口腔炎、龋齿、中耳炎、头皮疖肿等疾病均可引起颈部淋巴结肿大。

四、学前儿童循环系统的卫生保健

（一）合理膳食，防治贫血

学前儿童因为生长发育快，容易出现贫血的问题。因此，儿童需要通过合理膳食来获得充足的营养，应多进食铁和蛋白质含量丰富的食物，这样有利于血红蛋白的合成，预防贫血。对母乳喂养的小儿，应当在4～6个月后及时添加铁含量丰富的辅食及水果汁、蛋黄等，以促进铁的吸收。幼儿要避免偏食、挑食、拒食，饮食要荤素搭配、米面结合、粗细粮混合。荤菜中的鱼、瘦肉、牛肉、鸡、鸭、动物肝、猪血和素菜中的菠菜、芥菜、黑木耳、海带、大豆的铁含量都很丰富，粮食中的小米、高粱、玉米、面粉的铁含量也很高。此外，饭后吃些新鲜水果，可起到促进铁吸收的作用。日常膳食中应排除干扰铁吸收的因素，草酸、植酸、鞣酸、钙、锌丰富的食物与含铁丰富的食物不宜同食。

（二）科学安排生活，合理进行体育锻炼和户外活动

学前儿童心脏功能较弱、心率快、易疲劳，因此应科学合理地安排他们一日的生活，注意劳逸结合、动静交替，保证充足的睡眠时间，以减轻心脏负担。同时，要经常组织学前儿童进行户外活动和体育锻炼，以达到增强心肌、提高心脏功能和血管壁的收缩力、促进循环系统发育的目的。在组织学前儿童活动和锻炼时应做到活动适量，活动过程应符合生理卫生要求，如做好热身运动及运动后的整理活动；剧烈活动时间不宜过长，运动后不宜立即饮用大量开水；户外活动多在阳光下进行；等等。此外，组织儿童活动时必须时刻注意安全，以避免意外失血。

（三）预防疾病，增强免疫力

儿童疾病，尤其是长期疾病会造成机体免疫能力的下降，从而导致循环系统和身体功能障碍。例如，如果儿童长期患有消化系统疾病，营养的吸收和利用必然会受影响，导致营养性贫血，若问题无法得到及时的修复，会导致儿童的免疫力下降，身体机能受损。需注意的是，儿童时期过多食用脂肪类食物会提高血脂含量，致使多余血脂沉积在血管壁上，埋下成年后患心脑血管疾病的隐患。此外，由于扁桃体是最易受到感染并反复发作的淋巴器官，因此有些家长会做出摘除扁桃体的决定。但是，作为淋巴器官，扁桃体对于人体的免疫能力意义重大，因此，不到万不得已不要摘除扁桃体。

（四）服装宽松适度

过紧的服装、鞋帽会束缚儿童身体，影响儿童的血液循环，导致儿童无法及时获得外界的氧气，也无法及时把体内产生的二氧化碳排出体外。因此，选择学前儿童的服饰时要以有利于血液循环、舒适为原则。

第三节　呼吸系统

人体在新陈代谢过程中，需要不断地消耗氧气来氧化分解营养物质，为机体提供能量，氧化分解过程中产生的二氧化碳需排出体外，这一过程需要呼吸系统来完成。所谓呼吸就是指机体吸入氧气和排出二氧化碳的过程，而呼吸是通过呼吸系统的活动来实现的。

一、呼吸系统的生理特点

呼吸系统由呼吸道和肺两部分组成，如图 2－18 所示。呼吸道是传送气体的管道，包括鼻、咽、喉、气管和支气管，临床上常将鼻、咽、喉合称为上呼吸道，气管和支气管合称为下呼吸道，肺是气体交换的场所。

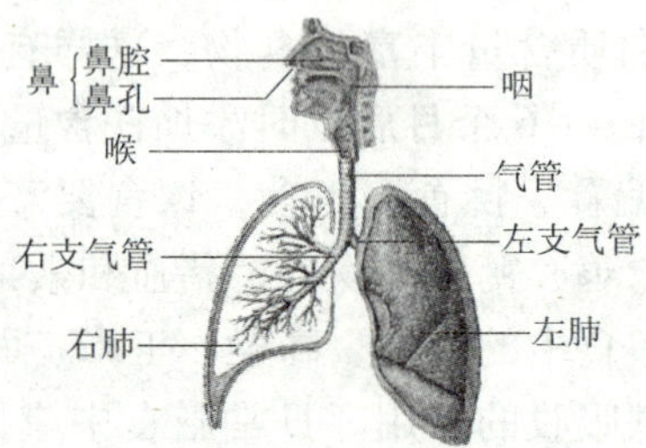

图 2－18　呼吸系统组成示意图

（一）呼吸道

1. 鼻

鼻是呼吸道的入口，也是嗅觉感受器，由外鼻、鼻腔及鼻窦三部分组成，具体包括鼻腔、嗅觉感受器、鼻甲、鼻黏膜、鼻毛、鼻中隔、鼻窦等。鼻腔前部被皮肤覆盖，并长有鼻毛；鼻黏膜里有着丰富的毛细血管，而且能分泌黏液，即鼻涕。当干冷、污浊的空气进入鼻腔后，鼻毛能够阻挡灰尘、细菌的侵入，鼻黏膜能温暖、湿润冷空气，从而减少了冷空气对呼吸道和肺的刺激。鼻腔成为保护肺的第一道防线。

2. 咽

咽是位于口、鼻之后的一条前后略扁的漏斗形肌性管道，由黏膜和咽肌组成，是呼吸道和消化道在上段的交界处，也是呼吸和消化的共同通道。咽部自上而下可分为鼻咽部、口咽部、喉咽部。通常所说的咽部是指口咽部，在其两侧有一对扁桃体，扁桃体受感染后极易发炎。在鼻咽部后侧上方各有一条通向中耳的小管，即咽鼓管，它们可以起到平衡中耳和外耳气压的作用，有利于鼓膜的正常振动。

3. 喉

喉位于咽的下方、颈前中部，成人的喉与第4~6颈椎同高，女性略高于男性，儿童高于成人，老年人则较低。喉是气体的通道，也是发音器官。喉软骨外附着喉肌，喉腔内有黏膜覆盖。软骨是喉的支架，可以保持气体畅通。在喉部的软骨中，甲状软骨最大，其前方最突出的部分是喉结，成年男性的喉结明显。环状软骨位于甲状软骨下方，是呼吸道中唯一的环行软骨，是颈部的重要体表标志。会厌软骨形似树叶，上宽下窄，下端借韧带连于甲状软骨前角内面。会厌软骨可以遮盖喉口，当出现吞咽动作时，喉上升，会厌软骨盖住喉的入口，可防止食物误入气管。

喉腔中部的两侧壁上有两对上、下呈前后方向运动的黏膜皱襞，下方的一对称声壁，又称声带，由声带肌、声带韧带和黏膜构成。两条声带之间的空隙叫声门裂，是喉腔最狭窄的部位。声带有年龄性别上的差异。例如，成年男子的声带长而宽，所以音调较低；成年女子的声带短而窄，所以音调较高。

4. 气管和支气管

气管和支气管是喉与肺之间的通气管道，由一些“C”形的气管软骨借韧带连接而成。气管软骨后方的缺口由平滑肌和结缔组织连接，使管腔敞开、气流畅通；气管的下端在胸腔内分为左右支气管。气管由16~20个气管软骨环构成，位于食管前方。气管的管腔内覆盖着纤毛黏膜上皮组织，可以分泌黏液，黏液能够黏附住空气里的灰尘和细菌，起到清洁空气的作用。当有异物进入气管后，黏膜上的纤毛不停地向咽喉方向摆动，将异物和黏液一起运送到喉部，并经咳嗽排出体外。

（二）肺

肺位于胸腔，膈的上方，纵膈两侧，左右各一：左肺分两叶，右肺分三叶。肺呈半圆锥形，质地柔软，富有弹性，表面覆有一层浆膜。肺分为实质和间质两个部分：肺间质由肺内的结缔组织、血管、淋巴管和神经等构成，肺实质由支气管和肺泡构成。左右支气管分别进入左右两肺后，在肺内形成树状分支，越分越细，最终形成肺泡管，末端附有很多肺泡。每个肺有3亿~4亿个肺泡，总面积近100平方米。肺泡是多面形囊泡，泡壁由一层上皮细胞构成，外面缠绕着毛细血管和弹性纤维。毛细血管与肺泡上皮紧贴在一起，结构很薄，有利于气体交换，是进行气体交换的主要场所。新生儿的肺呈淡红色，成人的肺由于吸进的空气中的灰尘逐渐沉积而变成深灰色。

二、呼吸系统的生理活动

（一）呼吸运动

胸腔有节律地扩大和缩小称为呼吸运动。外界气体和肺泡内气体的交换是通过呼吸运动来实现的。呼吸运动包括吸气和呼气两个过程。呼吸运动是由呼吸肌在神经系统的支配下进行有节律地收缩和舒张所引起的，包括肋肌的运动和膈肌的运动。成年女子的呼吸运动多以肋肌的运动为主，称为胸式呼吸；儿童和成年男子的呼吸运动多以膈肌的运动为主，称为腹式呼吸。

吸气时，肋间外肌和膈肌收缩，肋骨和胸骨向上向外移动，使胸腔的前后径和左右径增大，同时腹肌收缩，膈肌顶部稍下降，整个胸腔的容积扩大，肺也会随之扩大；当肺泡里气体的压力降到低于外界大气压时，外界气体便会进入肺泡。呼气时，肋间外肌和膈肌舒张，肋骨会随重力作用下降，膈肌顶部回升，令胸腔的容积缩小，肺借本身的弹性回缩，肺内气压升高，迫使肺泡内的气体排出体外。因此，在平静状态下，吸气是主动的，呼气是被动的。呼吸时肋骨和膈肌位置的变化如图 2－19 所示。

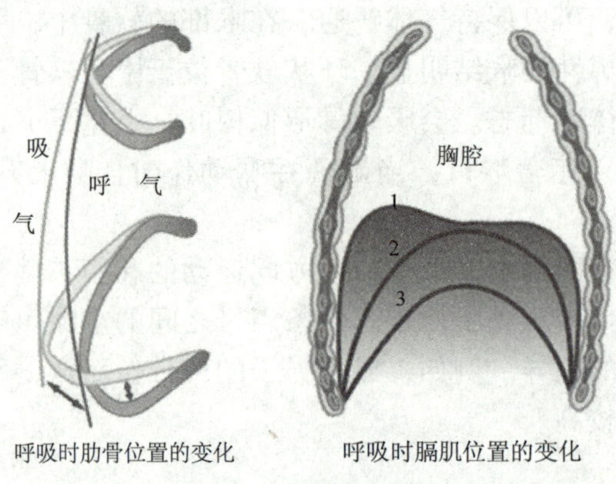

图 2－19　呼吸时肋骨和膈肌位置的变化

1—平静呼气；2—平静吸气；3—深吸气

吸气：肋间外肌、膈肌收缩→肋骨向上向外移动，膈肌顶部下降→胸腔的容积扩大→外界大气压力大于肺内气压→外界气体进入肺。

呼气：肋间外肌、膈肌舒张→肋骨下降，膈肌顶部回升→胸腔的容积缩小→肺借弹性回缩，肺内气压升高→肺泡内气体排出体外。

呼吸运动在中枢神经的调节下有节奏地进行：进入肺泡的氧气，先进入血液，再进入组织；二氧化碳先从组织进入血液，再到达肺泡。呼吸运动具有随意性和自主性。呼吸的频率随年龄、性别的不同而存在差异。

（二）肺的肺活量与气体交换

1. 肺活量

肺活量是指尽力吸气后，再尽最大努力所呼出的气体量。它反映了人一次呼吸中最大的通气能力，是体检中常用的检测指标。通过测量肺活量，可以判断健康人呼吸功能的强弱。肺活量在一定意义上反映了呼吸机能的潜在能力。受呼吸肌的强弱、胸廓弹性、身材、性别、年龄等因素的影响，肺活量的大小存在个体差异。例如，成年男子的肺活量为 3 500 ~ 4 000毫升，成年女子的肺活量为 2 500 ~ 3 500 毫升。与肺的通气量相关的常用指标有：

（1）潮气量，指正常人平静呼吸时每次吸入或呼出的气体量，约为 500 毫升。

（2）肺的每分通气量，指每分钟吸入或呼出的气体总量。公式如下：

肺的每分通气量 = 潮气量 × 呼吸频率

肺的最大通气量反映了单位时间里肺与外界的最大通气功能，肺的最大通气量越大，表明肺的功能越好。

（3）呼吸频率，指呼吸的次数，一般以每分钟呼吸的平均次数来衡量。因为儿童的肺容量小，肺泡数量少，呼吸肌收缩能力差，所以儿童的肺的每分通气量少。但因为生长发育的需要，儿童的气体代谢量大，他们需要以提高呼吸频率的方式来满足气体的需要量。年龄越小，呼吸的频率就越高。

2. 气体交换

人体内的气体交换分为组织内的气体交换与肺泡内的气体交换。气体交换以气体扩散的方式进行，各种气体的扩散主要取决于各种气体分压差，气体分压差是气体交换的动力。呼吸及气体交换的过程如图 2－20 所示。

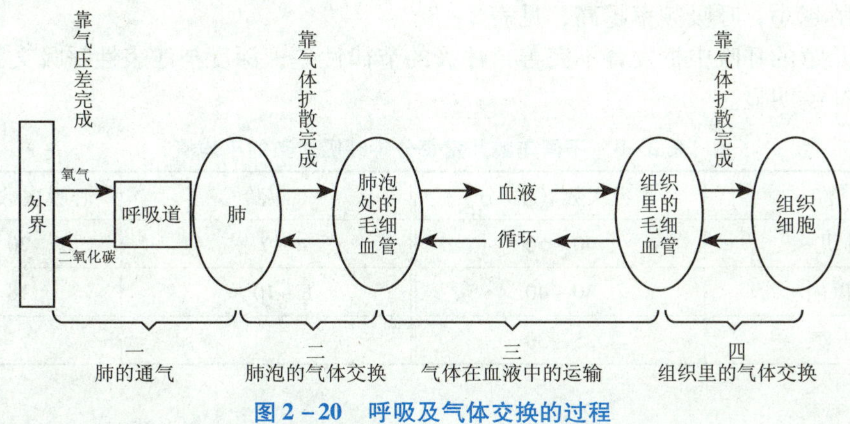

图 2－20　呼吸及气体交换的过程

三、学前儿童呼吸系统的生理特点

（一）呼吸器官的特点

1. 鼻腔

儿童的头、面部发育不全，鼻和鼻腔较短小，鼻腔狭窄，黏膜柔嫩，富含血管，无鼻毛，过滤空气的能力差，容易受呼吸道细菌、病毒感染。感染疾病时，鼻黏膜易充血、肿胀、流涕，使狭窄的鼻腔更加狭窄，甚至闭塞，发生呼吸困难。儿童的鼻泪管较短且直，感染易通过鼻泪管进入眼睛造成结膜炎。此外，新生儿几乎没有下鼻道，4 岁左右下鼻道才会逐渐形成。

2. 咽

学前儿童的耳咽管较宽、短，而且平直，鼻咽腔开口位置低，咽部感染极易沿咽鼓管侵入鼓室，引起中耳炎。

3. 喉

学前儿童的喉部相对比成人的长，呈漏斗形，位置比成人高。喉部狭窄，黏膜柔嫩，血管和淋巴组织丰富，发炎时易引起呼吸困难。学前儿童的声门短而窄，声带短小而柔软薄嫩，因此声调较成人高而尖。由于儿童的神经功能发育不完全，喉部的保护性反射机能尚不完善，容易发生气管异物。

4. 气管与支气管

学前儿童的气管、支气管的管腔较狭窄，管壁柔软，缺乏弹性组织，黏膜内血管丰富，黏液量分泌不足，纤毛少且运动能力差，肌肉发育不全，因而易受感染而发炎肿胀，引起呼吸困难。

5. 肺

学前儿童的肺组织弹力差、血管丰富，肺间质发育旺盛、充血较多而含气量少。新生儿的肺泡约有200万个，8岁时达1 400万个，成人可达3亿~4亿个。儿童肺泡的组织结构虽然与成人基本相似，但数量较少，容易被黏液堵塞，造成肺不张、肺气肿和肺瘀血等。

（二）呼吸运动的特点

成人的胸廓呈扁圆形；儿童尤其是婴幼儿的胸廓短小，呈桶形，膈肌的位置较高，呼吸肌较薄弱，肌张力差，呼吸动作多为浅表性运动，吸气时肺叶张开不充分，换气不足，呼吸量较少。儿童新陈代谢旺盛，氧气需要量与成人接近，因此只能通过提高呼吸频率来满足生理需要，年龄越小，呼吸频率越高，见表2-3。

此外，儿童的呼吸中枢发育不完善，呼吸的节律性差，深度与浅表性呼吸交替进行，年龄越小此特征越明显。

表2-3 不同年龄儿童每分钟呼吸次数的平均值

年龄	呼吸次数（次/分）	年龄	呼吸次数（次/分）
新生儿	40~50	4~7岁	20~25
1岁以内	30~40	8~10岁	18~20
1~3岁	25~30		

四、学前儿童呼吸系统的卫生保健

（一）培养儿童良好的卫生习惯，戒除口呼吸

良好的卫生习惯有利于保持儿童呼吸系统的健康，具体内容包括：教育儿童要用鼻子呼吸，戒除口呼吸的习惯；教会孩子用正确的方法擤鼻涕，不挖鼻孔，打喷嚏和咳嗽时应恰当处理；不要蒙头睡觉；教育孩子不要将细小物品放入口中，进食时不要哭、笑、打闹，以免发生气管异物等。此外，出现上呼吸道感染时，一定要及时治疗，避免中耳炎等并发症的发生。

（二）经常通风，保持儿童所处环境的空气新鲜

新鲜空气里病菌少且有充足的氧气，不仅可以促进儿童的新陈代谢，还可以增强他们对外界气候变化的适应能力。因此，学前儿童的生活、活动空间应经常通风换气，保持空气的流通。但应注意的是，当前大气污染问题严重，因此，空气污染严重时应适当调整通风时间。若有条件，可配备空气净化器。

（三）进行适度的体育锻炼和户外活动

研究表明，在体育锻炼的过程中，呼吸肌的运动得到加强，迫使更多的肺泡扩张，提高气体输入量和气体交换率。因此，儿童经常适度地参加体育锻炼，能够增强呼吸肌的力量，增加参与呼吸的肺泡数量，提高肺活量。户外活动可以增强儿童呼吸器官的适应能力，降低呼吸道疾病的发病率。

（四）保护声带

学前儿童的声带柔弱，容易疲劳、损伤、发炎，若声带因充血而肿胀、变厚，就会产生

“哑嗓子”。儿童音域窄，唱歌时应选择一些音域窄、节律简单、音程跳动小的歌曲，应适度控制练习时间。唱歌的场所空气要新鲜，相对湿度保持在 40% ~60%，温度为 18℃ ~20℃，避免尘土飞扬。儿童不宜演唱成人歌曲。应该教育孩子不要大声喊叫，尤其是当咽部有炎症时，应尽量减少发音。

知识链接

肺的呼吸

胎儿出生前，肺是没有呼吸功能的，肺里无气体，密度大于1（1.045~1.056），入水则下沉。出生后开始呼吸，肺泡内充满空气，呈海绵状，密度小于1（0.345~0.746），所以可以浮于水中。此特征也可以用于胎儿死因的司法鉴定。

第四节 消化系统

营养物质是机体进行生命活动的前提和基础，人体从外界环境中摄取的营养物质可以作为生长发育、修补机体和更新组织的材料，提供给人体活动所需要的能量。但食物如果不被加工分解成结构简单的小分子物质是无法被机体吸收利用的。消化和吸收的功能由消化系统在消化道完成。消化是指食物在消化道内被分解为可以被吸收的成分的过程。吸收是指经过消化的食物成分及水、无机盐、维生素通过消化道壁进入循环系统的过程。消化系统由消化道和消化腺两部分组成。消化道包括口腔、咽、食管、胃、小肠、大肠和肛门。消化腺主要包括位于消化道外的大消化腺，如唾液腺、肝脏和胰腺等，以及位于消化道内的小腺体，如胃腺、肠腺等。消化腺通过导管与消化管相通，可以使分泌的消化液流入消化管内。消化系统如图 2－21 所示。

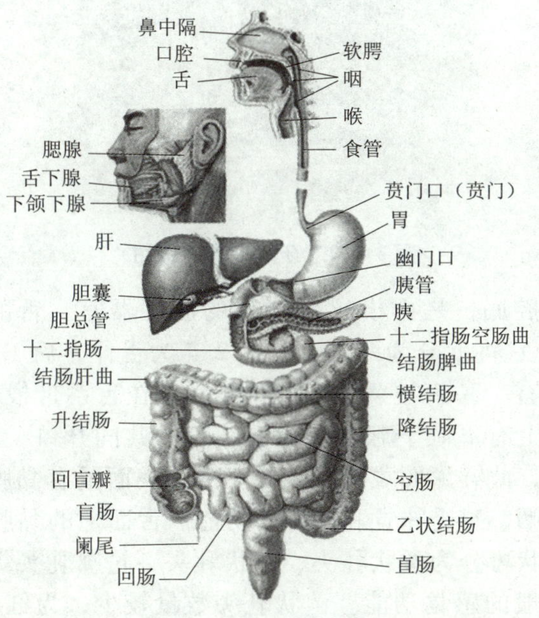

图 2－21 消化系统

一、消化系统的生理特点

（一）消化管

1. 口腔

口腔是消化管的起始部分，向前经口裂与外界相通，后借咽峡与咽相通。口腔内的消化器官包括牙齿、舌和3对唾液腺。

（1）牙齿。牙齿是体内最坚硬的器官，嵌于牙槽之中。牙齿的主要功能是切断、撕裂和磨碎食物，此外还有辅助发音的功能。牙齿按照形态和功能可以分为切牙、尖牙、磨牙三类；按照出牙的时间和顺序可以分为乳牙与恒牙两类。儿童的乳牙共20颗，恒牙28～32颗。从外观上看，牙齿由三个部分构成：露在外面是牙冠，主要发挥咀嚼功能；嵌于牙槽内的是牙根，也是牙体的支持部分，每一根的尖端称为根尖，每个根尖都有通过牙髓血管神经的小孔，称为根尖孔；连接牙根与牙冠的是牙颈。牙冠的表面覆盖着乳白色的釉质，釉质一旦被损坏便不能再生。牙根的最外层是有坚固牙齿作用的牙骨质。构成牙齿的主要物质是牙本质。牙齿的中央为牙髓腔，腔内充满含有丰富血管与神经的牙髓。牙的构造（纵切）如图2-22所示。

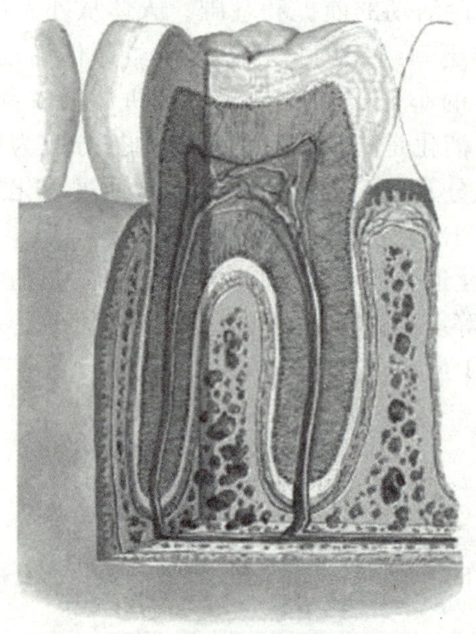

图2-22 牙的构造（纵切）

（2）舌。舌位于口腔底，是由横纹肌组成的肌性器官。舌的上面有一向前开放的“V”型沟，叫作界沟，它将舌分为两部分：前2/3为舌体，后1/3为舌根。舌体的前端叫舌尖。舌的下面正中有一黏膜皱襞，称为舌系带。在舌系带根部的两侧有一对小的隆起，称为舌下阜，阜顶上有下颌下腺管和舌下腺管的共同开口。由舌下阜向后外侧延伸的黏膜隆起称为舌下襞，此襞深面藏有舌下腺。舌的表面覆有黏膜，能自由伸缩和卷曲，具有搅拌食物、辅助吞咽、感受味觉和发音的功能。舌面上的黏膜表面有许多小的突起，称舌乳头；舌乳头按形状可分为丝状乳头、菌状乳头、轮廓乳头等。丝状乳头数量最多，呈白色丝绒状，具有一般的感觉功能。菌状乳头数量较少，为红色钝圆形的小突起，散在丝状乳头之间，内含味蕾，产生味觉。

（3）唾液腺。唾液腺是口腔内分泌唾液的腺体，是复管泡状腺，被膜较薄，腺实质分为许多小叶，由分支的导管及末端的腺泡组成。其导管开口于口腔黏膜，包括腮腺、下颌下腺和舌下腺3对。腮腺最大，略呈三角楔形，位于外耳道前下方、咬肌后部的表面，腺的后部特别肥厚，深入到下颌后窝内；下颌下腺略呈卵圆形，位于下颌下三角内、下颌骨体和舌骨舌肌之间；舌下腺是3对大唾液腺中最小的一对，属以黏液性腺泡为主的混合腺，重3～4克，形态扁平，由许多小腺体组成，位于口底黏膜舌下襞的深面、下颌舌骨肌上方。唾液腺分泌唾液，可湿润口腔，还与味觉、语言、吞咽等功能及口腔卫生、黏膜保护和龋病预防有密切关系。人的唾液中含有淀粉酶，能初步分解食物中的淀粉。

2. 食管

食管是一个前后扁平的肌性管道，上端在第6颈椎体下缘处，与咽相接，向下沿脊柱前方下降，经胸廓上口进入胸腔，全长约25厘米。食物吞咽后由咽腔进入食管上端，食管肌肉即发生波形蠕动，使食物沿食管下行至胃。食管的蠕动波长为2～4厘米，其速度为每秒2～5厘米。对成年人而言，自吞咽开始至食管蠕动波到达食管末端约需9秒。食物在食管内移动的速度，以流体最快，糊状食物次之，固体最慢。水在食管中只需1秒钟便到达食管末端。人在卧位情况下，食物也能因蠕动入胃，但移动较慢。

3. 胃

胃是消化道最膨大的部分，具有容纳食物、分泌胃液、搅拌食糜和消化食物的作用。此外，胃也能够吸收少部分的水、无机盐、乙醇（酒精）、药物等。胃上接食管，下连十二指肠，是由平滑肌构成的囊性器官。胃具有两壁、两缘和两口的结构：两壁指胃的前壁和后壁；两缘是指胃小弯和胃大弯；两口是指入口贲门口与出口幽门口。胃虚或半充盈时，胃黏膜上会形成许多皱襞；当胃完全充盈时，胃容量可扩张为胃体积的数倍。胃底腺位于胃底和胃体的固有层内，数量众多，是分泌胃液的主要腺体。胃液的主要成分为胃蛋白酶、盐酸及黏液。胃液中的盐酸可以为胃蛋白酶提供其发挥作用所需要的酸性环境，同时还有杀菌的作用；黏液因为呈弱碱性，可以防止盐酸对胃壁的侵蚀，有保护胃黏膜的作用。

所谓胃的排空是指食糜从胃进入十二指肠的过程。当胃被排空后，人就会产生饥饿感。不同性质的食物、不同数量的食物、不同的人胃被排空的时间不同。例如，通常水的排空约需要10分钟，糖类物质需要2小时以上，蛋白质需要2～3小时，脂肪需要5～6小时，混合性食物需要4～5小时。

4. 小肠

小肠上接幽门，下续盲肠，长5～7米，是消化道中最长的一段，也是消化和吸收营养成分的主要部分。小肠可以分为十二指肠、空肠和回肠三个部分。小肠内消化液的成分包括胆汁、胰液和肠液。通过各种消化酶的相互合作，消化液可以将食物中的多种成分彻底分解，以利于小肠对营养的充分吸收。

5. 大肠

大肠与回肠相连，终止于肛门，长约1.5米，可以分为盲肠、结肠和直肠。大肠是消化道的末端，主要功能是暂时储存食物残渣和吸收残余的水分、电解质等营养；形成、储存、排泄粪便；通过分泌黏液保护黏膜、润滑粪便，以利于排便。此外，大肠还能利用肠内较简单的物质合成维生素 K。作为大肠起始部分，盲肠位于腹腔的右下部，附有一条长 2 ~ 20 厘米的盲管，即阑尾。食物残渣、寄生虫或细菌侵入阑尾时会诱发阑尾炎。

小知识

精神性阑尾炎

所谓精神性阑尾炎是由于精神过度紧张所引起的一系列类似阑尾炎的症状，如转移性右下腹疼痛，恶心、呕吐、发热、脉搏加快等反应，阑尾本身无充血、肿胀、化脓等表现。如果发现幼儿“一紧张、一生气就肚子疼”，一旦放松或转移注意力就能减轻症状的话，应想到这种腹痛可能与心理因素有关，并不是真正的阑尾炎。

（摘自：王怀生、李召《解剖学基础》）

（二）消化腺

1. 肝

肝位于腹腔的右上部，呈红褐色，质软而脆，呈楔形，分为上、下两面，前、后两缘。肝是人体最大的消化腺，重 1 200 ~ 1 500 克，是机体新陈代谢最活跃的器官。肝具有以下功能：分泌胆汁，参与糖、脂肪、蛋白质和维生素的物质代谢，储藏养料，吞噬、防御及解毒。此外，肝还具有在胚胎期造血的功能。

肝的储存和解毒功能是通过储存糖原，以各种酶类将乙醇（酒精）、药物等氧化分解或与其他物质相结合，使它们变成无毒或毒性较小的物质后随尿液或粪便排出体外的方式来实现的。

2. 胰腺

胰腺是人体第二大消化腺，位于胃的后方，在第 1、2 腰椎平面横卧于腹后壁。胰腺呈棱柱形，质软，为灰红色，重 80 ~ 100 克。胰腺兼具外分泌和内分泌的双重功能。胰腺分泌胰液，通过胰腺管将胰液排入小肠，参与消化蛋白质、脂肪和糖类等，以此实现外分泌功能。胰腺的内分泌功能是通过胰岛分泌胰岛素来调节糖的代谢，保持血糖的相对稳定。

3. 唾液腺

口腔中共有 3 对唾液腺，包括腮腺、下颌下腺和舌下腺，能够分泌唾液，它们的导管都开于口腔。唾液中的唾液淀粉酶可以将淀粉分解为麦芽糖，而其中的溶菌酶，具有杀菌的作用，可以起到清洁和保护口腔的作用。

二、学前儿童消化系统的特点

（一）消化管的特点

1. 口腔

儿童的口腔容积较小，黏膜薄嫩，血管丰富，容易破损和感染。

（1）牙齿。儿童乳牙的牙釉质较薄，牙本质软脆，牙髓腔较大，极易患龋齿。龋病俗称虫牙、蛀牙，是细菌性疾病，可以继发牙髓炎和根尖周炎，甚至能引起牙槽骨和颌骨炎症。龋齿的致病原因如图 2 – 23 所示。龋病如不及时治疗，病变会继续发展，形成龋洞，牙冠完全被破坏并消失，最终结果是牙齿丧失。龋齿的形成过程如图 2 – 24 所示。龋病的特点是发病率高、分布广，是口腔的常见病。

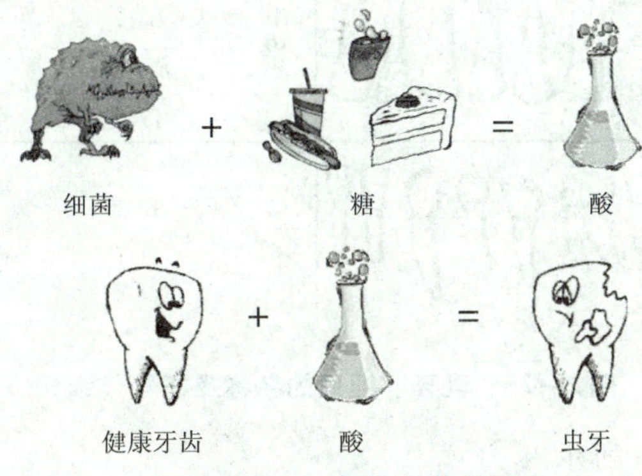

图 2－23 龋齿的致病原因

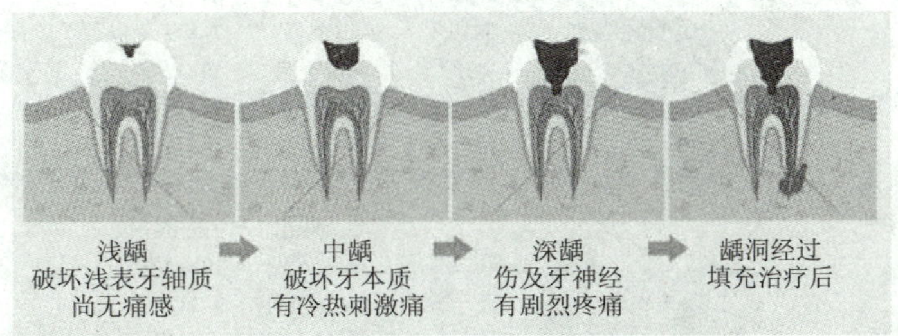

图 2－24 龋齿的形成过程

人的一生会有两副牙齿，学前儿童的牙齿是乳牙。儿童乳牙的牙胚在出生后 6～10 个月时会萌出，在 2～2.5 岁时出齐。少数儿童在乳牙萌出时，会有短暂的睡眠不安、烦躁、流涎、喜咬硬物及手指等现象出现。

人在六岁左右时，乳牙会逐渐脱落，随后萌出的牙齿称为恒牙。恒牙在 14 岁左右会出齐，为 28～30 颗，约有 30% 的人不会萌出第三磨牙（智齿）。

在乳牙萌出时，恒牙已经开始发育了；在恒牙发育逐渐完成的过程中，乳牙牙根会逐渐被吸收，乳牙逐渐松动脱落，恒牙露出牙槽，这个生理过程称为换牙。换牙一般从 6 岁开始，至 14 岁左右结束，除 20 颗是与乳牙交换外，还有 12 颗磨牙（第三磨牙）是后增生出来的。

乳牙、恒牙的名称及符号如图 2－25 所示。

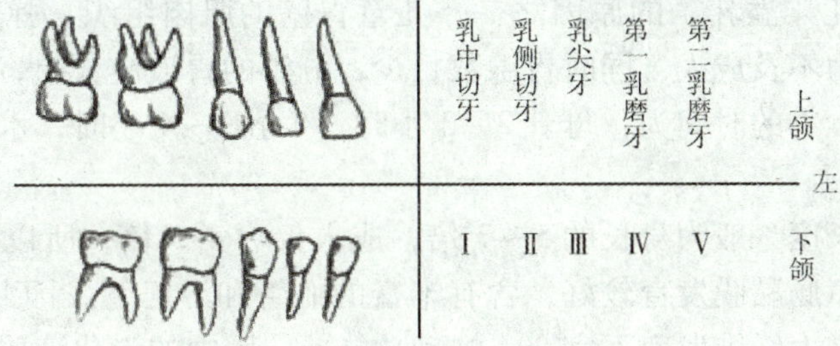

图 2－25 乳牙、恒牙的名称及符号

中切牙	侧切牙	尖牙	第一前磨牙	第二前磨牙	第一磨牙	第二磨牙	第三磨牙	上颌
1	2	3	4	5	6	7	8	下颌

左

恒牙

图 2-25　乳牙、恒牙的名称及符号（续）

换牙的顺序如图 2-26 所示。

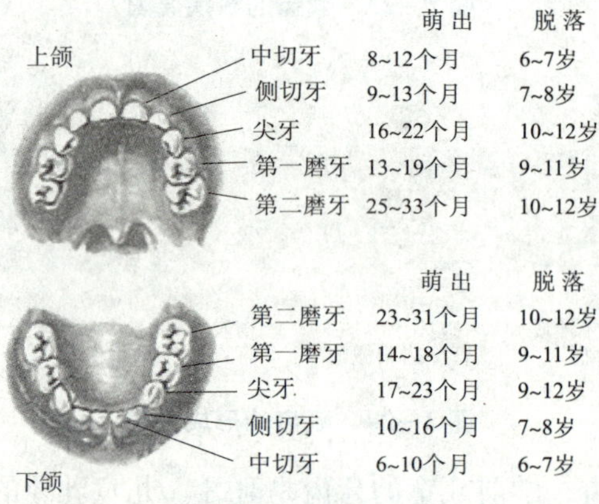

图 2-26　换牙的顺序

（2）舌。儿童的舌因为短而宽，灵活性较差，所以搅拌和协助吞咽的能力不足。

2. 食管

新生儿和婴儿的食管呈漏斗状，黏膜纤弱、腺体不足、弹性差。食管除比成人的短而狭窄外，其下段括约肌发育不成熟、控制力差。进食时吸入过多空气会发生胃食管反流现象，在婴幼儿期称为“溢乳”。“溢乳”一般在 8 ~ 10 个月时会逐渐消失。

3. 胃

新生儿胃的容量为 30 ~ 60 毫升，还未到成人的 1/30。儿童年龄越小，胃的容量越小。随着年龄的增长，胃的容量会逐渐增大。婴儿的胃呈水平位，至开始行走时才逐渐变为垂直，这也是造成婴儿“溢乳”的原因之一。儿童胃壁的肌肉组织、弹力纤维和神经组织发育不完全，蠕动能力不及成人，同时胃腺数目少，分泌的胃液质量差，所以儿童的消化能力较弱。一般胃排空食物的时间为：母乳 2 ~ 3 小时，牛乳 3 ~ 4 小时，水 1 ~ 1.5 小时。

4. 肠

儿童肠管的总长度一般为身长的 5 ~ 7 倍，成人仅为 4.5 倍，所以儿童肠管的相对长度比成人长。学前儿童肠黏膜发育较好，含有丰富的血管和淋巴管，因此吸收能力比成人强。但儿童肠壁肌层及弹力纤维发育不完全，蠕动功能差，肠内的消化液质量差，所以儿童的消化能力差并易发肠功能紊乱。

小肠需固定在腹膜上，但学前儿童肠管管壁薄，固定性差，如坐便盆或蹲的时间过久容易出现脱肛现象。腹部受凉或腹泻时，会因肠蠕动加强而诱发肠套叠。肠套叠是指一部分肠管套入相邻的肠管之中，其三大症状是阵发性疼痛、呕吐和果酱样大便，如果得不到及时治疗会危及生命。正常肠、肠套叠的对比如图 2－27 所示。

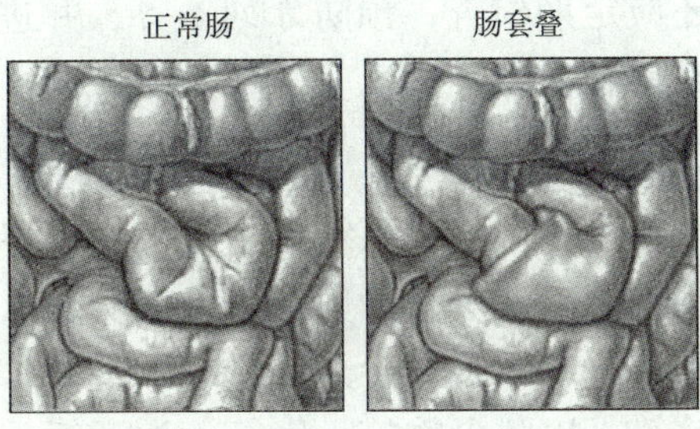

图 2－27　正常肠、肠套叠的对比

（二）消化腺的特点

1. 肝

儿童年龄越小，肝相对越大。儿童 5～6 岁时肝重约占体重的 3.3%，而成人约占 2.8%。儿童的肝功能不完善，胆囊较小，储存胆汁的能力较差，因此对脂肪的消化能力较弱。儿童的肝糖原储存较少，在饥饿时易发生低血糖。儿童的肝细胞的再生能力强，代谢旺盛，受损伤时容易痊愈，但解毒能力差，所以损害肝功能的药物要慎用。

2. 胰腺

儿童的胰腺不发达，新生儿所含脂肪酶活性不高，直到 2～3 岁时才能接近成人水平。而婴幼儿时期胰液及消化酶的分泌易受天气及疾病的影响而被抑制，引发消化不良。随着年龄的增长，胰腺的结构与功能会不断完善。

3. 唾液腺

儿童的唾液腺出生时已经形成，在 3～6 个月时逐渐完善。儿童 6 个月时开始长牙，此时唾液分泌过多，但吞咽能力较差，而且口腔容积较小，无法容纳过多的唾液，以至于唾液常常流出来，这种现象称为“生理性流涎”。

知识链接

唾液的神奇功效

动物受伤时，常常会用舌头舔伤口，我们的皮肤受了点小伤时，也会用嘴巴吮舔伤口。这是因为唾液中的溶菌酶可杀死细菌，有抗感染的功效，唾液中的表皮生长因子能促进伤口愈合。

（摘自：王怀生、李召《解剖学基础》）

三、学前儿童消化系统的卫生保健

（一）关注牙齿保护，维护乳牙健康

牙齿咀嚼是食物处理的第一步，直接关系到消化系统对营养物质的吸收利用。尤其是恒牙的使用周期很长，需要特别的保护。但是很多人会有一种错误的观念，“反正乳牙总会掉的，不用特别注意保护”。其实乳牙不仅是咀嚼的工具，还会影响颌骨的发育以及恒牙的正

常生长，对儿童的生长发育具有重要意义。因为乳牙的使用期长达6～10年，因此，采取切实有效的措施保护乳牙是十分必要的。保护牙齿要做到定时刷牙，进食后漱口，不吃过冷、过热、过硬、过甜的食品，还应定期检查，预防牙列不齐，并进行合理的营养和适量的户外活动。乳牙出现问题也应及时修补。

（二）养成良好的饮食习惯

养成良好的饮食习惯对于促进儿童消化系统的生长发育有着极其重要的意义。应教育幼儿注意饮食卫生，餐前便后要用肥皂洗手，勤剪指甲，以防病从口入；培养儿童养成细嚼慢咽、定时定量、少吃零食、不偏食、不吃过冷过热的食物等饮食习惯，尽量少喝碳酸饮料；同时，还应避免进食时说说笑笑，以防食物呛入气管；注意饭前饭后不做剧烈活动，养成定时排便的好习惯。

（三）创设良好用餐氛围

用餐环境的布置应针对儿童的心理特点进行。例如，播放轻松悦耳的音乐、使用柔和的灯光、在墙壁上粘贴食物图片、使用充满童趣的餐具，甚至可以将食物做成动物造型等来激发幼儿的食欲，增强消化器官的功能。在进餐前后不宜处理任何问题，以免影响儿童进餐情绪。

（四）合理搭配膳食

儿童食物的选择和烹饪方式应以营养全面、易消化为原则。饮食中切忌重荤轻素，应该搭配有粗粮、蔬菜，餐后多吃新鲜水果，预防便秘的发生。

第五节　泌尿生殖系统

泌尿系统的主要功能是将新陈代谢所产生的尿酸、尿素等代谢产物和水及时排出体外，它对于保持人体内环境的相对稳定起着重要作用。生殖系统则承担了种族延续的生理功能。

一、泌尿系统

泌尿系统由肾脏、输尿管、膀胱和尿道组成。泌尿系统解剖图如图2－28所示。人体的代谢产物通过血液循环由肾动脉到达肾脏后，经肾脏的生理作用而形成尿液，再经输尿管送入膀胱暂时储存，最后通过尿道排出体外。

（一）泌尿系统的特点

1. 肾脏

人体肾脏位于腹腔后壁腰部脊柱的两侧，重约300克，形状似蚕豆（见图2－29），左右各一，左肾比右肾高1/2～1个椎体，分为上下两端，前后两面，内外两缘。肾内侧中间凹陷处叫肾门，血管和输尿管、淋巴管及神经等经肾门出入肾脏。

肾脏内部结构如图2－30所示。肾脏由肾实质和肾盂组成，肾实质又可分为皮质和髓质两部分。肾皮质血管丰富，色暗红，主要由肾小体组成，是肾的泌尿部。肾髓质由集合管和乳头管组成，色较浅，是肾的排泄部。每个肾的实质包括100多万个肾单位。肾单位是肾脏结构与功能的基本单位。肾内有一个漏斗形的空腔为肾盂，它与输尿管相通。

当血液流经肾脏时，因为肾小球的过滤作用，血液中除红细胞、白细胞、血小板和大分

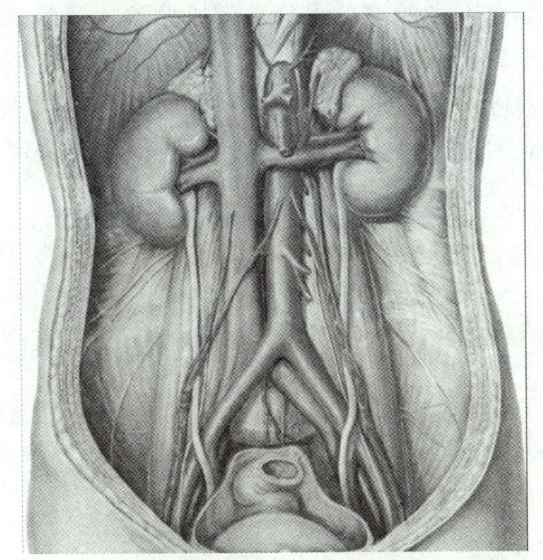

图 2－28　泌尿系统解剖图

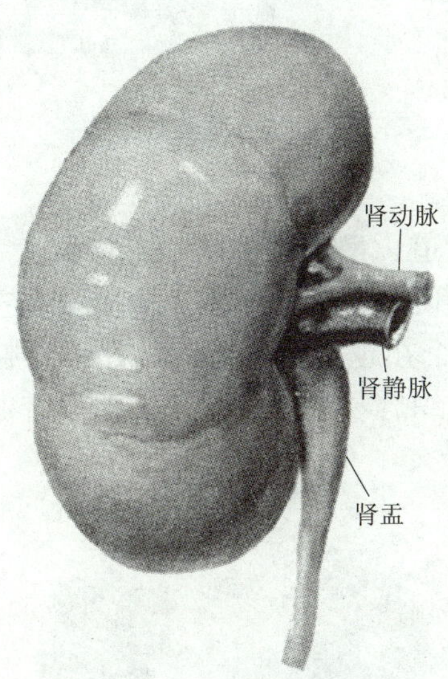

图 2－29　肾脏外观图

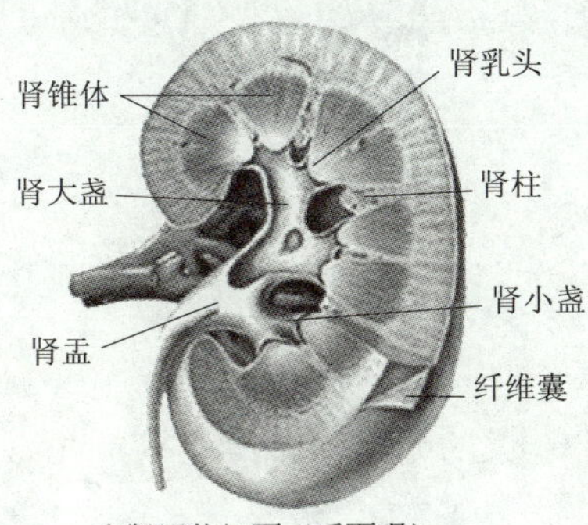

图 2－30　肾脏内部结构

子蛋白质外的其他成分，如血浆中的部分水分、无机盐类、葡萄糖、尿素、尿酸等物质会被滤出形成原尿。原尿经肾小管到达肾盂时，对人体有用的物质会被重新吸收入血液，其余代谢产物与水经肾小管流出，进入肾盂形成终尿后短暂储存于膀胱，当尿液充盈后会刺激膀胱壁，产生神经冲动传入排泄中枢，使人产生尿意，人再视情况决定是否排尿。尿液的形成如图 2－31 所示。

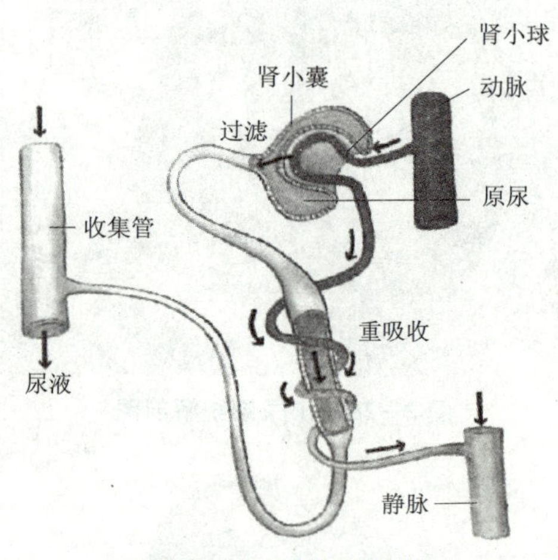

图 2－31　尿液的形成

2. 输尿管

输尿管是一对细长的肌性管道，呈扁圆柱状，上接肾盂，下通膀胱，如图 2－32 所示。成人的输尿管长 20～30 厘米，管径为 4～7 厘米。输尿管有三个狭窄部：一个在肾盂与输尿管移行处（输尿管起始处）；一个在越过小骨盆入口处；最后一个在进入膀胱壁的内部。这些狭窄部是结石、血块及坏死组织容易停留的部位。输尿管壁由平滑肌组成，从肾盂向下不停蠕动，将尿液送入膀胱。

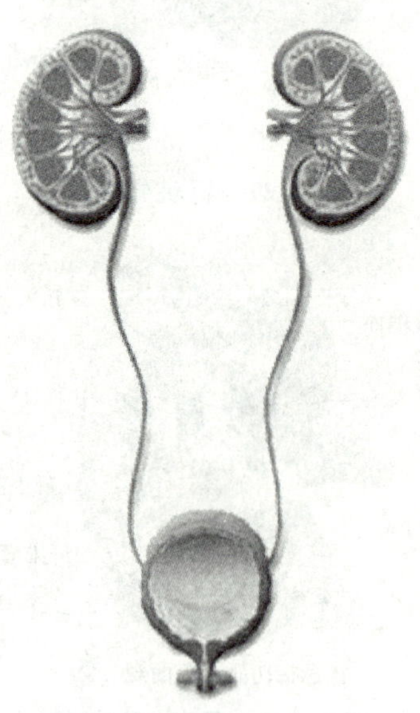

图 2－32　输尿管外观图

3. 膀胱

膀胱是储存尿液的肌性囊袋，位于盆腔内，伸缩性很大，其大小、形状、位置及壁的厚薄均随充盈程度、年龄和性别的不同而有所不同。成人膀胱在空虚时呈锥体形，充盈时呈卵圆形，如图 2－33 所示。膀胱有通向尿道的开口，在膀胱和尿道交界处有较厚的环形平滑肌，称为尿道括约肌。尿道括约肌收缩时，尿道口关闭；舒张时，尿道口开放，将尿液排出。

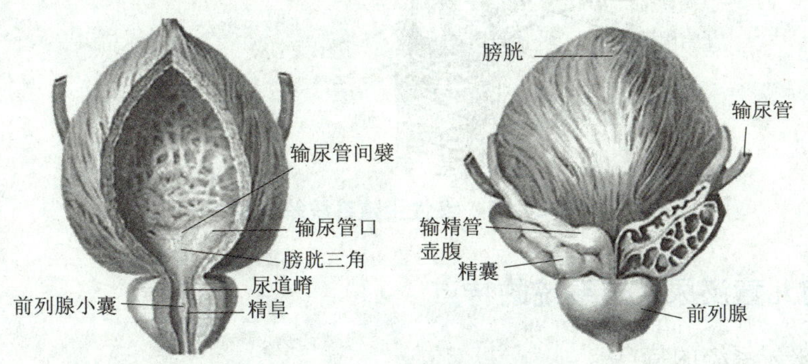

图 2－33　膀胱前、后面观（男性）

4. 尿道

尿道是从膀胱通向体外的管道，起于膀胱，止于尿道外口。女性尿道较短，3～5 厘米，前方与耻骨联合，后方紧贴阴道前壁，距阴道口和肛门较近，易发生尿路逆行感染。男性尿道细长，约为 20 厘米，兼有排精的功能。

（二）生殖系统的特点

繁殖后代、延续种族是生殖系统的主要功能。此外，产生生殖细胞、分泌性激素以维持性的特征也是生殖系统的功能。生殖器官根据部位可分为内生殖器和外生殖器，根据性别又可分为男性生殖器和女性生殖器。男性内生殖器包括睾丸、附睾、输精管和前列腺等；外生殖器包括阴囊和阴茎，如图 2－34 所示。女性内生殖器包括卵巢、输卵管、子宫和阴道，如图2－35 所示；外生殖器主要有大阴唇、小阴唇、阴蒂和前庭大腺。

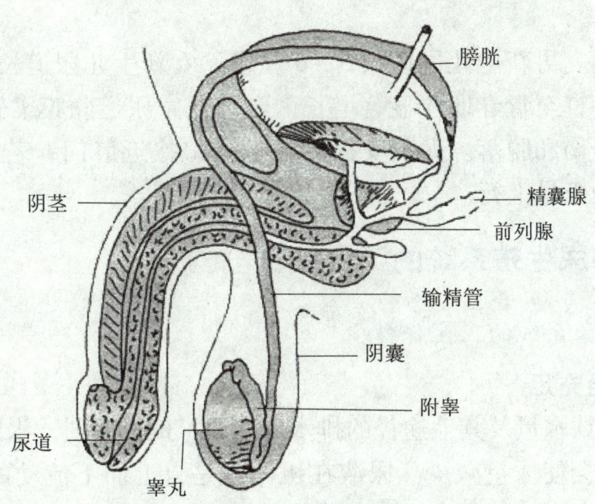

图 2－34　男性生殖系统解剖图

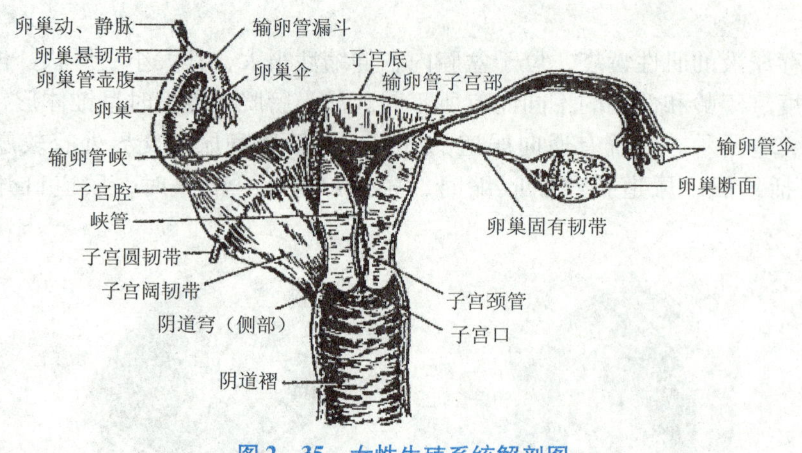

图 2－35　女性生殖系统解剖图

二、学前儿童泌尿生殖系统的特点

学前儿童泌尿系统的特点

1. 肾脏

儿童肾脏的相对重量大于成人，因为肾的排泄和再吸收功能弱，对尿液的浓缩和稀释功能差，所以从尿中流失的营养物质较多。整体而言，儿童的肾功能较差。

2. 输尿管

儿童的输尿管长而弯曲，相对比成人宽，管壁肌肉和弹力组织发育不全，紧张度较低，容易因受压、扭曲或扩张而出现尿流不畅、潴留，有的还会引起尿路感染。

3. 膀胱

学前儿童膀胱容量小，黏膜柔弱，肌肉层及弹性组织不发达，储尿能力差。而且由于儿童新陈代谢旺盛，生成尿液的总量较多，所以年龄越小，每天排尿的次数越多。儿童神经系统发育不健全，对排尿的调节能力差，其发展过程为从“无约束”到“有约束”。儿童在1.5岁左右才能养成控制排尿的习惯。

4. 尿道

学前儿童尿道较短。男新生儿尿道长5～6厘米，女新生儿尿道长度仅为1～3厘米，儿童尿道生长速度缓慢，直至青春期才显著增长。学前儿童尿道黏膜柔软，弹性组织发育也不完全，尿道黏膜容易损伤和脱落。尤其女孩的尿道开口接近肛门，若不注意外阴部的清洁，易发生尿道感染且感染极易上行。

三、学前儿童泌尿生殖系统的卫生保健

（一）学前儿童泌尿系统的卫生保健

1. 保证饮水的供给充足

尿量的多少与机体饮水量及其他途径的排水量有关，例如习惯饮水的人一般尿量大，出汗较多或腹泻时失水过多会使尿量减少。尿液在机体内是自上而下流动的，充足的尿液对输尿管、膀胱和尿道有冲刷作用，会减少上行感染的机会。而且充足的尿液可以保证体内的代谢产物及时排出体外。因此，应当保证儿童每日适度的饮水量，以饮用白开水为最佳。

2. 养成定时排尿的习惯

从3个月起，便可以用“把尿”的方式训练儿童自觉排尿的能力，儿童至1岁左右就能主动表示大小便的需求，可以自行小便。应让儿童养成定时排尿的习惯，提醒儿童排尿，并掌握好时间间隔，避免过于频繁。一般4~5岁的儿童夜间不再遗尿，如仍有遗尿现象则应及时就医。此外，因为憋尿会造成膀胱功能失常，发生排尿困难，导致尿路感染，所以应教育孩子不要憋尿。

3. 保持清洁卫生，预防尿路感染

应保持儿童外阴清洁，内衣裤要每天换洗，无论男孩女孩均应少穿开裆裤，便后及每晚睡前应及时清洗。应教会大龄儿童便后的清理方法；托幼机构的厕所和便盆要经常冲洗、定期消毒。此外，保教人员需留意观察儿童尿色，若出现异常则需及时送其就医。

（二）学前儿童生殖系统的卫生保健

对于学前儿童的卫生保健工作，除需保持儿童外生殖器的卫生外，保教人员还需做到以下两个方面的工作。

1. 灵活处理随机性问题

儿童常会出现一些习惯性的摩擦玩弄及因为好奇而互相观察外生殖器的现象，对此成人应以正确的方式处理，不要反应过度。可以先转移儿童注意力，继而再针对原因进行处理。

2. 科学进行性教育

因为文化传统的原因，国人对于儿童的性教育一直处于讳莫如深的状态，但儿童却往往对这个问题充满了好奇，常常会问一些相关的问题。因此，成人应以科学的眼光看待儿童性教育，以科学的方式帮助儿童建立正确的性别意识，增强其自我保护能力。

第六节 神经内分泌系统

神经系统是机体的主导系统，如图2-36所示。人体的每一个器官和系统虽然都有独特

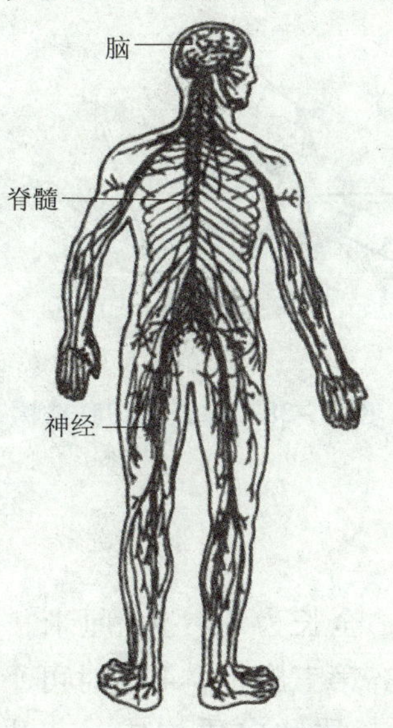

图2-36 神经系统构成

的结构和功能，但只有在神经系统的控制和调节下进行活动，才能保证各器官、系统功能活动的协调统一，也才能保持机体内、外环境的相对平衡。神经系统是一个庞大的网络系统，结构示意如图 2 – 37 所示。

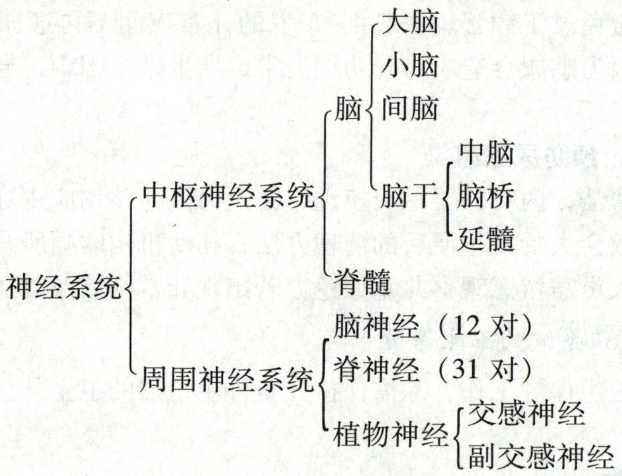

图 2 – 37　神经系统结构示意

一、神经系统的特点

神经元即神经细胞，是神经系统结构和功能的最基本单位。神经元的主要功能是接受刺激，经过分析综合后，传递给下一级的神经元。神经元由细胞体和突起构成，如图 2 – 38 所示。突起包括两种，即树突与轴突。树突一般分支较多、较短，可以将刺激传向细胞体；轴突只有一个，分支少且较为细长，可以把神经冲动从细胞体传出。神经元的长突起被髓鞘或神经膜包裹形成了神经纤维。通常意义上所说的神经是由大量的神经纤维集合成束构成的。

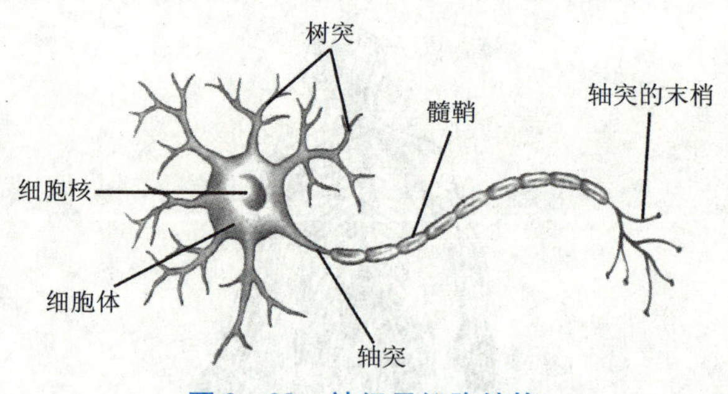

图 2 – 38　神经元细胞结构

（一）中枢神经系统

1. 脊髓

脊髓位于椎管内，呈圆柱状，全长为 40 ~ 45 厘米；上端与延髓相连；下端所处位置存在年龄上的差异，新生儿可平齐第三腰椎，4 岁时可平齐第一或第二腰椎，至成人后位于第一腰椎管下缘。脊髓内部由灰质和白质构成。灰质由神经元胞体和树突聚集而成，因在新鲜标本上色泽灰暗而被称为灰质。脊髓灰质位于脊髓中央，呈蝶形或“H”形。灰质两侧向前突出的部分为前角，由前角运动神经元组成；后部狭长，为后角，由联络神经元组成。白质由神经纤维聚集而成，因在新鲜标本上色泽白亮而被称为白质。脊髓白质位于脊髓的外周，由神经纤维集中而成。白质中有大量上、下走行的神经纤维束，负责将躯干、四肢和内脏等处传来的神经冲动向上传入脑的神经纤维是上行神经纤维束；负责把脑的各部分发出的神经冲动向下传到脊髓及全身各处的神经纤维是下行神经纤维束。

脊髓是中枢神经系统的低级部位，其主要功能为反射与传导。脊髓的反射功能是通过灰质中的许多低级中枢来实现的，这些反射活动包括躯体反射和内脏反射，如膝跳反射、排尿反射等。传导功能是由构成脊髓白质的上、下行传导束来实现的，是构成脑与躯体、内脏之间联系的通道。若脊髓因受到损伤而横断，上、下行神经冲动的传导会因此中断，严重时会造成损伤面以下的机体出现感知运动障碍。

2. 脑

脑是中枢神经系统的高级部位，位于颅腔内，由大脑、小脑、间脑和脑干组成，如图2－39所示。

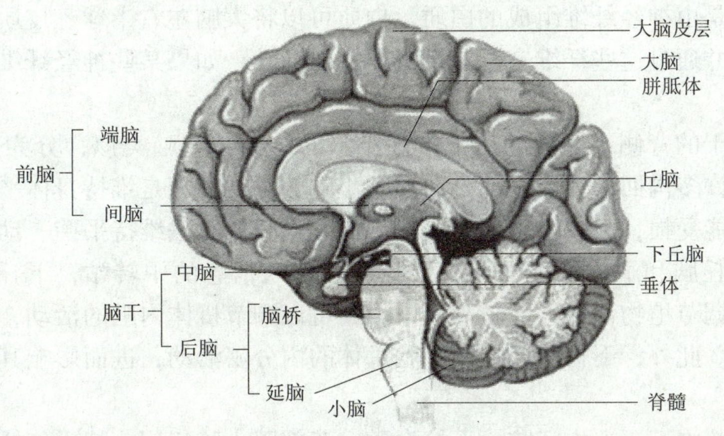

图2－39　脑的结构

大脑：人的大脑分为左、右两个半球，借助由神经纤维构成的胼胝体相连。大脑表面覆盖着由神经元细胞组成的皮质，神经元的总数为140亿左右。大脑皮质的总面积约为2 200平方厘米，皮质表面凹凸不平，凸起来的是回，凹陷下去的是沟（较深的沟可称为裂）。大脑皮质约有1/3显露于表面，2/3藏在沟里。大脑皮质有3条较为恒定的沟裂（大脑外侧裂、中央沟和顶枕裂），分为5个叶：额叶、顶叶、颞叶、枕叶和岛叶。

人类的大脑非常发达，大脑皮质是神经系统的最高级部位，也是进行思维和意识活动的器官，是掌控人体生命活动的“司令部”。依据各部位的机能不同，大脑皮质可分为许多功能区，称为大脑皮质功能定位，或称中枢。某个功能区就是某种反射的中枢。比较重要的中枢有：①躯体运动中枢，位于额叶中央沟前回，是可以支配对侧肢体运动的高级中枢；②躯体感觉中枢，位于顶叶中央沟后回，是可以管理对侧感觉的高级中枢；③听觉中枢，位于颞叶的颞横回，是听觉的高级中枢；④视觉中枢，在枕叶内侧面，是视觉的高级中枢；⑤语言中枢，是人类所特有的皮质区，包括听、说、读、写4个功能区。某一个功能区受损会带来相应功能的缺失。例如，书写中枢在额叶，与中央沟前回管理上肢运动的区域靠近，若受到损伤，将影响损伤者的写字、绘画能力。

知识链接

大脑皮质的功能定位特点

身体各部位在运动和感觉中枢中的投影如同一个倒置的人形（头面部不倒置）。例如，中央前回上部和中央旁小叶前部与下肢的运动有关，中央前回下部管理头面部骨骼肌运动。运动区某部位的损伤会引起对侧半身相应部位的骨骼肌运动障碍。传导下肢感觉冲动的纤维投射到中央后回的上部和中央旁小叶的后部。传导头颈部感觉冲动的纤维投射到中央后回的下部。感觉区某部位的受损会引起对侧半身相应部位的感觉障碍。

在长期的进化、发展中，左、右大脑半球的结构和功能发育明显分化，呈不对称性，各有优势。左侧大脑半球与语言、意识、数字等密切相关，右侧大脑半球与音乐、图形、非语言信息等抽象概念关系密切，二者相互协调和配合以完成各种高级神经精神活动。

大脑皮质下是由神经纤维组成的白质。白质可以将大脑左右半球、皮质与小脑、脑干和脊髓联系起来，并通过这些纤维来调节全身器官的活动。如果某些神经纤维受损伤就会出现相应的功能障碍。

小脑位于脑干的背侧，大脑的后下方。小脑的结构与大脑类似，分为灰质与白质两部分，灰质表面有许多沟回，皮质内部是白质。小脑的主要功能是维持身体平衡，协调肌肉运动。如果小脑功能受损，患者会出现走路歪斜易倒、身体无法维持平衡、动作无法精确定位的症状。间脑由丘脑和下丘脑组成。其中丘脑是传入信息的中转站，下丘脑（丘脑下部）是大脑皮质以下调节植物性神经的较高级中枢，可以调节机体内脏的活动，并对体温、物质代谢起调节作用。此外，下丘脑还控制了脑垂体的内分泌活动，进而影响其他内分泌腺的分泌活动。

脑干位于大脑之下，上连间脑，下接脊髓，背部跟小脑相连。脑干包括中脑、脑桥和延髓。延髓有“生命中枢”之称，因为它是调节机体生命活动的重要中枢，呼吸、心跳、血管运动中枢等都存在于延髓的灰质中，延髓一旦受损会立即引起心跳、呼吸、血压的严重障碍而危及生命。此外，延髓和脑桥的灰质中还有吞咽、呕吐等中枢。

（二）周围神经系统

1. 脑神经

脑神经是附着脑的神经，共有12对，从脑发出，主要分布在头、面部各器官，其中迷走神经分布在胸、腹腔的内脏器官。脑神经可用罗马数字表示其顺序，具体为：Ⅰ嗅神经、Ⅱ视神经、Ⅲ动眼神经、Ⅳ滑车神经、Ⅴ三叉神经、Ⅵ展神经、Ⅶ面神经、Ⅷ前庭蜗（位听）神经、Ⅸ舌咽神经、Ⅹ迷走神经、Ⅺ副神经、Ⅻ舌下神经，如图2－40所示。脑神经纤维的成分主要有四种：躯体感觉纤维、内脏感觉纤维、躯体运动纤维、内脏运动纤维。每对脑神经内所含神经纤维成分不同，多者4种，少者1种。

2. 脊神经

脊神经共31对，分布于躯干和四肢，由内脊椎骨两侧的根间孔传出，如图2－41所示。

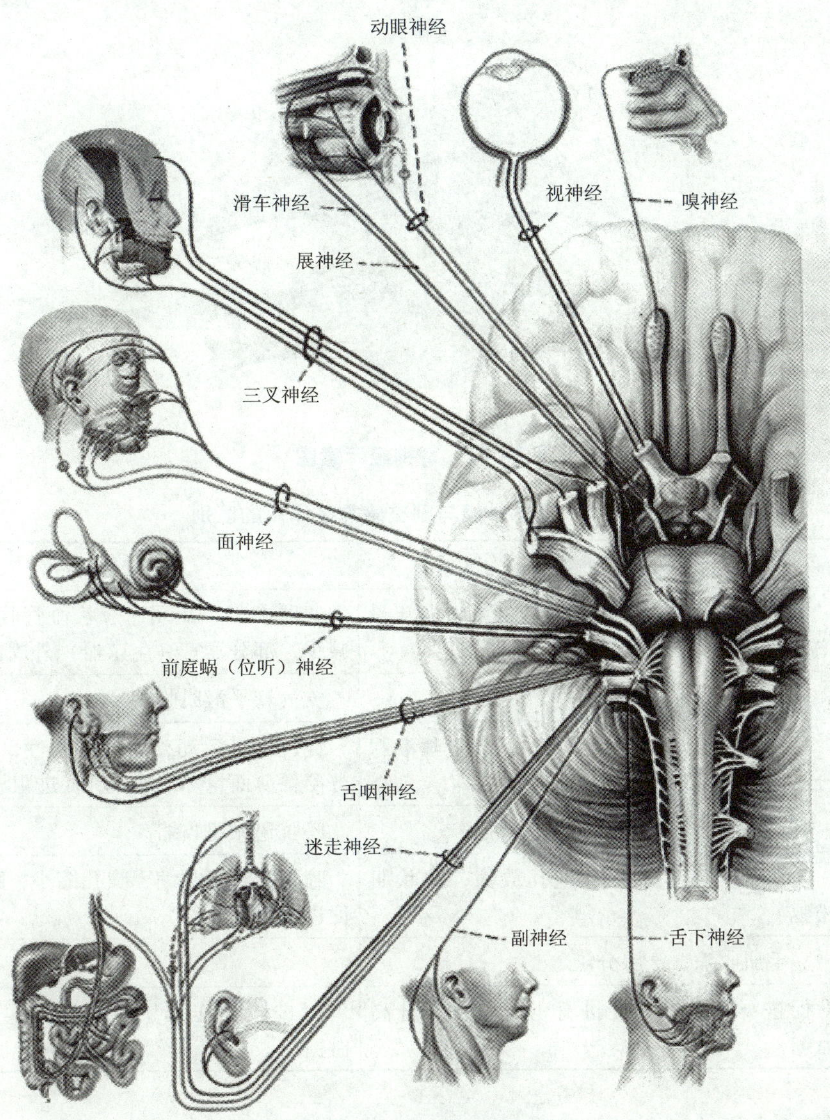

图 2-40　脑神经示意图

每一对神经由前、后根组成，前根属于运动性的，后根属于感觉性的。每对脊神经都是混合性的，均含有感觉性和运动性两种成分，而每种成分又可分为躯体性和内脏性神经。因此，脊神经含有 4 种纤维成分，可以调节躯干和四肢的活动。

3. 植物神经

植物神经由脑和脊髓发出，分布于内脏器官和腺体上，用于支配内脏器官和腺体的活动，所以植物神经又称为自主神经或内脏神经。植物神经与躯体神经一样含有传入（感觉）和传出（运动）两种纤维成分。植物神经的主要功能是在中枢神经的控制下，调节机体的呼吸、循环、分泌、排泄、生长和生殖等功能活动，并影响全身组织的新陈代谢。

植物神经根据形态结构、生理功能和药理特点可分为交感神经和副交感神经（又叫迷走神经）两大类。人体大部分的内脏器官都同时要接受交感神经和副交感神经支配。两者交互抑制，才能保证机体各器官的协调作用。交感神经与副交感神经作用的区别，见表 2-4。

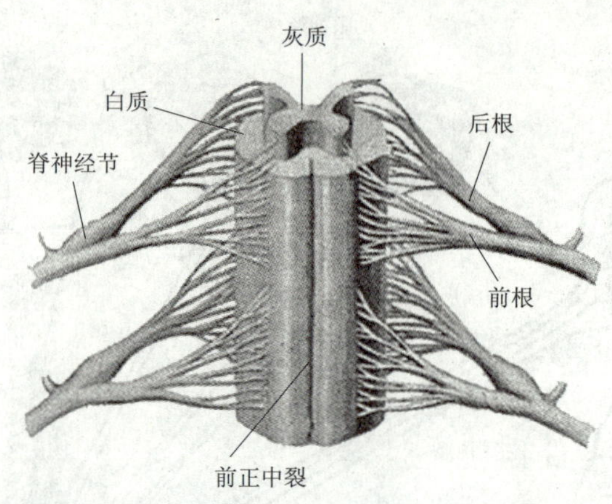

图 2－41　脊神经示意图

表 2－4　交感神经与副交感神经作用的区别

器官	交感神经	副交感神经
循环	心跳加快、加强，冠状血管舒张，血流量增多，皮肤及腹腔内脏外周血管收缩	心跳减慢、减弱，冠状血管收缩，血流量减少，部分器官（生殖器）外周血管舒张
呼吸	支气管平滑肌舒张	支气管平滑肌收缩
消化	抑制胃肠运动，降低紧张性，促进唾液腺分泌黏稠少量的唾液，抑制胆囊收缩	促进胃肠运动，提高紧张性，促进唾液腺分泌稀薄而量多的唾液，促进胆囊收缩
泌尿	肾脏血管收缩，膀胱逼尿肌松弛	膀胱逼尿肌收缩
眼	使瞳孔开大肌收缩、瞳孔放大，睫状肌松弛	瞳孔括约肌收缩、瞳孔缩小，睫状肌收缩，促进泪腺分泌
皮肤	立毛肌收缩，汗腺分泌	
代谢	促进异化作用，促进肾上腺分泌，升高血糖	促进同化作用，促进胰岛素分泌，降低血糖

（三）神经系统的重要机能

反射是神经系统活动的基本方式。所谓反射是指人体对来自外界和内部的各种刺激所发生的反应。从接受刺激到发生反应有一定的通路，这个通路就是反射弧。反射弧由感受器、传入神经、中枢、传出神经和效应器 5 个环节组成，如图 2－42 所示。

人类的反射活动可以分为非条件反射与条件反射两种。非条件反射是机体生而有之无须后天学习的本能行为，是生来就有的，反射弧是固定的，反射比较恒定，数量有限，是一种较低级的由皮下中枢就可以完成的神经活动。例如，敲打膝盖下面的膝腱，小腿会立即向上弹跳的膝跳反射；再如，有异物轻触眼球，人会立即产生眨眼反应等。与非条件反射相比，条件反射是在后天的生活过程中在一定条件下通过学习和训练形成的，它的反射弧不固定，若不加强则可能消退，是以非条件反射为基础建立起来的，是一种高级神经活动。条件反射提高了机体适应环境的能力。实际上，人类的学习过程就是条件反射的建立过程。人类掌握的知识经验越多，形成的技能、技巧越多，建立条件反射的数量就会越多，对环境的适应能力越强。

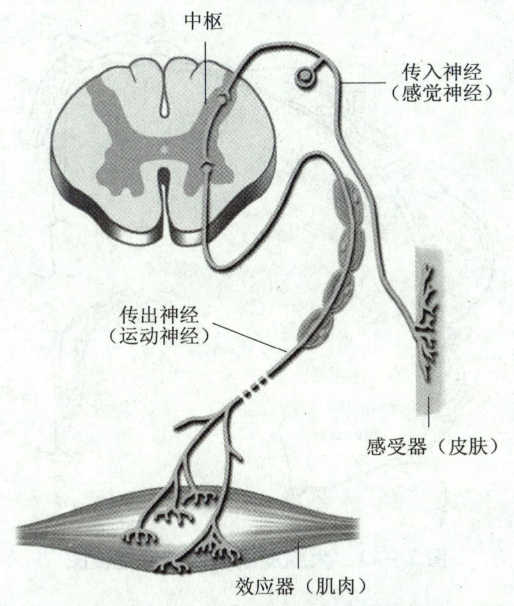

图 2－42　反射弧结构示意图

条件反射是动物和人类共有的生理活动，可是人与动物的条件反射却有着本质的差异。对具体信号刺激发生反应的皮质功能系统是人与动物都具有的，称为第一信号系统。例如，人与动物都会对强烈的声、光刺激发生反应。但是，人类除具备第一信号系统外，还可以对语言文字发生反应，人类这种对语言文字发生反应的皮质功能系统叫作第二信号系统。例如，人们常常提到的“谈虎色变”就是建立在第二信号系统上的条件反射，人有了这种条件反射才有了概念、判断、推理等抽象思维的能力，从而提高了适应环境的能力。

（四）大脑皮质的活动特性

人类大脑皮质活动除具有第一、第二信号系统和语言功能外，还具有特殊的规律。了解这些规律对于指导科学用脑、开发智力及脑的卫生保健具有重要意义。

1. 对侧支配的规律

大脑的左、右两球具有对侧支配的特点，即大脑皮质会将机体对侧的身体活动置于自己的管辖之下。例如，当人体大脑的左半球出现功能障碍后，身体的右侧会出现相应的活动障碍。但是大脑的两个半球并非独立活动，而是通过胼胝体的沟通得以交流、协调合作来维持大脑的正常运转。

2. 皮质功能区面积与功能相关并呈倒立分布状态的规律

大脑皮质功能区的面积大小与机体功能的强弱直接相关，例如手部活动在大脑皮质功能区上所占面积远远大于下肢活动所占面积，这与机体活动的精细和准确程度成正比，与肌肉的大小无关。而且躯体不同部位在皮质功能区上的分布呈倒立状态，即皮质感觉运动区最上部支配下肢与躯干，中部支配上肢，最下部支配头、面部，如图 2－43 所示。

3. 睡眠抑制皮质活动的规律

睡眠是大脑皮质的抑制过程。有规律的、充足的睡眠是机体生理上的需要。充足的睡眠可以帮助人体消除疲劳，使精神和体力得到休息和恢复。

4. 动力定型的规律

动力定型是指一种由固定程序的条件作用建立的暂时联系系统，即条件反射系统。它是

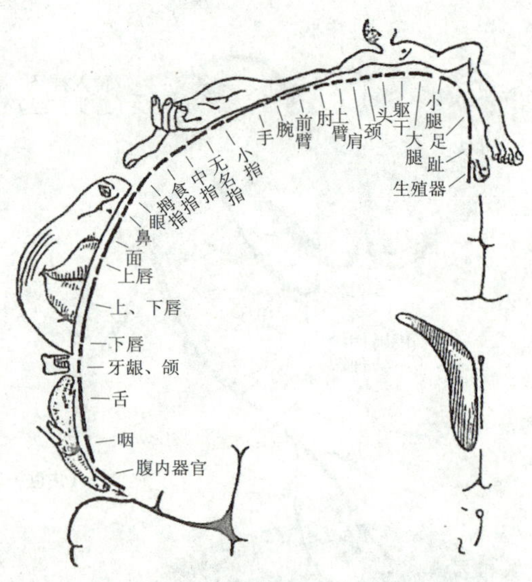

图 2-43 大脑皮质躯体感觉定位图

巴甫洛夫学说中的一个概念。在这种系统内，所有刺激条件均要按严格的序列和时间逐一呈现，在重复多次（强化）后，最后出现的结果就是每到一定时间大脑就会自然重现这些活动的过程，并提前做好准备，在大脑皮质的活动中建立起一种动力定型。动力定型一旦建立，大脑的工作效率会得到极大的提高，从而收到最好的效果。

5. 优势原则的规律

人们常说“兴趣是最好的老师”，这是由于学习和工作的效率与有关的大脑皮质区域是否处于“优势兴奋”状态有关，而兴趣能促进“优势兴奋”状态的形成。“优势兴奋”状态一旦形成，人们的注意力、理解力、创造力会大大增强，思维也异常活跃，工作、学习的效率就会提高。

此外，大量科学实验研究表明，大脑两半球的功能各具特点，存在“优势半球”的不同。左半球语言和逻辑等显意识功能较强，右半球情感和形象等潜意识功能较强。

6. 镶嵌式活动原则的规律

脑是人体所有活动的指挥部。这个机构有着十分细致的分工，使得大脑皮质的神经细胞有劳有逸、以逸待劳、维持高效率。就好比镶嵌在一块板上的许多小灯泡，忽亮忽灭，才能一直闪闪发光。这种“镶嵌式活动”的方式是指人在从事某一项活动时，只有相应区域的大脑皮质在工作，与这项活动无关的区域则处于休息状态。随着工作性质的转换，工作区域休息区不断轮换。

二、内分泌系统的特点

除神经系统外，参与人体正常生理功能调节的系统还有内分泌系统。二者关系密切，相互配合，共同完成对人体代谢、生长、发育和生殖及行为、情绪、记忆、睡眠等生理活动的调节，从而适应身体内、外的环境变化。内分泌系统由内分泌腺和内分泌组织组成。内分泌腺具有体积小、无导管、血供丰富、分泌物量少等特点。内分泌系统的分泌物称为激素。激素的作用多与人的生长发育和种族繁衍有关。人体内主要的内分泌腺有松果体、垂体、甲状腺、甲状旁腺、胸腺、肾上腺、胰腺、性腺等，如图 2-44 所示。内分泌组织包括在胰腺内的胰岛和生殖腺内的内分泌组织。

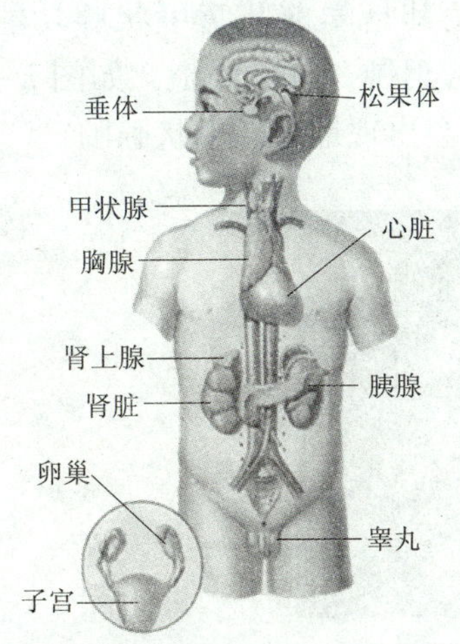

图 2－44　人体内分泌腺分布概况

（一）甲状腺

甲状腺形如“H”，呈棕红色，位于颈前部喉和气管上部的前方及两侧，是人体最大的内分泌腺，重约 25 克，分左右两叶，如图 2－45 所示。

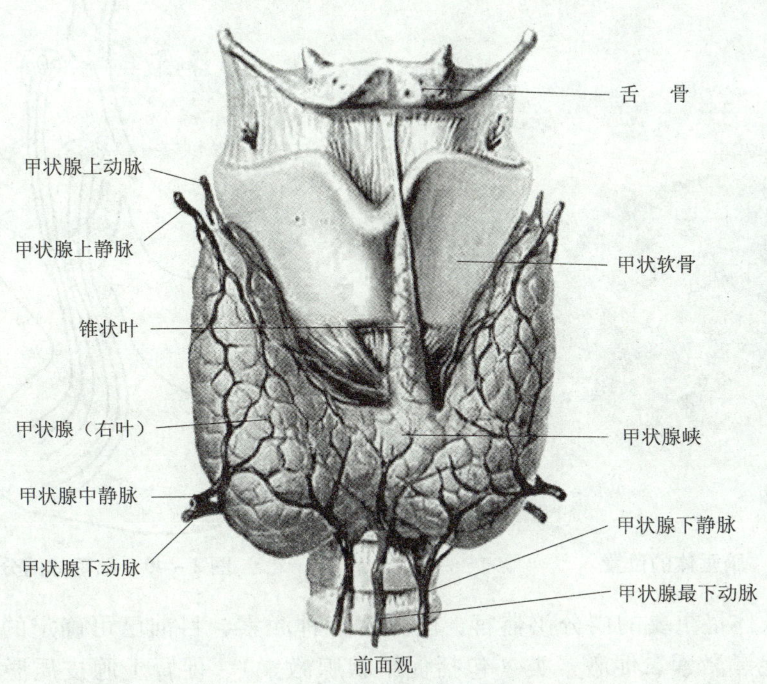

图 2－45　甲状腺前面观

甲状腺能分泌含碘的甲状腺素，其主要作用是调节新陈代谢和生长发育等基本生理过程。甲状腺素分泌过多或不足都会影响上述有关生理功能。当甲状腺功能亢进，分泌甲状腺素过多时，基础代谢增高，病人会有心跳过快、失眠烦躁、食量增大、体重减轻、眼球突出等表现，如图 2－46 所示。当甲状腺功能低下分泌甲状腺素不足时，基础代谢缓慢，病人神经兴奋性降低，会出现反应迟缓，智力下降，记忆力减退等症状。若患者是成人会出现黏液性水肿。但如果患者是儿童，尤其是学前儿童甲状腺功能低下，则会引起呆小症（克汀病），主要表现为智力低下，反应迟钝，身材矮小，如图 2－47 所示。甲状腺素的合成与碘的摄入量有关，某些缺碘的地区会出现地方性甲状腺肿。

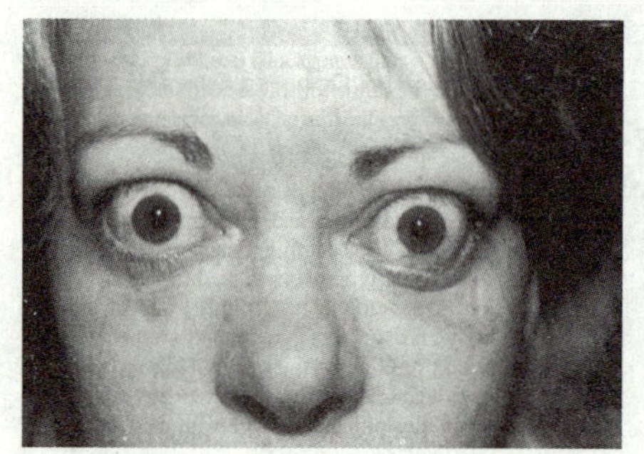

图 2－46　甲状腺功能亢进患者

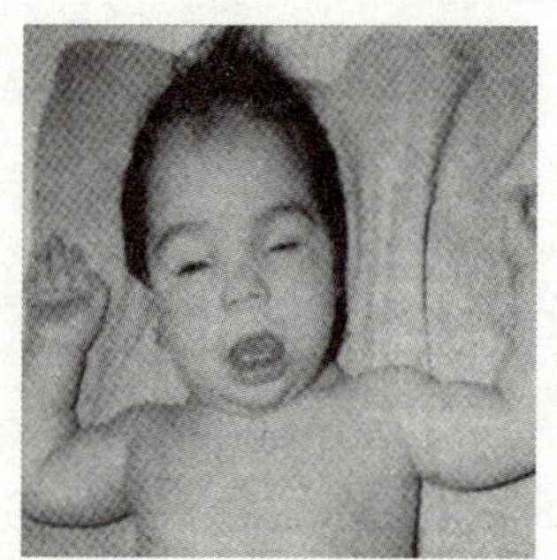

图 2－47　呆小症（克汀病）患者

（二）脑垂体

脑垂体位于颅底蝶鞍部的垂体窝内，呈淡红色，借漏斗与下丘脑相连，重 0.5～0.6 克，如图 2－48 所示。脑垂体分为腺垂体和神经垂体两大部分，如图 2－49 所示。

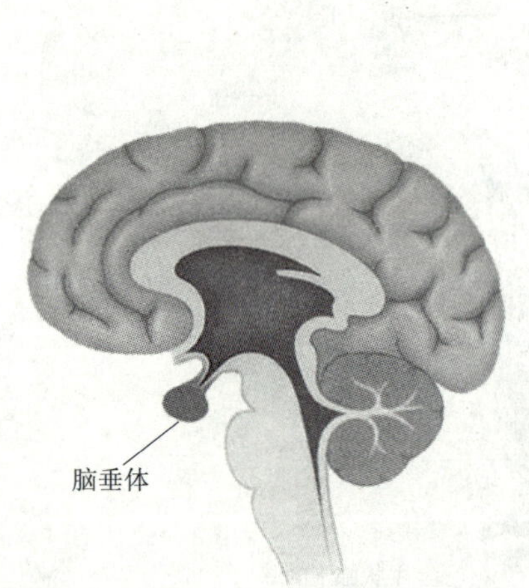

图 2－48　脑垂体的位置

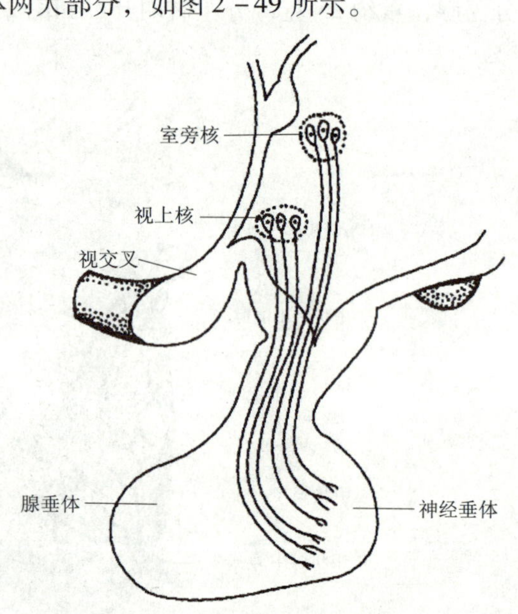

图 2－49　脑垂体的分部

脑垂体是人体最重要的内分泌器官，能分泌多种激素，目前已可确定的有 7 种：生长素、催乳素、促黑激素、促激素类（包括促甲状腺激素）、促肾上腺皮质激素、促黄体激素、促卵泡激素。这些激素不仅对人体的新陈代谢、生长发育和生殖等有重要作用，也可以调节其他内分泌腺的活动。脑垂体分泌的生长素，可以促进蛋白质合成和骨的生长。幼年时生长素分泌不足，会导致“侏儒症”，即身材矮小，成年后也不会达到 130 厘米，性器官发育也不全。与“呆小症”不同的是，“侏儒症”患者智力正常。幼儿时生长激素分泌过多会导致“巨人症”。若成年以后生长激素分泌过多则导致“肢端肥大症”。生长素分泌异常的症状，如图 2－50 所示。

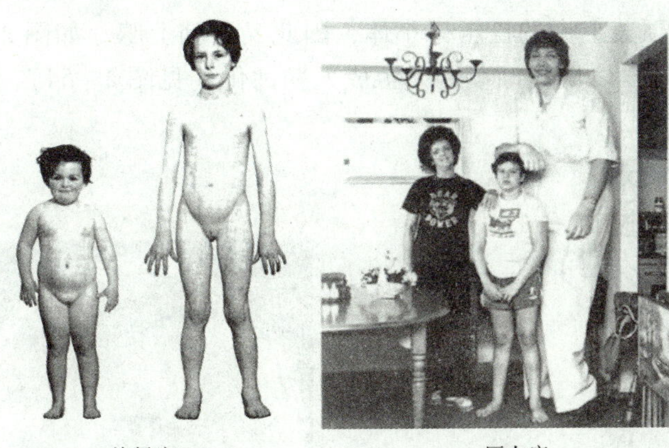

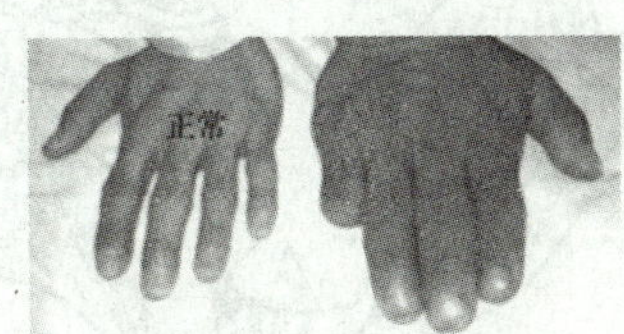

侏儒症　　巨人症　　肢端肥大症

图 2－50　生长素分泌异常的症状

（三）胸腺

胸腺位于胸骨后面，分左、右两叶，是机体重要的淋巴器官，其功能与免疫紧密相关，如图 2－51 所示。骨髓所产生的淋巴干细胞起初是不具有免疫功能的，这些细胞只有随血液循环流经胸腺短暂停留后，在胸腺素的作用下才会具有免疫功能。

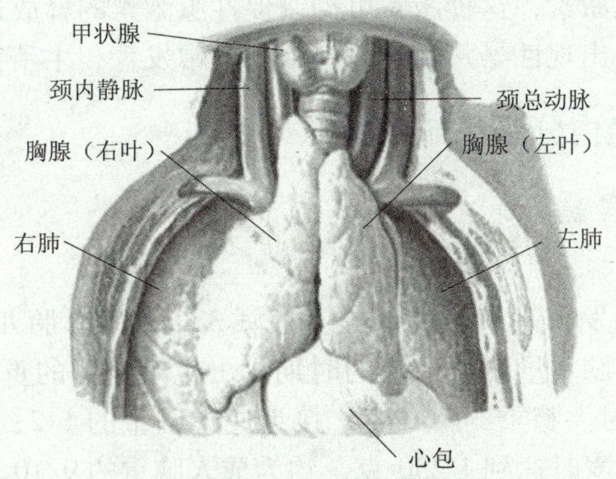

图 2－51　胸腺位置图

胚胎后期及初生时，是人体一生中胸腺相对重量最大的时期，重 10～15 克。胸腺随年龄增长继续发育，至青春期时重 30～40 克，但此后胸腺会逐渐退化，淋巴细胞减少，脂肪组织增多，至老年时重量仅约 15 克，如图 2－52 所示。此外，胸腺还是造血器官，能产生淋巴细胞，并运送到淋巴结和脾脏等处。

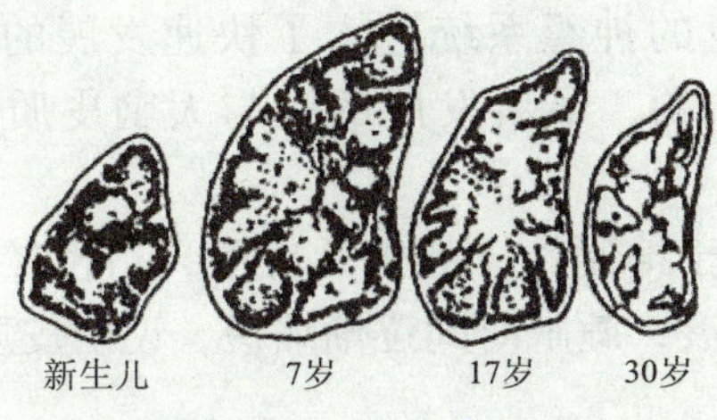

图 2－52　胸腺发育图

（四）松果体

松果体是位于丘脑后上方、中脑顶盖上方的松子样小体，因此又名脑上腺，如图 2－53 所示。松果体在儿童时期发育较好，7 岁以后逐渐萎缩，至成人期钙化（见图 2－54），在 X 光片上可见到，称为脑沙。

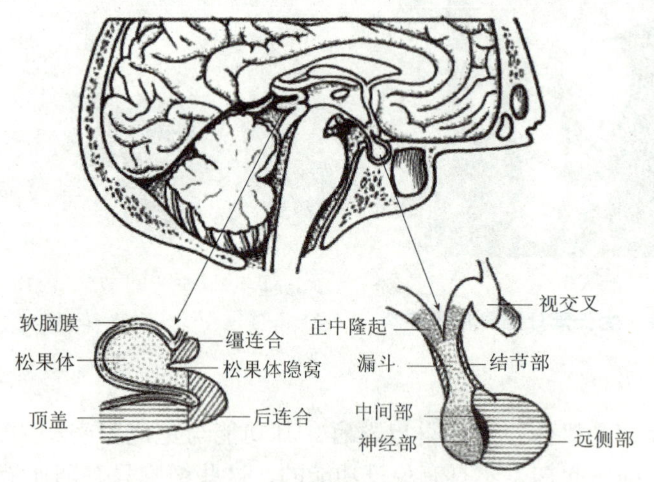

图 2－53　松果体的位置

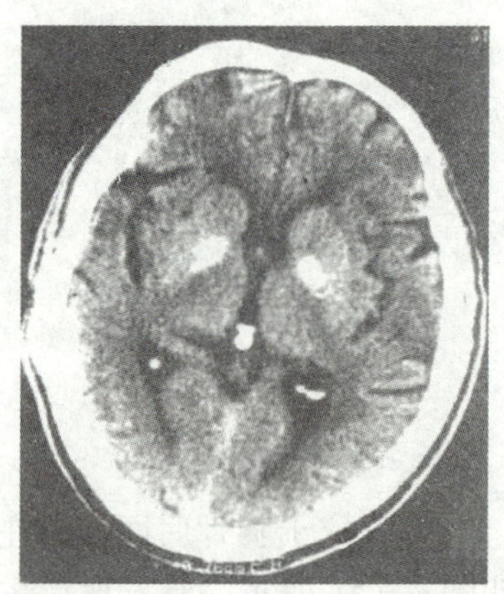

图 2－54　钙化后的松果体

松果体可以分泌褪黑激素，这种激素可抑制促性腺激素的释放进而抑制性成熟。儿童时期松果体若受到损伤，会出现性早熟、第二性征的异常发育、生殖器官巨大症等。

三、学前儿童神经内分泌系统的特点

（一）学前儿童神经系统的特点

1. 脑重量的变化

神经系统在胎儿期的发育一直较为领先。妊娠 3 个月时，胎儿的神经系统已经基本成型。而胎儿期是人一生中脑重量增长最快的时期。出生时大脑的重量为 350～400 克，约为成人脑重的 1/4；6 个月时大脑重约 700 克，接近成人脑重的 1/2；1 岁时大脑重约 900 克，为成人脑重的 2/3；4～6 岁时达到 1 250 克，约为成人脑重的 9/10。儿童 1 岁以后虽然脑细胞的数目不再增加，但细胞的突起却由短变长、分支由少到多，神经纤维髓鞘化正在进行，逐渐形成复杂的网络，为儿童智力的发展提供了生理基础。

2. 大脑皮质的发育顺序与神经活动特点

儿童中枢神经系统的发育是依循先皮下后皮质的顺序进行的。儿童刚出生时，脊髓和延髓已基本发育成熟，功能也较为完善，呼吸、循环和排泄功能可以正常发挥，为机体的生存提供了保证。此后儿童的神经系统进入了快速发展的时期。例如，儿童的动作发展是先从全身性的大动作开始的，最后发展的是与大脑皮质功能区联系密切的手部精细动作。

儿童大脑皮质的兴奋性大于抑制性，新生儿皮质兴奋性较低，每日睡眠时间为 18～20 小时，此后随着大脑皮质的发展，睡眠时间逐渐缩短，说明皮质的抑制过程在逐渐增强，见表 2－5。

表 2－5　不同年龄儿童所需要的睡眠时间

年龄	新生儿	1 岁	2 岁	4 岁	7～13 岁	成人
睡眠时间（小时）	18～20	14～15	12～13	11～12	9～10	8

同时儿童的持续注意时间也随年龄增长逐渐延长。此外，学前儿童神经元较脆弱，能量储备少，很容易疲劳，但因其新陈代谢旺盛，所以疲劳消除也快。

儿童知识经验贫乏，6 岁前大脑皮质中的语言中枢发育不成熟，建立的条件反射少，第二信号系统发育晚于第一信号系统。因此，儿童有强烈的好奇心和求知欲，对于直观形象教学的接受能力大于抽象事物。

3. 脑需要的氧气量大

机体新陈代谢都需要消耗氧气，但神经系统的耗氧量远远高于身体的其他部位，尤其大脑的耗氧量是最大的。学前儿童大脑的耗氧量占全身耗氧量的 50%，因此，学前儿童脑组织对缺氧十分敏感，对缺氧的耐受力也较差。

4. 脑对糖的依赖性强

脑无法利用蛋白质、脂肪氧化时所提供的能量，唯一能利用的是葡萄糖氧化所释放的能量，因此，大脑对葡萄糖有特别的依赖，对血糖含量的变化非常敏感，血糖降低会影响脑功能的正常发挥。

（二）学前儿童内分泌系统的特点

1. 生长素的分泌量较多

脑垂体分泌的生长素是影响儿童生长发育最重要的激素。由于它可以促进软骨和骨的生长、提高细胞合成蛋白质的速度，所以生长素的量决定了儿童的身高。生长素在一昼夜间的分泌是不均衡的，在睡眠时分泌的量会有所增加。

2. 碘的摄入量会影响甲状腺的功能

碘是甲状腺合成甲状腺素的原材料，儿童摄入的碘量会直接影响其甲状腺的功能，进而影响学前儿童的正常发育。

3. 胸腺发育不良会影响免疫功能

胸腺与免疫功能有密切联系。幼年时胸腺如果发育不全，会影响机体的免疫功能，以致反复出现呼吸道感染或腹泻等疾病。

4. 松果体疾病将影响性发育

儿童时期若松果体因疾病（如肿瘤）受损，会造成性早熟或第二性征的异常发育。

四、学前儿童神经内分泌系统的卫生保健

（一）学前儿童神经系统的卫生保健

1. 注意用脑卫生，提倡科学用脑

人类的各项活动都离不开脑的调控。根据大脑皮质的活动特点科学用脑，可以保护和促进儿童脑的发育。例如，可以利用“优势原则”激发儿童的兴趣，使他们全身心地投入自己喜欢的活动中；可以利用“镶嵌式活动原则”为儿童安排动静交替、内容丰富的活动形式；可以利用“动力定型”帮助儿童养成良好的生活习惯。同时，应注意对儿童大脑左右半球的综合开发利用。

2. 制定合理作息制度，保证充足的睡眠

充足的睡眠是对儿童神经系统的最好保护，不仅能够减少脑组织的能量消耗，也可以使神经系统、感觉器官和肌肉得到充分的休息。此外，睡眠还可以为脑垂体分泌生长素提供保证，以促进儿童的生长发育。

3. 保持室内空气新鲜

学前儿童对缺氧的耐受力很差，所以，保持学前儿童生活环境空气清新，居住和活动环境应定期通风，对保证儿童大脑对氧的需要、神经系统的正常发育以及良好功能状态的维持都很重要。

4. 提供丰富合理的营养

学前儿童的脑处于旺盛的生长发育期，而营养是脑正常活动和生长发育的物质基础。所以，要保证学前儿童丰富合理的膳食，尤其要保证优质蛋白质、葡萄糖和不饱和脂肪酸的摄入。

5. 组织适宜的体育锻炼

适当的体育锻炼可以加强神经系统的调控能力，促进大脑皮层对机体的调节控制能力。但需要注意的是，在安排和组织活动时应动静交替，预防疲劳，并根据儿童神经系统的发育特点，因年龄而异进行安排。

（二）学前儿童内分泌系统的卫生保健

1. 为儿童提供充足合理的膳食

科学合理的膳食结构可以为儿童提供生长发育所需的营养，为儿童内分泌腺功能的正常发育提供保证。例如，饮食中海产品和碘盐的摄入可以为甲状腺素的合成提供原材料。

2. 制定和遵守合理的生活作息制度

合理作息规律可以为儿童的日常生活提供科学的依据，而严格地遵守生活作息制度则是儿童正常成长的保证。例如，保证充足的睡眠，养成并保持昼醒夜眠的生活节奏，可以有效地促进学前儿童内分泌系统的发育，尤其有利于生长素的正常分泌。

第七节　感觉器官

人们能够看到五彩缤纷的世界，听到悦耳动听的鸟语，闻到花草的馥郁芬芳，感受季节的更替变换，是因为人体内有许多可以感受人体内外环境变化的感受器官。感受器官可以帮助儿童获得大量的信息，为丰富儿童的知识经验提供了条件。

一、视觉感受器——眼

据统计，人类获得的信息中约有 80% 来自视觉。眼是人体的视觉感受器，能感受光波的刺激。眼是由眼球及眼副器组成的（见图 2 - 55），眼球位于眶的底部，后方由视神经连于间脑。

眼副器包括眉、眼睑、睫毛、泪腺和动眼肌等。睫毛可以保护眼球；泪腺能够分泌泪液，使眼球保持湿润；眼球靠动眼肌在眼窝里转动。

（一）眼球的结构和功能

眼球是眼结构和功能的主要部分，由眼球壁及其内容物构成，如图 2 - 56 所示。

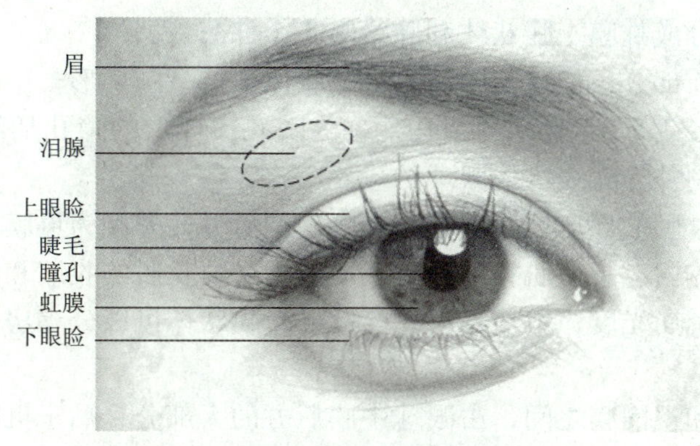

图 2－55　眼的外部组成

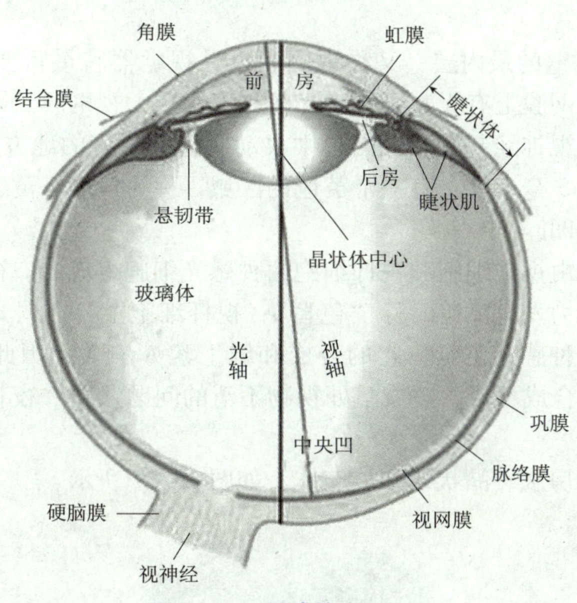

图 2－56　眼球的水平切面

1. 眼球壁

从外至内可将眼球壁分为三层：外膜、中膜、内膜。

（1）外膜：由坚韧的致密结缔组织构成，又称纤维膜，有维持眼球外形和容纳、保护眼内容物的作用。外膜可以分为角膜和巩膜两个部分。角膜位于外膜的前 1/6 处，无色透明，前面微凸，后面凹陷，有屈光的作用。角膜内没有血管，含丰富的神经，所以感觉敏锐。巩膜位于外层的后 5/6 处，是白色坚韧不透明的膜，比较厚，有维持眼球形态和保护眼球内容物的作用，巩膜后方有视神经穿过。

知识链接

眼睛不仅是心灵之窗，也是人体健康状况的风向标。如果巩膜变成淡灰色，说明人体可能有消化不良的问题；如果巩膜上有蓝斑，说明人体可能有寄生虫；如果巩膜发黄，说明人体可能有胆脏疾病。

（2）中膜：薄而柔软，含有丰富的色素细胞和血管，可以形成眼球的暗箱，又称血管膜。中膜由前向后可以分成虹膜、睫状体和脉络膜三个部分。

①虹膜在中膜的最前部分，位于角膜后方、晶状体前，呈圆环形。中国人的虹膜大多呈深棕色。中央有一个直径2.5~4毫米的圆孔，称为瞳孔。环形的瞳孔括约肌和瞳孔开大肌调节瞳孔的大小，以控制外界光线进入眼球的量。

②睫状体是眼球血管膜的环形增厚部分，在虹膜的后方，外侧为巩膜，内侧则通过悬韧带与晶状体相连。睫状体内有平滑肌，称为睫状肌。通过睫状肌的收缩和舒张，可以松弛和拉紧悬韧带以调节晶体的屈光度，看清远近物。此外，睫状体可以分泌房水，维持眼压和组织营养代谢。

③脉络膜位于巩膜和视网膜之间，占眼球中膜后方的大部分，贴于巩膜的内面；前方连于睫状体，后方有视神经穿过。脉络膜的血液循环可以营养视网膜外层，其中含有的丰富色素可以起到遮光的作用。

（3）内膜：是眼球壁的最内层，又称视网膜，是视觉器官最重要的部分，能接受光的刺激，并形成物像。视网膜上有无数可以感光的神经细胞。视网膜后部称为眼底，有一圆形隆起，称为视神经盘。视神经起始和视网膜中央动、静脉出入的地方不能感光，称为盲点。在视神经盘的颞侧约3.5毫米处，有一个黄色的区域，称为黄斑。黄斑中央凹陷处是感光最敏锐的地方，称为中央凹。

视网膜的最外层是由视锥细胞和视杆细胞两种感光细胞组成的。视锥细胞可以接受色光和强光的刺激，辨色能力发生障碍时称“色盲”；视杆细胞主要在弱光下起作用，视紫红质是视杆细胞所含有的一种感光色素，它的合成和维生素A有关，因此，人体如果缺乏维生素A，会导致视紫红质合成不足，造成暗处视物不清的问题，即“夜盲症”。

2. 眼球的内容物

眼球的内容物包括房水、晶状体和玻璃体，如图2-57所示。

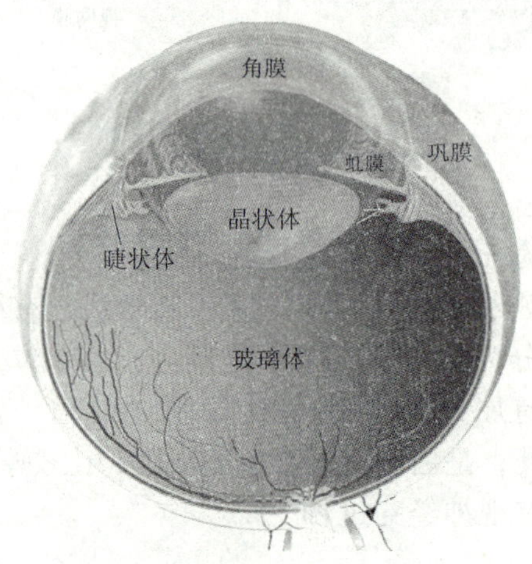

图2-57 眼球的内容物

（1）角膜与晶状体之间的空隙是眼房，房水是无色透明、循环流动的液体，由睫状体产生，具有营养角膜、晶状体及玻璃体，维持眼压的作用。正常情况下房水会不停地进行循环、更新，以维持眼内压的正常，但如果房水在循环过程中受阻，会使眼内压增高，导致“青光眼”。

（2）晶状体位于虹膜之后、玻璃体之前，呈双凸透镜状，富有弹性，无血管和神经。晶状体借助悬韧带和睫状体相连，用以调节曲度，来看清远近不同的物体。随着年龄的增长，晶状体的性状会发生变化，质地变硬，弹性减弱，调节力下降，呈现老视（老花眼）。正常的晶状体变得混浊，叫作“白内障”。

（3）玻璃体是无色透明的胶状物质，填充在晶状体和视网膜之间，即眼球后4/5的空腔内，主要成分是水。玻璃体除具有屈光作用之外，还可以起到支撑视网膜的作用。玻璃体的前面有一个可以容纳晶状体的凹面叫玻璃体凹。玻璃体无再生能力，如果发生混浊会影响视力。

角膜、房水、晶状体和玻璃体都是无色透明的，具有屈光作用，因此被合称为眼的屈光系统。此外，眼睑、结膜、泪器、眼外肌等眼副器具有保护、运动和支持眼球的功能。

（二）视觉的形成过程

物体把外界的光线反射进眼球后，光线可以通过屈光系统即角膜、房水、晶状体和玻璃体在视网膜下形成一个物像，这些物像刺激视网膜上的感光细胞，这些细胞产生的神经冲动沿视神经传入大脑皮质的视觉中枢，形成视觉。视觉形成的具体过程如下：

外界物体反射来的光线→角膜→瞳孔→晶状体（折射作用）→玻璃体→视网膜上形成物像→刺激对光线敏感的细胞→视觉神经→大脑的一定区域→视觉。

（三）学前儿童眼球的生理特点

1. 生理性远视

因为儿童的眼球前后径（眼轴）较短，晶状体比成人扁，看远处物像时会成像在视网膜后，呈生理性远视。随着年龄的增长，眼球前后径会变长，一般至5岁左右会逐渐转为正常视力。

2. 晶状体的弹性较大

学前儿童眼球晶状体的弹性大，具有较强的调节能力，近处视物能力很强，所以他们能看清很近的物体。可是如果较长时间近距离视物会使睫状肌处于高度紧张状态而疲劳，引发近视。

（四）屈光不正造成的视力问题

人们正常视力的形成主要依靠眼球的折光系统（角膜、房水、晶状体、玻璃体等）和感光系统（视网膜）的正常工作。从视觉的形成过程可知，经过眼球折光系统的作用后物像必须聚焦在视网膜上，眼睛才能看清东西。如果物像落在视网膜之前或之后，视物就模糊，视力就不好，这叫做屈光不正。儿童常见的屈光不正包括近视、远视、散光三种。

1. 近视

如果眼球的前后径过长，或晶状体的曲度过大，形成的物像会落在视网膜前方，人就因此无法看清远处的物体，如图2－58所示。单纯的因睫状体疲劳形成的近视是假性近视，是

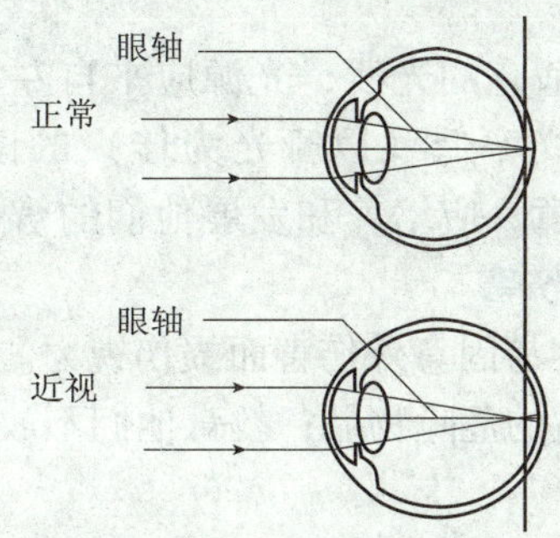

图2－58　近视眼成像图

功能性近视，但若得不到及时的纠正，可能会使晶状体变形而发生眼轴改变的轴性近视，即真性近视。近视可以通过佩戴适度的凹透镜片加以纠正。

2. 远视

如果眼球的前后径过短，或晶状体的弹性小，形成的物像会落在视网膜后方，人就看不清近处的物体，如图 2－59 所示。远视眼可以通过佩戴适度的凸透镜片加以纠正。

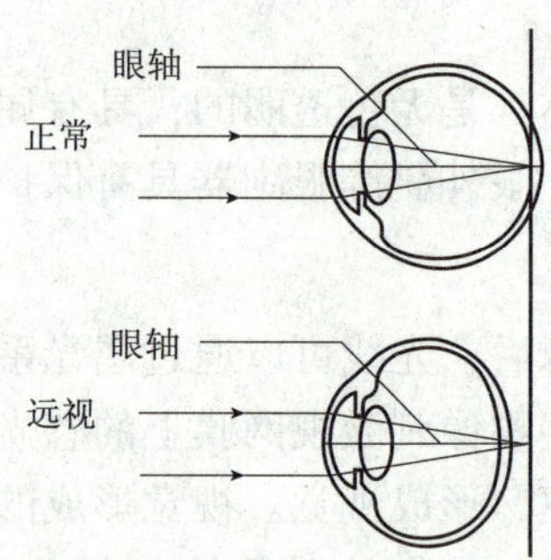

图 2－59　远视眼成像图

3. 散光

散光是指眼球表面，特别是角膜面各子午线的屈光力不同，造成视网膜的成像不在同一个平面上，如图 2－60 所示。散光有近视散光和远视散光之分。

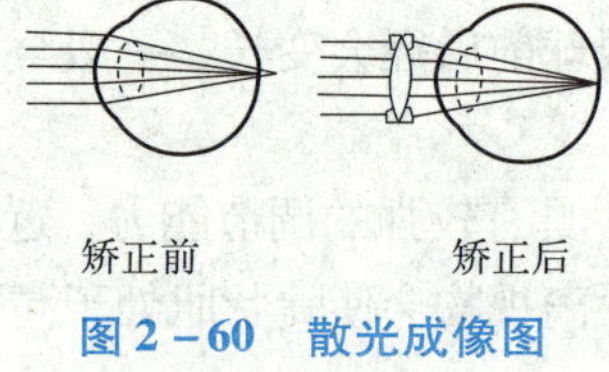

图 2－60　散光成像图

（五）学前儿童眼的卫生保健

1. 养成良好的用眼习惯

教育儿童要养成良好的用眼卫生习惯，以利于眼的生长发育。如避免在光线过强或过弱处读写；读写时姿势要正确；移动时不做阅读活动；集中用眼后，应通过远望或户外活动来消除视疲劳；看电视、玩电脑游戏要有节制；儿童的座位要定期进行调换，以防眼斜视；教会儿童做眼保健操等。此外，还要教育孩子不要用手揉眼，个人物品如手绢、毛巾等要专人专用，保持清洁，定期消毒；教育孩子用流动水洗手、洗脸，以预防眼病。

2. 为儿童创设良好的环境

儿童所处的居室环境中要有适宜的光线，光源应来自左上方，以免形成暗影；为儿童选择字体大、字迹和图案清晰、反光率低（以哑光为佳）的读物；儿童教具应大小适中、颜色鲜艳、画面清楚。对于低龄儿童，应培养和发展他们的辨色能力。

3. 注意眼的安全，避免意外伤害

眼睛是非常娇嫩的器官，很容易因意外伤害而损伤视力。因此，应教育儿童不玩竹签、弹弓、小刀、剪刀等有可能伤害眼睛的危险物品；教育他们不放鞭炮，不撒沙子等。

4. 定期检查视力

幼儿期是视觉发展的关键时期，这一时期幼儿的视觉发展具有很强的可塑性，是视力异常预防和矫正的最佳阶段。因此，要定期检查儿童的视力，一旦发现问题要及时矫治。一旦错过学前阶段，矫正的难度会成倍提高，甚至难以逆转。

5. 供给儿童充足合理的营养

为儿童提供的饮食中要有充足的维生素 A、胡萝卜素、钙等营养素。

小知识

学龄前儿童近视防控问答

为什么近视防控的关键期在学龄前？

这得从孩子眼睛的发育说起，孩子出生时，眼轴长度大约为 16 毫米，而正常的视网膜成像眼轴长度大概需要 24 毫米，这就导致孩子看东西时，成像在视网膜的后面（成像在视网膜前，就是近视；成像在视网膜后，则是远视），所以孩子在出生时，都是远视的。

随着年龄的增长，眼球在发育，眼轴在增长，远视会慢慢减少，这就是我们经常提到的“远视储备”，如果孩子在学龄前就把“远视储备”使用完了，等到 6 岁开始上小学时，一方面，眼球在发育，眼轴自然生长，另一方面，受环境影响，又加快了眼轴增长的速度，所以很容易造成近视的发生。

如何正确引导学龄前儿童用眼？

学龄前的孩子还未踏进校园，行为主要受家长影响，所以需要家长进行正确的引导。环境因素中影响最大的主要是电子产品，建议 2 岁前孩子不应看电子屏幕。6 岁以下儿童要尽量避免使用手机和电脑。家长在孩子面前应尽量减少使用电子产品。这需要家长的正确教育，除了电子产品的使用之外，家长还应该引导孩子积极参加体育锻炼，坚持每天参加 2 小时以上户外活动对预防近视有重要意义。

儿童青少年的眼睛发育还未成熟，长时间地使用电子产品、不合理地用眼，会加快近视的发生。在用眼过程中，要注意“三个 20”：近距离用眼每看 20 分钟，要远眺 20 英尺（约 6.1 米）超过 20 秒。远眺可以让睫状肌放松。

家长需要引导督促孩子养成正确的读写姿势。家中的桌椅应该调整好高度，读书写字保持“三个 1”：手离笔尖 1 寸，眼离书本 1 尺，胸距书桌 1 拳。同时要改掉不良的用眼习惯，不要在吃饭、卧床的时候看书或者使用电子产品，不要在光线过暗或者阳光直射的情况下看书写字，在使用电子产品的时候要保证周围灯光的亮度，不要关了灯还在床上玩手机、看电视，连续用眼时间不宜超过 40 分钟。

首都医科大学附属北京同仁医院副院长、眼科主任魏文斌教授讲到，首先要明确在目前医疗技术条件下，近视是不能被治愈的，正确佩戴合适的眼镜能够有效延缓近视的发展。对于孩子来说，目前最有效、最安全的方法就是带普通的框架眼镜。隐形眼镜由于对配戴、护理的要求比较高，使用不当很容易导致眼睛意外感染及损伤，儿童的身体尚未发育完全，自理能力也比较差，所以不宜佩戴隐形眼镜来矫正视力。

（摘自：营口市站前区第三幼儿园公众号）

二、听觉感受器——耳

（一）耳的结构及主要功能

耳又称位听器，由外耳、中耳和内耳三部分组成，如图 2－61 所示。外耳和中耳是声波的传导装置，内耳是产生听觉和接受头部位置刺激的装置。

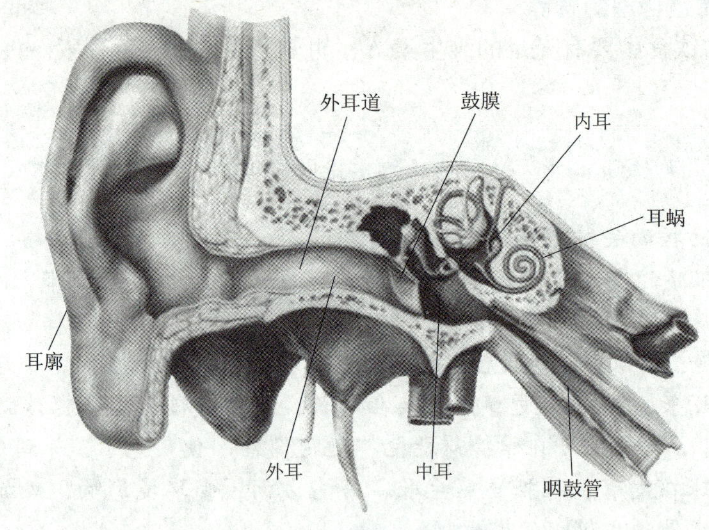

图 2－61　耳的结构示意图

1. 外耳

外耳包括耳廓、外耳道等，见图 2－62。

耳廓位于头部两侧，以软骨为支架，外层覆盖着皮肤，含有丰富的神经和血管，有收集声波的作用。耳廓的前外侧面的前部借外耳门与外耳道相连。

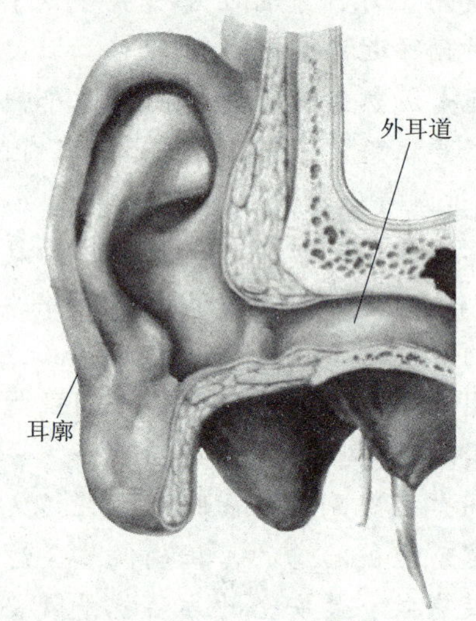

图 2－62　外耳结构图

外耳道是外耳门至鼓膜间的管道，长 2.0～2.5 厘米，外 1/3 为软骨组织，壁内软骨是耳廓软骨的延续；内 2/3 为骨部，两部交界处狭窄，称为外耳道峡。成人外耳道略弯，可避免异物直接损伤鼓膜，并对某些频率的声波起共振的作用。软骨部位的皮肤上有纤毛、皮脂腺、汗腺和耵聍腺。耵聍腺能分泌一种叫耵聍的黄褐色黏稠物，具有保护外耳道皮肤及黏附灰尘、小虫等异物的作用，干燥后成为痂块，可以随运动脱落，但积存过多凝结成块会阻塞外耳道，影响听力。外耳道是外界声波传入中耳的通道。

鼓膜是外耳道与鼓室之间的椭圆形漏斗状半透明薄膜，直径为 8～9 毫米，在外耳道底呈倾斜位，与外耳道约成45°，在声波的作用下能产生振动。

2. 中耳

中耳位于外耳与内耳之间，由鼓室和3块听小骨组成，是传导声波的主要装置。

鼓室是位于鼓膜与内耳外侧壁之间的一个小腔，鼓室内有3块相互连接的听小骨（锤骨、砧骨、镫骨，如图2－63所示）。这些听小骨相互连接，构成听骨链，外接鼓膜，内连内耳。声波引起鼓膜振动后可以经3块听小骨传到内耳。

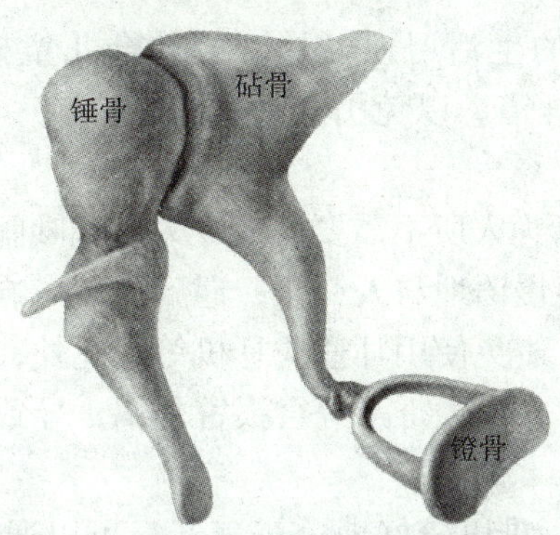

图2－63　听小骨

咽鼓管是鼓室通向鼻咽部的一条小管，长3.5～4厘米。平时咽鼓管通往咽部的开口呈闭合状态，只有当吞咽或打哈欠时才会开放。空气进入鼓室，会调节鼓室的气压，使鼓室内的气压和外界的大气压平衡，鼓膜两侧的压力相等，维持鼓膜的正常状态才能产生振动。

3. 内耳

内耳又称迷路，是听器和位觉器的所在部位，由半规管、前庭、耳蜗组成。其中在耳蜗内有听觉感受器，与听神经末梢相连，半规管可感受旋转的刺激，前庭内有感受头部位置变化的感受器，这些刺激会产生兴奋并传入脑，产生听觉并通过反射来维持身体的平衡。

（二）听觉的形成过程

耳廓会将从外界收集到的声波经外耳道传到鼓膜，引起鼓膜振动，这种振动会经过3块听小骨的传导和放大传入内耳，刺激耳蜗内的听觉感受器产生兴奋，兴奋沿听觉神经传到大脑皮质的听觉中枢，形成听觉。听觉形成的具体过程如下：

外界声波→外耳道→鼓膜→听小骨→耳蜗内对声波敏感的感觉细胞→听觉神经→大脑的一定区域→形成听觉。

（三）学前儿童耳的特点

1. 外耳道的发育还没有完成

儿童的耳正在发育的过程中。婴幼儿的外耳道骨部和软骨部均未发育完成，一旦感染，容易扩散到附近的组织与器官。鼓膜近似水平位。此外，儿童外耳道皮下组织少，感觉神经末梢丰富，皮肤与骨膜相贴甚紧，外耳道炎性肿胀会引起剧痛。

2. 中耳内的咽鼓管短而宽，管径较大，倾斜度小

与成人相比，儿童的咽鼓管具有管径大、短而宽、接近水平位的特点，所以儿童出现咽部或上呼吸道感染时，容易经咽鼓管侵入，引起中耳炎。

3. 内耳中耳蜗的感受能力强

儿童耳蜗的感受能力比成人强，因此，儿童的听觉比成人敏锐。

（四）学前儿童耳的卫生保健

1. 需谨慎给学前儿童挖耳

挖耳不当可能会划破耳道和鼓膜，引起外耳道感染，不仅会引起剧痛，还会造成听觉障碍，感染甚至会上行至脑，引起脑部的炎症。因此，为儿童清理耳内污垢应谨慎，尤其要禁止以尖锐物品挖耳。

2. 预防中耳炎

预防中耳炎要从养成良好的生活习惯开始。要教会儿童擤鼻涕的正确方法；洗头、洗澡、游泳时要防止污水进入外耳道，以免引起外耳道炎症。

3. 避免外界损伤

噪声是一种环境污染，是指为人所不需要的或令人感到吵闹的声音，会影响学前儿童听力的发展。所以，应教育儿童轻声慢语地与人交谈；遇到剧烈声响时要张嘴、捂耳；看电视或听音乐时要将音量调至合适大小；避免使用耳塞式耳机等。此外，儿童的药物耐受力差，一些耳聋性抗生素如链霉素、卡那霉素、庆大霉素等会损害耳蜗，导致感音性耳聋的发生。

4. 发展儿童听觉

儿童由于知识和经验贫乏，难以较好地分辨声音。可以通过欣赏音乐、唱歌等活动促进儿童听觉的分化，使他们学会辨别各种细微和复杂的声音。

三、外界环境的感受器——皮肤

（一）皮肤的构造及功能

1. 皮肤的构造

皮肤是由表皮、真皮和皮下组织构成的，并含有附属器官（汗腺、皮脂腺、指甲、趾甲）以及血管、淋巴管、神经和肌肉等，如图 2－64 所示。

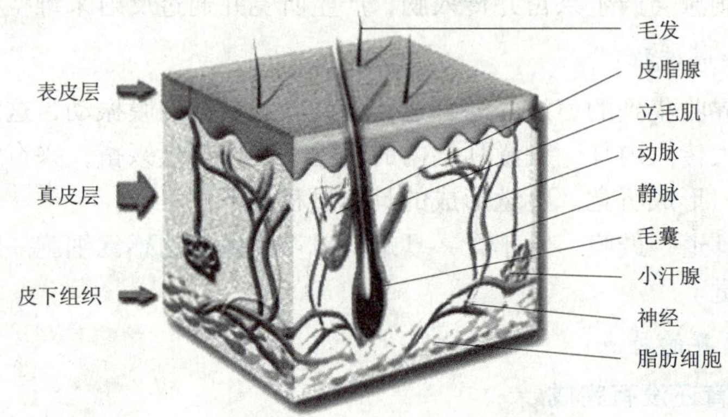

图 2－64　皮肤结构图

（1）表皮。表皮是皮肤最外面的一层，平均厚度约为 0.2 毫米。表皮的最外层是角质层，随着表皮细胞的不断衰亡、角化，角质层最终脱落成皮屑。生发层是表皮的最内层，生发层的细胞有很强的增殖能力，增生的细胞逐渐向表层推移，形成表皮的各层细胞。黑色素细胞也存在于生发层，可以生成黑色素，黑色素的含量决定了皮肤颜色的深浅。黑色素会因为日光的照射而增加。

（2）真皮。真皮层位于表皮层下，比表皮厚，是由致密结缔组织构成的。真皮层里含有丰富的血管、淋巴管和神经。

（3）皮下组织。真皮层下即为皮下组织。皮下组织是以脂肪组织为主要成分的。皮下脂肪的厚度会因为年龄、性别及身体部位的不同而存在很大差异。

此外，皮肤附属物包括毛发、汗腺和皮脂腺，可以起到保护汗液、分泌汗液、调节体温和滋润皮肤的作用。

2. 皮肤的生理功能

（1）感觉作用。皮肤的真皮中有丰富的感觉神经末梢，能感受触、痛、冷、热、压、痒等刺激，统称为皮肤觉。皮肤上的感受器分布不均匀，其密度越大，感觉越灵敏。例如，触觉最灵敏的是腹部，最不灵敏的是颈、背部。

（2）参与代谢。皮肤中的7－脱氢胆固醇在太阳紫外线的作用下，可转化成维生素D，维生素D可以促进钙的吸收，参与机体的新陈代谢。

（3）保护作用。皮肤覆盖全身，可以保护体内各种组织和器官免受物理性、机械性、化学性以及病原微生物性侵袭。它具有两个方面的屏障作用：一方面防止体内水分、电解质和其他物质的丢失；另一方面也可以阻止外界有害物质的侵入。

（4）分泌与排泄功能。皮肤中的皮脂腺可以分泌皮脂，滋润皮肤和毛发。汗腺可以分泌汗液，帮助身体排除多余的水分、少量的无机盐、尿素等废物。

（5）调节体温。皮肤调节体温的功能主要是通过汗液的分泌和皮下脂肪的保温作用来实现的。

（6）吸收功能。一些小分子的物质成分，如乙醇可以通过皮肤被机体吸收和利用，这就为皮肤的外部养护和外用药物治疗提供了可能。

（二）学前儿童皮肤的特点

1. 保护能力差

儿童皮肤柔嫩、角质层薄、皮下脂肪薄，很容易受到损伤和感染，对外界冲击的保护功能也较差。

2. 体温调节能力差

儿童皮肤里毛细血管网密集，血流量相对大于成人，经由皮肤散发的热量也相对比成人多，年龄越小这种特征越明显。而且儿童的神经系统发育不完善，对于体温的调节作用不稳定。

3. 吸收能力强

儿童皮肤薄而柔嫩，血管丰富，因而其对物质的吸收能力也较强。

（三）学前儿童皮肤的卫生保健

1. 养成良好的卫生清洁习惯

汗液和皮脂在皮肤表面的堆积与残留为细菌的生长繁殖提供良好条件，因此需要及时清洁皮肤。清洁皮肤有杀菌的作用。清洁皮肤时应用碱性小的肥皂清洗儿童身体上脸、手、耳、颈等裸露部位，尤其应让儿童经常洗手、定期更换内衣裤、保持头发清洁、勤剪指甲、勤洗澡等。

2. 根据天气变化适当添减衣物

儿童的着装应因人、因季节而异。儿童年龄越小，体温调节能力越差，因此在冬季寒冷的天气里应添加衣物，注意防寒保暖；可以选择深色系的保暖衣物。夏季气候炎热时应注意防暑降温，可以选择浅色棉布、通风透气的衣物。儿童的衣物，尤其是贴身衣物应尽量选择棉、麻、丝等天然织物，避免化纤织品，以免发生皮肤过敏或产生皮肤病。衣物的样式应简洁大方、无过多烦琐饰品、宽松舒适，裤子最好是背带裤，裤口不用拉链。

3. 慎用外用药物和化妆品等

应根据儿童的皮肤特点，选择儿童专用的养护和清洁用品；不要让儿童使用成人的皮肤保养品和清洁用品；不要使用刺激性化妆品和碱性大的香皂；不要给婴幼儿抹口红、涂指甲油、烫发、戴耳环等；选择儿童外用敷搽药品时应慎重，应遵医嘱。

4. 经常组织户外活动

儿童应经常到户外进行锻炼，享受空气浴、日光浴，这样可以促进儿童的新陈代谢，增强抵抗力，提高耐寒和抗病能力。

思考与练习

一、填空题

1. 运动系统由（　　）和（　　）组成。

2. 骨骼由（　　）块骨连接而成，起到（　　）、（　　）、（　　）的作用，按所在位置可分为（　　）、（　　）和（　　）三个部分。

3. 骨是由（　　）、（　　）和（　　）构成的，其中（　　）对骨的营养、保护、发生、生长和修复具有重要意义。（　　）岁时骨的生长发育停止，人的身高确定下来。

4. 骨连结可分为（　　）和（　　）。（　　）又称关节，是骨之间相连的主要方式。

5. 血液循环系统包括（　　）、（　　）、（　　）和（　　）。淋巴系统由（　　）、（　　）与（　　）组成。

6. 呼吸是指机体（　　）和（　　）的过程。人体内的主体交换分为（　　）和（　　）两部分。

7. 消化系统由（　　）和（　　）两部分组成。按照出牙的时间和顺序可以将牙齿分为（　　）与（　　）两类。儿童的乳牙共（　　）颗，恒牙（　　）颗。

8. 泌尿系统由（　　）、（　　）、（　　）和（　　）组成。

9. 近视眼可通过佩戴（　　）加以纠正；远视眼可通过佩戴（　　）加以纠正。

二、简答题

1. 视觉是如何产生的？如何进行眼的卫生保健？

2. 简述学前儿童皮肤的特点及卫生保健。

三、论述题

论述学前儿童八大系统的特点及卫生保健要点。

第三章

学前儿童的生长发育

学习目标

1. 知识目标：能够明确生长、发育和发育成熟的基本概念，了解其联系与区别；能够了解和研究学前儿童生长发育的理论和现实意义；能够掌握学前儿童生长发育的各阶段特点、一般规律以及影响学前儿童生长发育的因素。

2. 技能目标：能够理论联系实际，分析学前儿童成长过程中常见问题产生的原因，掌握相应的保育措施，能够运用常用的研究方法。

3. 素质目标：能够增强学习兴趣，锻炼观察力及发现问题、分析问题及解决问题的能力。

知识结构导图

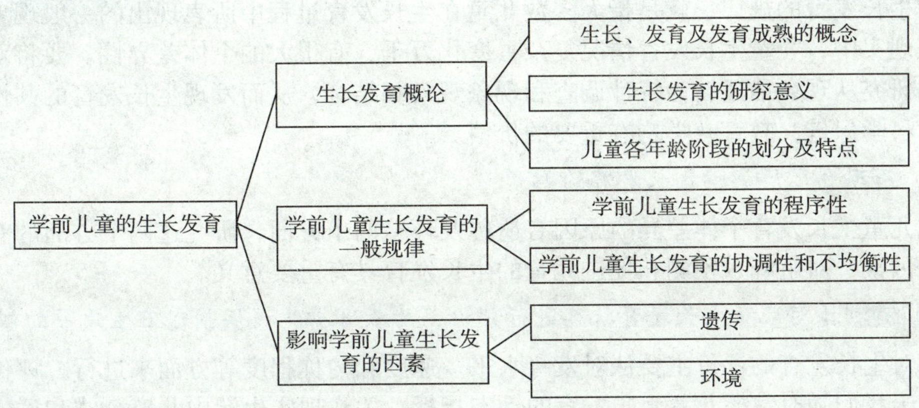

课程思政

我国传统文化针对儿童教育有很多宝贵的传承经验，总结起来即为：幼儿养性、童蒙养正、少年养志。因此，建议教育者尊重孩子，即尊重他的喜好，尊重他的生长发展规律，赋予他们做人的权利，正视儿童发展的个体差异。

我国的医学典籍以“身心相关”“形神相即”为健康的最高境界，并反复强调要有“健全的体魄”。其中的魄指的就是精神状况，体指的是身体。《内经》中就曾有专章论及心理与身体的相互影响、相互关系，指出：“思伤脾，怒伤肝，喜伤心，恐伤肾，忧伤肺，百病之生于气也。”这说明“健康的身体寓于健康的心理”“健康的心理也寓于健康的身体”。儿童的健康应从3个方面来进行评价：生长发育是否正常；有无疾病和缺陷；心理发展是否正常。

第一节　生长发育概论

一、生长、发育及发育成熟的概念

生长是指细胞的繁殖和增大，表现为各组织器官体积、长度、重量的增加，是可以用度量衡测量出来的变化，是量的累积。发育指细胞、组织、器官在结构和功能上的改变，表现为细胞、组织、器官、系统功能的成熟，是质的改变。生长是发育的基础，生长发育包含着机体质和量两方面发育过程的动态变化。

生长和发育在概念上是有区别的，只是在日常表述中，人们时常会将两者混用。发育成熟是指发育过程达到一个比较完备的阶段，标志着个体在形态、生理、心理上全面达到成人水平。通常从以下4个方面进行判断：①骨骼化完成，身高是否达到成人水平；②身体器官、系统功能是否完善，是否达到成人水平；③性器官是否具有成人水平；④心理发展是否达到成人水平。

二、生长发育的研究意义

生长发育期是人生的预备期，这一时期儿童的身心发生着日新月异的变化。研究生长发育意义重大，具体表现在如下3个方面：

（一）有利于探究生长发育规律

所谓生长发育的规律，就是指大多数儿童在生长发育过程中所表现出的一般现象和普遍现象。但现实中，儿童生长发育情况复杂，变化万千，有很大的个体差异性。要将对生长发育规律的研究从现象描述转为统计调查和现象观察相结合，从而发现生长发育的共性和普遍性，这对科学保健、教育教学均有重要的价值。

（二）有助于了解影响生长发育的因素

造成儿童生长发育个体差异的原因有遗传及环境两个方面，研究这两个方面的有利与不利的影响因素，对解释、预测和促进儿童的生长发育具有重要意义。

（三）有利于对儿童生长发育状况进行评价，为教育机构提供制定卫生政策的依据

当前对生长发育的评价主要从对发育水平、速度和匀称程度等方面来进行。评价的方法较多，利于我们随时掌握儿童生长发育的动态指标，关注现实生活中儿童个体和群体的发育状况，并以生长发育影响因素为依据，采取相应对策，及时修订评价指标，促进儿童健康。

二、儿童各年龄阶段的划分及特点

人的生长发育是指从受精卵到成人的成熟过程，而儿童不同于成人的重要特征就是儿童生长发育快。根据儿童解剖生理特点，对儿童的生长发育进行阶段的划分、了解儿童每个阶段的身心特点，可以有针对性地开展保育保健工作。

（一）胎儿期

从受孕到娩出前的280天（约40周），称为胎儿期。

在这一时期里，胎儿的组织和器官正在形成，需要完全依赖母体才能够生存，因而，母体的身体和生活状况会对胎儿的健康造成较大的影响。最初2周受精卵细胞不断分裂长大，称为胚卵期。孕2～8周称为胚胎期，各系统器官在这期间几乎都已分化发育，基本形成胎儿。胚胎期是人类生命发育的重要时期，在此期间，各种不利因素都可影响胎儿各器官的正常分化，从而造成流产或各种畸形。从孕9周起到出生为胎儿期，中间3个月为内脏发育更趋完善时期，后3个月为四肢发育更加迅速的时期。

胎儿期胎儿完全依赖母体通过胎盘转运生命发展必需的物质，也就是说，胎儿的营养实际就是孕妇的营养。因此，孕妇应注意孕期保健，孕期生活要有规律，避免情绪激动；多摄取富含营养的食品；防止各种疾病的感染；防止接触有毒物品和放射源。

（二）新生儿期

从胎儿娩出起到满28天为新生儿期。

新生儿期的主要特点是新生儿脱离母体生活转到胎外独立生活，全身各系统功能从不成熟转变到初建和巩固。在母体与外部环境的巨大差异面前，新生儿适应性差，会造成死亡率的增高。因此，应注意新生儿期的保健。

新生儿保健方面，需要注意以下4个方面：

（1）加强新生儿护理：①要特别注意保暖，室内温度应保持在22℃～24℃，湿度以55%为宜。温度过低易引起新生儿着凉，温度过高易引起发热，这就要求要随着气温高低调节室内温度和衣被。②要保持皮肤清洁，勤洗澡，勤换洗内衣，皮肤褶皱处洗后用布轻轻擦干，撒上少许滑石粉。尿布要软、勤洗勤换，用温开水洗臀部，防止出现尿布症。③脐带护理，脐带未脱落前要保持纱布干燥，如沾湿，应更换消毒纱布。

（2）喂养方面：提倡母乳喂养，生后半小时即可让新生儿吸吮母亲乳头，以促进母乳分泌。要求母婴同室，按需哺乳。

（3）预防感染：保持室内空气新鲜、清洁。保持皮肤清洁，加强脐带护理。新生儿用具要专用、定期消毒，母亲感冒时要戴口罩。要为新生儿及时接种卡介苗、乙肝疫苗。

（4）筛查先天性代谢缺陷病，如苯丙酮尿症、先天性甲状腺功能减低症，做到早筛查、早诊断、早治疗，以防发生严重后果。

知识拓展

母乳喂养要注意的问题：一是开奶前不要喂糖水、牛奶等。产后短时间内是婴儿吸吮的最佳时期，要尽早给新生儿开奶，一般情况下，足月的新生儿可于出生后6～12小时开始喂奶。二是给婴儿喂奶时，不要只让婴儿含住乳头，应将乳头及大部分乳晕一起塞进婴儿口中，因为乳晕下面的乳窦是储存乳汁的重要部位。三是如果在分娩时使用了大量的止痛药或麻醉药，那么可能不会马上分泌母乳，要等几天。这期间婴儿仍然可以吃初乳，让婴儿在一个乳头上吮吸，直到他似乎不想再吸下去时为止，让婴儿打一下嗝，然后再换到另一个乳头上。若没有打嗝，那就在婴儿吸完第二个奶头后再试一次。四是如果婴儿由于难产生下来后嗜睡，必须将其唤醒喂奶，以免造成婴儿低血糖影响大脑的发育，同时也会促进泌乳，避免涨奶。五是患有疾病的母亲对婴儿实施母乳喂养会使婴儿受到健康的威胁，不宜实施母乳喂养，因为疾病或药物成分会随乳汁传递给婴儿。

（摘自：夏莹《婴儿教育学》）

（三）婴儿期

从出生 29 天到 1 岁称为婴儿期。

婴儿期是小儿出生后生长发育迅速的时期。足月新生儿平均身长为 50 厘米，在 1 年中他们的身长会增长 50%，达 75 厘米。一般出生时平均体重为 3.0 千克，随后的 1 年时间里保持高速增长，1 岁时达到或超过出生时的 3 倍。脑的发育也很迅速，出生时头围平均为 34 厘米（男略大于女），比胸围略大 1 ~2 厘米，在 6 个月至 1 岁时，胸围和头围基本相等。不仅如此，婴儿能主动接触周围事物，能听懂一些简单的话，并开始牙牙学语。

婴儿期的保健护理重点包括以下四点：

（1）合理喂养。4 ~6 个月以内的婴儿应以母乳为主，因为母乳是婴儿最好的食品，应大力提倡母乳喂养。4 ~6 个月以后，随着乳牙萌出，应当逐渐添加辅助食品，可在两次喂奶之间给予蛋黄、米粉、鱼泥、果泥等，由少到多，由单一到多样，逐步添加。

（2）定期做健康检查，加强体格锻炼。5 ~6 个月以后，来自母体的免疫力逐渐消失，婴儿抵抗力较差，应按时进行预防接种和健康检查。婴儿出生后 1 年内的健康检查共 5 次（42 天、4 个月、6 个月、9 个月、12 个月），这时可及时发现并纠正生长发育不良现象。还要加强体格锻炼，坚持户外运动 1 ~2 小时，呼吸新鲜空气和接触阳光，以增强体质，提高对外界环境的适应能力。

（3）加强进食、睡眠、排便及卫生习惯的培养，促进婴儿感知觉的发展。

（4）按时接种，预防常见病。1 周岁内婴儿完成预防接种，这是预防各种传染病的有效手段。婴儿期常见的疾病有呼吸道感染、腹泻、贫血、佝偻病等，这些疾病威胁着婴儿的健康，必须积极预防。

（四）幼儿前期

1 ~3 岁为幼儿前期。

此期的主要特点是身高体重的增长减慢，中枢神经系统的发育也开始放慢。体重每年增长 2 千克，身长每年增加 5 ~7 厘米。在此期间，小儿处于断奶期，食物逐渐由流质的奶或奶制品为主变为半固态或固态的以粮谷类为主的多样化的食品。小儿对食物的兴趣减低。同时，在婴儿期储存的大量的皮下脂肪部分逐渐被用来提供能量，导致幼儿对食物的需求量相对减低、摄食减少、身高和体重增长减缓。随着生活经验的增加，幼儿的动作、语言、思维和交往能力得到了促进和发展。此时，儿童的个性特征已有明显分化。

幼儿期的保健重点包括以下五点：

（1）合理营养和膳食安排。幼儿期幼儿乳牙已全部出齐，儿童的膳食也从乳类变为普通饭菜。对于幼儿前期的儿童应给予富含营养、质软易消化的食物，以每日 4 次进餐为好。还要防止偏食、挑食的习惯。

（2）促进动作和语言的发育。幼儿期是小儿动作、语言发展的关键期。当小儿学习拿玩具和使用物品时，要正确引导，不要急于求成，更不要消极制止；当小儿学习说话时，对其用词、发音要示范纠正，不能听之任之；对小儿提出的“十万个为什么”，要正确回答，保护小儿的好奇心和求知欲。

（3）培养良好的生活习惯。此阶段幼儿的行为具有高度的模仿性，父母及周围人群的言行都直接影响幼儿性格的发展，父母应特别注意以身作则，言传身教，让幼儿养成良好的生活卫生习惯。

（4）预防意外事故。小儿具有好奇心，但又缺乏生活经验，对外界危险事物的辨识能力不强，易发生意外事故。因此要积极采取保护性措施，不要让他们单独活动，大人要陪伴。

（5）预防接种，定期体检，做好疾病的预防，防止中毒或创伤。建议3～6个月进行一次检查，系统观察小儿体重及营养状况，加强视听觉筛查，预防龋齿。积极防治呼吸道、消化道疾病。

（五）幼儿期或学龄前期

3～6岁为幼儿期，又称学龄前期。

幼儿体格发育减缓，脑及神经系统发育持续并逐渐成熟是这一时期的显著特征。一般而言，3～6岁的学龄前儿童体重增长约5.5千克（年增长约2千克），身高增长约21厘米（年增长约5厘米）。在3岁时，神经细胞的分化已基本完成，脑细胞体积的增大及神经纤维的髓鞘化仍继续进行。4～6岁时，脑组织进一步发育，达到人脑重的86%～90%。此外，3岁儿童20颗乳牙已出齐，6岁时第一颗恒牙可能萌出，但咀嚼能力仅达到成人的40%，消化能力仍有限。在心理发育方面，5～6岁儿童具有短暂的控制注意力的能力，但注意力仍然分散；智能发育得到进一步增强，表现为求知欲强、好奇心旺盛、问题多、爱模仿；运动的协调能力不断完善，既能学习简单的图画和歌谣，也可以进行一些精细的手工操作。

学龄前期保健重点包括以下三点：

（1）合理安排膳食。学龄前期的儿童仍处于生长迅速发育之中，又活泼好动，需要更多的营养。因此，要保证食物的多样化，强调营养均衡、吃饭定时定量，养成良好的饮食习惯。

（2）进行学前教育。学龄前期，由于儿童具有极大的可塑性，因此是培养良好生活习惯、良好道德品质的重要时期。对学龄前儿童通过讲故事、参观游玩等形式进行德育教育；通过游戏、表演、绘画等进行智育教育；通过三浴（日光浴、空气浴、水浴）锻炼、保健操、广播操等进行体育教育；通过音乐欣赏、绘画、旅游陶冶情操，进行美育教育；通过日常生活中的穿衣、叠被、整理玩具等活动培养孩子的自理能力。

（3）加强安全教育。引导教育学龄前儿童遵守交通规则，不到路上玩耍，不玩电玩火，不单独到河边、池塘边游玩等。

（六）学龄期

学龄期从6～7岁入学起到12～14岁进入青春期为止。

这时期学龄儿童的身高和体重快速增长。学龄期儿童体重每年可增加2～2.5千克，身高每年可增长4～7.5厘米。消化系统尚未发育成熟，咀嚼和消化能力还不及成人，仍易发生营养缺乏和消化紊乱。除生殖系统以外，其他器官及系统的发育水平已经接近成人。脑的形态已基本与成人相同，智能发育加速，控制、理解、分析、综合能力增强。心理、情绪容易波动，自觉性开始发展。

学龄期是长身体、增知识的关键时期，这一时期的保健重点包括以下三点：

（1）必须要注意有良好的营养，三餐按时足量，特别要保证吃好早餐。早餐要吃好吃饱，主食吃些碳水化合物丰富的食物，同时要吃些富含蛋白质的食物。营养丰富的早餐可以保障孩子上午在校上课及参加各项活动所需的能量与营养。

（2）要少吃零食，少喝或不喝碳酸饮料，控制食糖的摄入，注意口腔和牙齿的保健。

（3）要有适当的体育锻炼和合理的作息。部分孩子饮食量大而运动少，因此要调节饮食和重视户外运动，避免肥胖。另外户外运动还可以增加日照，促进维生素 D 合成，加上科学合理的作息时间，促进脑垂体分泌生长素，都有利于骨骼、身体的生长。

（七）青春发育期

12～20 岁为青春发育期。从青春期开始，人体进入第二个，也是最后一个生长高峰，体重每年可增加 4～5 千克，身高每年可增长 5～7 厘米。男女青春发育期开始的年龄是不同的，女生比男生早，一般在 10 岁左右开始，17 岁左右结束；男生一般在 12 岁前后开始，22 岁左右结束。这个时期体格生长加速，第二性征出现，生殖器官及内脏功能日益发育成熟，大脑的功能和心理的发育也进入高峰，身体各系统逐渐发育成熟，是人一生中最有活力的时期。这一时期的青少年在心理上也趋于独立，身心急剧变化，呈现从未成熟到成熟，从未定型到定型的特点。

青春发育期保健重点包括以下三点：

（1）要增加营养和能量，养成健康的饮食习惯。青少年活动量大，所需能量多，要多吃谷类，以供给充足的能量。同时要保证鱼、肉、蛋、奶、豆类和蔬菜的摄入，促进身体生长发育。

（2）要积极参加体育锻炼。青春期是儿童长身体第二高峰期，这期间要注重劳逸结合，积极参加体育锻炼，不能久坐，更不能沉溺于游戏中。

（3）要培养其良好的道德品质，引导其建立和谐的人际关系，树立正确的两性认识和恋爱观。

第二节　学前儿童生长发育的一般规律

人的生长发育同其他事物一样，有其自身的客观规律。认识和掌握这种规律，就可以积极创造各种有利条件，以提高儿童身体健康水平。

一、学前儿童生长发育的程序性

儿童的生长发育有一定的程序性，表现为发展的阶段性和连续性。每一个阶段都具有一定的特点，同时各阶段又是有联系的，相互衔接，不能跨越。前一阶段的生长发育为后一阶段奠定必要的基础，任何一个阶段的发育遇到障碍，都会对后一阶段的发育产生不良影响。生长发育是一个由量变到质变的连续过程。连续性是生长发育固有的特性，阶段性是与连续性相辅相成、紧密相关的。例如，儿童的大动作发展是要经过“二抬四翻六会坐，七滚八爬周会走”的过程的。这个过程里既有每个阶段自身的发展，也有两个阶段之间的连续与衔接，这种变化是慢慢发生的，是由阶段性与连续性构成的程序化的发展。

二、学前儿童生长发育的协调性和不均衡性

在人身体的发展中，各系统、器官的发育既存在着发展的协调性，又存在着发展的不均衡性。

（一）学前儿童生长发育的速度是波浪式的

儿童生长发育的曲线是波浪式的，其发展速度并非匀速直线上升，而是快慢交替进行

的。从儿童身高和体重的发展上看，儿童在出生后的第一年生长速度最快，此后的增长速度逐渐慢下来，直至青春期时才会迎来突增的第二次高峰。

儿童在生长发育的过程中，由于其身体各器官、系统的生长速度不同，身体各部分的发育比例也是不一样的。如在胎儿期时，儿童的头约占身长的1/2，至成年时头约占身长的1/8，身长增长了约1倍；而上肢的增长达到3倍，下肢增长了约4倍。

身体各个系统及器官的发育也并非同步进行，而是有的系统会早一些，有的系统会晚一些。即使是同一系统，其生长发育在不同时期的速度也是不一样的。例如，神经系统的发育是最早的，而生殖系统在整个童年时期基本上没有什么发展；同样属于运动系统，大肌肉群的发展却要明显早于小肌肉群的发展。

身体各系统的发育虽然在时间与速度上存在不同，但人体是一个统一的整体，所以各系统的发育也是互相联系、互相影响、互相制约、协调统一的。例如，体育锻炼可以促进运动系统的发育，而且也能促进循环系统的功能发展；循环系统的良性发育又可以更好地促进运动系统的发展。

（二）学前儿童生长发育具有自身的独特性

每一位儿童都是独具特色的个体，因先天与后天条件的不同形成了个体差异性，因而其生长发育除了遵循发展的一般规律外，会呈现出身高、体重、体质以及智力等方面的不同。因此，在评价某一儿童的生长发育时，应将其当前的发展指标与其以往指标进行纵向比较，了解其生长发育的态势，这对儿童的个体发展才更有意义。生物遗传条件为儿童发展提供了物质基础，周围环境则成就了儿童后天发育的现实条件，例如，具有相同基因的兄弟姐妹可能会因为教养环境的不同而造成其生长发育的结果出现差异。家庭、社会及托幼机构应共同努力，尽可能地为儿童改善后天环境条件，为儿童最大化地发挥遗传潜能提供可能性。

（三）生长轨迹现象与关键期问题

生长轨迹现象是指在内外环境无特殊变化的情况下，个体儿童的发育过程比较稳定，总是沿着一定的轨道生长，呈现出的鲜明的轨迹性。

生长发育的关键期是指许多重要器官和组织的发育都有发育的关键期。一般组织器官的生长发育分为四个阶段：增生期、增生增大期、增大期和成熟期。各个组织器官生长发育的关键期不同，易受损害的时间也不同。生长发育的研究如果能够找到不同组织器官生长发育的关键期，则可以事半功倍地促进儿童的发展。

总之，人体是一个完整、统一的机体，各系统器官的发育是相互联系的，任何系统的发育不良都会带来整个身体机能的不完善。另外，学前儿童的生理发育与心理发育也是互相影响的。例如，一个身高具有遗传优势的儿童，却因为疾病及其他因素而出现情绪低落、压抑等生理与心理问题，身高增长速度会逐渐放缓而无法显示出其遗传优势。

知识拓展

0～3岁是婴儿的敏感期：0～2个月，反射敏感期；3～4个月，抬头翻身关键期；5～6个月，翻身扶坐期；7～8个月，爬行扶站期；9～12个月，初语始步期；13～18个月，学语指物期；19～24个月，简单对话期；25～36个月，自主意识期。

（摘自：夏莹《婴儿教育学》）

第三节　影响学前儿童生长发育的因素

学前儿童的生长发育过程是个体在先天遗传和后天环境等各种因素相互作用下的结果。所以，遗传和环境共同影响着人的生长发育。遗传决定生长发育的潜力和可能性，环境决定生长发育的现实性和发育的速度。

一、遗传

遗传是学前儿童生长发育的生物学基础，儿童的身体特征、发展趋向等都会受父母遗传因素的影响。从父母的遗传因素可以预测子女的身高、体重以及子女的体型、外貌特型等。在相同的生活环境因素下，儿童成年后的身高在很大程度上取决于父母的身高，这种身高的预测可以用下列公式进行测算：

$$\text{男孩成年后身高（厘米）}=\frac{(\text{父亲身高}+\text{母亲身高})}{2}\times 1.08$$

$$\text{女孩成年后身高（厘米）}=\frac{\text{父亲身高}\times 0.923+\text{母亲身高}}{2}$$

此外，通过一些特殊的研究方法也可以了解遗传对生长发育的影响，如双生子研究、谱系研究和领养研究等。双生子研究是指对双胞胎特别是同卵双胞胎在遗传特征方面进行的研究。所谓谱系研究是指对家族体系在遗传方面，如身高、肤色及先天性疾病等方面是否具有家族特征所进行的研究。领养研究则是通过比较儿童与亲生父母及养父母的相似性，研究遗传和环境对儿童发展影响程度的一种研究方法。上述的三种研究方法都可以说明遗传在儿童生长发育中所发挥的作用。

二、环境

在儿童的成长环境中，有很多因素可以影响儿童的生长发育，包括营养、体育锻炼、疾病、生活作息制度以及生活环境等。

（一）营养

营养是生长发育的物质保障，处于生长发育迅速发展阶段的学前儿童需要的营养素种类繁多，无论是因为膳食结构不合理或是其他原因造成的营养素摄入不均衡都会引起营养不良和各种营养缺乏症。这种情况不仅会影响儿童正常的生长发育，还会引起与之相关的各种疾病。例如，铁摄入不足会造成儿童缺铁性贫血，继而带来其他器官和系统的相应问题：消化系统方面，会出现食欲不振、恶心、呕吐、腹泻、腹胀或便秘等现象，严重者有异食癖（吃纸屑、煤渣等）；呼吸循环系统方面，由于缺氧，会导致代偿性呼吸、心率加快，活动或哭闹后更明显，严重者可出现心脏杂音、心脏扩大甚至心力衰竭；同时，免疫功能降低，易患各种疾病；T 淋巴细胞功能减弱及粒细胞杀菌能力降低，影响儿童正常的生长发育。

（二）体育锻炼

“生命在于运动”，体育锻炼是促进身体发育、增强体质的最重要因素之一。适宜的体育锻炼和运动可以通过促进生长激素分泌、促进呼吸系统和心血管功能发育、促进肌肉和骨骼的发育以及提高对环境的适应能力等途径来促进学前儿童的生长发育。

（三）疾病

学前儿童身体各个器官的发育还没有完全，抵抗力低，极易罹患各种疾病。各种急、慢性病都会对生长发育造成影响。各种先天性、遗传性疾病会使生长过程受阻。例如：唇裂、腭裂等严重影响小儿对食物的吞咽及消化、吸收功能，导致营养缺乏。先天性心脏病（尤其青紫型）可导致动脉血氧饱和度下降，全身组织缺氧，身材矮小；严重者可因脑供血不足而出现阵发性神志不清，甚至惊厥，严重影响智力；因心脏肥大而使前胸隆起、胸廓变形。遗传性疾病中，唐氏综合征（先天愚型）较常见，患儿各体格发育指标明显低下，骨发育和性发育延迟。更明显的表现是智力低下，5 岁时智商仅为 50（正常者≥70），随年龄增大智商进一步降低，15 岁时仅为 38。其他如先天性睾丸发育不全综合征、卵巢发育不全综合征、先天性代谢异常（如苯丙酮尿症、甲状腺功能低下等），都可引起生长发育异常。

（四）生活作息制度

制定合理的生活作息制度，有节有度，对生长发育有良好的促进作用。人类正常的生命活动自有一定的节奏和规律。科学合理的生活制度能够使身体各部分动静交替，辅之以合理的营养，可以保证其新陈代谢正常进行，有利于促进其充分发育。

（五）生活环境

生活环境直接影响着儿童的生长发育，主要包括以下两个方面：

1. 自然环境

（1）地域因素。在地理气候因素对生长发育影响的研究中，因无法控制其他影响因素的干扰作用，迄今为止地理因素对生长发育的影响作用尚未得到肯定结论。可是，据我国历次全国规模的儿童生长发育调查证实，生长发育水平存在显著的南北差异。经初步分析，地理气候因素是其中的重要影响因素。

（2）季节因素。季节的更替也对生长发育（尤其对身高、体重）有着显著的影响。研究表明，一年四季中儿童春季的身高增长最快，秋季的体重增长最快。

（3）环境污染。经济发展带来的环境污染问题日益严重。环境污染不仅威胁人类健康，还给儿童的生长发育带来了不良后果。例如，铅是环境污染物中毒性最大的重金属之一。随着工业和交通运输业的迅猛发展，铅污染日益严重。非职业性接触铅人群体内的铅普遍是多亲和性毒物，主要损害神经、心血管和消化系统。儿童年龄越小，机体越稚嫩，对铅的吸收量越大而排泄量越少，骨铅越易向血液和软组织中移动，所以儿童对铅的毒性更敏感，受到的危害也更大。另外，大气污染、被动吸烟、农药超标等所造成的如哮喘、白血病、生理功能受损等问题也都与环境污染有关。

2. 社会与家庭因素

人类的发展有社会性的因素存在，所以人的生存不能离开社会环境的影响。社会和家庭对儿童的生长发育，包括对儿童的体格发育、心理、智力和行为发展，具有多层次、多方面的影响。因此，营造良好的社会、家庭环境，对他们充分发挥自身的生长潜力，促进生长发育，有重要的现实意义。

小知识

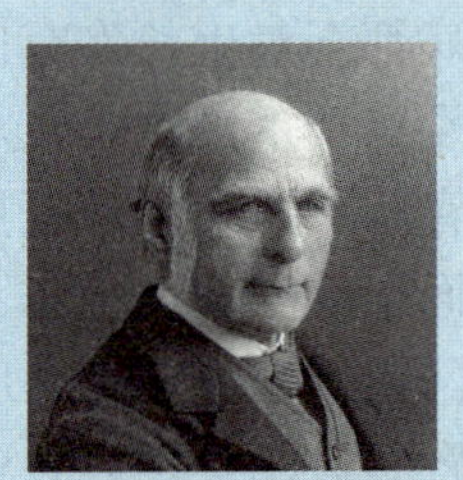

高尔顿（Francis Galton，1822—1911）是英国著名的地理学家、优生学家、遗传学家、实验生理学家、统计学家。1869 年发表了《遗传的天才》一书，主张一个人的能力，是由遗传得来的。他考察了英国 1660—1865 年间的 286 名法官，发现其中共有属于 85 个不同家族的 109 人有亲属被列入 1865 年版的《名人辞典》。这实质是遗传环境论。

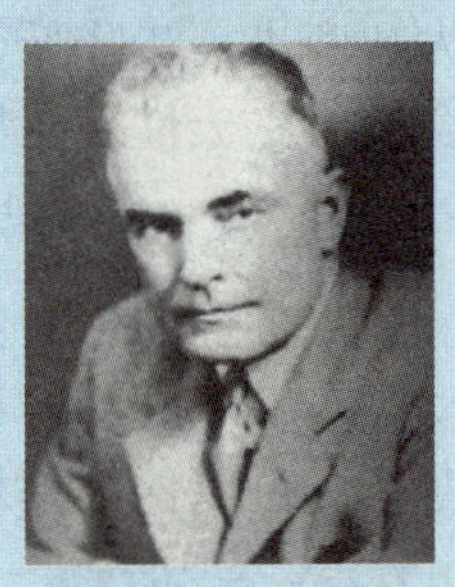

约翰·华生（John Broadus Watson，1878 年 1 月 9 日—1958 年 9 月 25 日）是美国心理学家，行为主义心理学的创始人。他说："给我一打健全的儿童，我可以用特殊的方法任意地加以改变，或者使他们成为医生、律师、艺术家、豪商；或者使他们成为乞丐和盗贼……"这段话的实质是环境决定论。

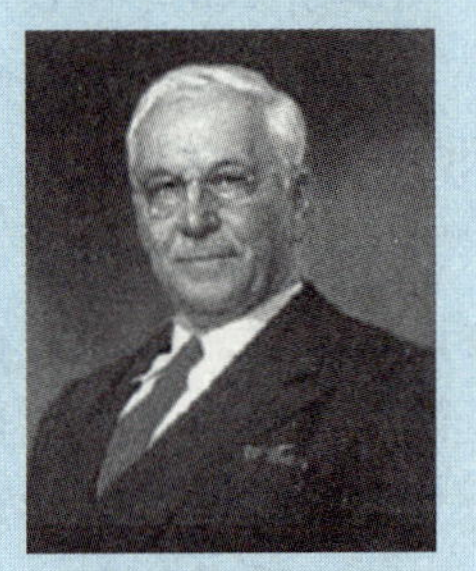

格赛尔（Gesell Arnold Lucius，1880 年 6 月 21 日—1961 年 5 月 29 日）是美国心理学家。他曾经做过一个著名的双生子爬梯实验：被试者是一对出生 46 周的同卵双生子 A 和 B。格赛尔先让 A 每天进行 10 分钟的爬梯实验，B 则不进行此种训练。6 周后，A 爬 5 级梯只需 26 秒，而 B 却需 45 秒。从第 7 周开始，格赛尔对 B 连续进行两周爬梯训练，结果 B 反而超过了 A，只要 10 秒就爬上了 5 级梯。实验的实质是认为生理的成熟对婴幼儿成长和技能学习起重要作用。

思考与练习

一、填空题

1. 发育成熟可从（　　）、（　　）、（　　）和（　　）四个方面进行判断。
2. 生长轨迹现象是指在内外环境无特殊变化的情况下，个体儿童的发展过程比较（　　），呈现出（　　）。
3. 父母的遗传因素可以预测子女的（　　）、（　　）以及子女的（　　）、（　　）等。

二、简答题

1. 简述生长、发育和发育成熟的区别与联系。
2. 简述学前儿童各年龄阶段的划分、特点及保健要点。
3. 简述学前儿童生长发育的一般规律。

三、论述题

结合实际，论述影响学前儿童生长发育的因素。

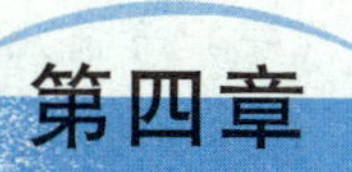

学前儿童生活保健制度

学习目标

1. 知识目标：能够掌握合理生活制度的含义；了解学前儿童确立合理生活制度的意义；掌握学前儿童生活制度制定与执行的原则；掌握托幼机构的卫生保健制度的范畴。

2. 技能目标：能够灵活运用学前儿童生活制度制定与执行的原则来安排一日生活；自觉遵守学前儿童一日生活制度各环节的卫生要求；具备常规的卫生保健检查技巧。

3. 素质目标：能够培养学生精细化的工作作风和认真踏实的工作责任感。

知识结构导图

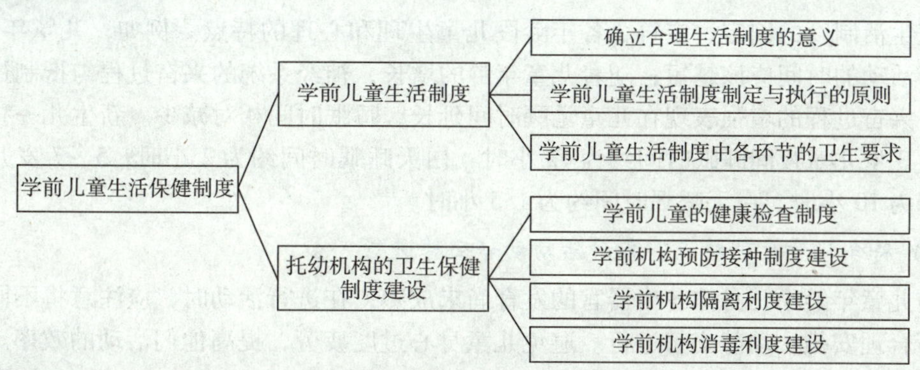

课程思政

从事学前教育工作的人需要细心、耐心、爱心，三者汇成的是责任心。所谓责任心是要求我们做任何事时，都需要保持一种平常而力求完美的心态。

第一节　学前儿童生活制度

所谓合理的生活制度是指根据儿童的年龄特点，将儿童一日生活的主要内容，如睡眠、进餐、盥洗、活动、游戏等各个生活环节的时间、顺序、次数和间隔做出合理的安排，并将之制度化，使儿童在活动和休息之间、室内活动与户外活动之间以及活动量大的活动与活动量小的活动之间达到总体平衡。

一、确立合理生活制度的意义

（一）学前儿童健康生长发育的保证

合理安排一日的生活制度，能够为学前儿童提供劳逸结合的保证，有利于学前儿童身体机能的良性发展。例如，科学合理的作息制度可以使神经系统在“工作”与“休息”的过程中轮流转换，避免过度疲劳对儿童的伤害。

（二）学前儿童良好习惯养成的保证

合理的生活制度可以培养儿童良好的生活习惯，按时起床、按时活动、按时学习、按时睡眠，经过多次重复可以为儿童建立起良好生活习惯的条件反射，帮助学前儿童建立起规律的生活习惯，满足儿童生理和生活的各种需求，促进儿童身心的健康成长。

（三）学前儿童接受教育的保证

生活制度是托幼机构及保教人员做好教育工作的前提。组织好学前儿童的日常生活环节，保证他们身心健康、精力充沛，才能使儿童更好地通过教育活动获得知识、技能，丰富知识，积累经验，养成良好的行为习惯。

二、学前儿童生活制度制定与执行的原则

学前儿童生活制度的制定原则

（一）符合儿童的年龄特点

儿童生活制度的制定，应符合各年龄段儿童生理和心理的特点。例如，儿童年龄越小，集中教育活动的时间应该越短；随着儿童年龄的增长，神经系统的兴奋过程与抵制过程都有所增强，兴奋过程的增强表现在儿童觉醒时间延长，睡眠时间相对减少。新生儿一昼夜须睡22 小时，3 岁儿童夜间睡眠时间约为 12 小时，白天睡眠时间约为 2 小时，5～7 岁儿童夜间睡眠时间为 10 小时，白天睡眠时间约为 1.5 小时。

（二）符合儿童生理特点，各种活动动静交替进行

学前儿童年龄小，身体各个器官的发育尚未成熟，在进行活动时，应注意将不同类型的活动进行合理安排，动静交替进行。避免儿童身心过度疲劳，提高他们活动的效率。

（三）取得家长配合，做到家园一致

托幼机构是对幼儿集中进行保育和教育的社会机构，其任务为解除家庭在培养儿童时所受的时间、空间、环境的制约，让幼儿的身体、智力和心情得以健康发展。托幼机构同时也承担着为家长解除后顾之忧的任务。因此，在制定生活制度时，应考虑与家长工作时间相适应，同时要避免家长无原则的放纵（尤其是节假日），加强沟通，得到家长的配合，保持生活制度的家园一致性，做好家园衔接。

（四）结合地域及季节变化做适当调整

在不破坏儿童已有动力定型的原则下，在制定托幼机构的生活制度时，在坚持稳定性的同时也应兼顾到灵活性。中国地域辽阔，南北方无论是气候条件还是地理条件等都存在很大的差异。此外，季节变化也应作为学前儿童的生活制度制定的参考，针对不同的条件做适当的调整。例如，北方冬季的户外活动应少于其他三季，南方与北方托幼机构的在园时间也应

根据具体情况做不同的设置。

学前儿童的生活制度在执行时应坚持做到严格执行、家园一致、注意儿童个体差异等原则。

作为学前儿童一日生活的主要内容，学前教育机构的生活制度一旦制定，一定要做到坚持执行，避免朝令夕改。在长期坚持下为儿童形成良好的动力定型，才能有助于其良好习惯的养成，达成预期的效果。此外，托幼机构应经常与家长联系，定期召开家长会或开展“开放日”活动，取得家长的理解与支持，尽量让儿童在家的作息与托幼机构的一致。尤其在节假日期间，家长更应坚持做到让儿童定时睡眠、定时起床，避免过度疲劳引起的“假日病”。每一个儿童都具有自身的特点，应将其视为独立的个体，因而在执行生活制度时应坚持稳定性与灵活性相结合的原则。例如，新入园的儿童刚刚走出家庭开始集体生活，对于新的作息制度需要有一定的适应期。因此，对于新入园的儿童，在生活制度执行的过程中应对他们提供帮助，安抚幼儿情绪，必要时可以允许家长陪同儿童一起度过适应期。对于个别体弱多病或有生理、心理缺陷的儿童可以适当调整生活制度，如允许他们提前离园，提高或降低他们的任务难度等。

三、学前儿童生活制度中各环节的卫生要求

个人卫生 1

个人卫生 2

幼儿园一日生活制度实际就是针对学前儿童一日生活的各环节进行的科学合理安排。保教人员应组织好儿童生活环节的各个方面，严格执行生活制度，提出具体适宜的卫生措施，教会儿童独立生活的技能，做到保教结合。

（一）入园

学前儿童每天入园前，教师都要先做好活动室的清洁通风工作。儿童入园时，教师或保健医生应向家长了解幼儿的健康情况，进行晨检、询问、观察，发现可疑问题及时诊治。家长带来的药物应由专人代为保管，在药品上标示出姓名、班级、用法、用量等详细信息，并给儿童按时服用。同时了解幼儿每日概况，如是否进餐、是否携带危险物品等，并将所带物品整理好，放在规定的地方。

（二）晨间活动

晨间活动有助于儿童进入兴奋状态，是一天生活与学习的“热身活动”，好的晨间活动可以为一天的活动打下良好的基础。晨间活动的运动量应由小开始，不宜过大，使儿童逐步由静至动过渡到一定程度的兴奋状态。晨间活动的类型应以调动每一名儿童的积极性为目的，采取灵活多样的组织形式。

（三）集中教育活动

托幼机构作为幼儿走出家庭后第一次进入的社会教育机构，为促进儿童的全面发展，托

幼机构为儿童安排了丰富多彩的教学内容，从而有目的、有计划地激发儿童的学习兴趣，引导儿童主动学习。集中活动包括各种方式，其中教学活动的时间应根据幼儿的年龄特点和主动注意时间而定。一般小班教学活动的持续时间不超过20分钟；中班不超过25分钟；大班上学期不超过30分钟，下学期可延长5分钟左右，以做好幼小衔接。游戏是儿童在学前阶段的基本活动形式之一。托幼机构除应提供给幼儿足够的游戏时间之外，还要为幼儿提供充足的游戏空间及游戏器械，并合理地安排游戏时间及游戏内容，做到动静交替，与教学相融合，并保证游戏内容及器械的安全性。

（四）进餐

进餐1

进餐2

进餐3

严格按照规定在相应时间和地点进行，进餐时间与一日安排中的规定时间相差不应超过10分钟。儿童1岁半以后应安排每日三次正餐，上、下午各加一次点心，随着年龄的增长可酌情取消上午的点心时间。良好的进餐习惯既可以减轻儿童消化系统的负担又有利于营养的吸收利用。因此，进餐过程中应教育儿童注意以下3点：

（1）餐前餐后避免剧烈运动。教师可组织学前儿童在餐前半个小时进行安静的游戏，并做好餐前清洁及消毒工作。

（2）营造和谐的就餐氛围，保证学前儿童进餐时情绪愉快，准时开饭，进餐时间不应少于30分钟。就餐时不处理问题，可播放轻缓的音乐，根据幼儿实际需要配给食物。注意观察幼儿进餐情况，了解幼儿对于园内食品的喜好，以调整食谱。同时纠正儿童不良的饮食习惯，如挑食、偏食、汤泡饭、用手抓饭、边吃边玩等。

（3）培养儿童良好的饮食习惯和就餐礼仪。如餐前认真洗手，就餐时不能大声笑闹，正确使用筷子，避免泪筷、指筷等行为。

（五）睡眠

睡眠是学前儿童身体机能获得充分休息的最佳方式，睡眠时间的长短与脑的发育程度有关，充足的睡眠是儿童健康和生长发育的保证。儿童身高除遗传及营养等因素外，还与生长素的分泌有关。生长素的分泌因其特定原因与睡眠关系密切。因而学前儿童每天必须保证充足的睡眠。一般情况下，对于就读于全日制幼儿园的3～6岁儿童，应安排一次午睡；对于就读于寄宿制幼儿园的儿童，应安排一昼夜约12小时的睡眠。保教人员应注意：

睡眠

（1）创造良好的睡眠环境。睡床不宜过软，以硬板床或棕榈床垫为宜；室温以15℃～24℃为宜，并于睡前半小时开窗通风换气。睡眠环境应安静、空气清新，光线不宜过强，夜间应关灯。

（2）做好睡前准备。避免睡前剧烈运动；不要大量饮水或饮用刺激性饮料；避免从事过于兴奋的活动或观看过于惊险、恐怖的节目或图书等；避免睡前处理问题或斥责儿童。培养儿童良好的睡眠习惯：首先，睡前带领儿童散步、如厕，保持安静愉快的情绪，教会儿童自己穿脱衣服并放于指定地点；其次，教育儿童不蒙头睡觉，睡觉时不携带危险物品，如发卡、小刀等，睡姿以向右侧卧双腿弯曲最适宜。

(3) 做好睡中巡视及检查。保教人员应做好儿童睡眠中的巡查工作，包括纠正儿童睡姿；观察病童症状；有针对性地叫醒儿童排尿；为儿童调整被子、擦汗等。

（六）盥洗

盥洗是为了身体的清洁，以预防交叉感染和疾病，增强皮肤的抵抗力，增强儿童体质，培养儿童爱清洁、讲卫生的好习惯。教师和家长应做好盥洗前的准备和教育工作。儿童盥洗的内容包括早晚刷牙，饭前便后及手脏时洗手，洗脸等。教师和家长还应通过图示或讲解的方式教会儿童正确的盥洗方法。

盥洗

（七）如厕

如厕是儿童在园期间不可避免的生活环节，因此应有计划、有步骤地培养儿童如厕的良好习惯，包括：定时排便；会表达大小便的需求；自己料理大小便；自己学会穿脱衣物；文明如厕，不随地大小便；便后及时洗手等。

七步洗手法

（八）离园

幼儿在离园前教师应指导儿童自行选择安静的活动，并将活动室内的物品和个人物品整理好。在与家长交接时向家长介绍幼儿在园情况，对于在园期间出现问题的儿童应给予特殊关注，向家长做出说明。若有通知事宜可于班级门口设公示栏并在其中张贴通知内容。

第二节　托幼机构的卫生保健制度建设

卫生保健工作在托幼机构工作中具有重大意义，是实现机构教养目标和管理目标的重要方面，是促进学前儿童生长发育和健康的保证。托幼机构建立保健制度的目的在于检查和监督其各项保健工作，用科学的方法教养学前儿童，创设最优良的环境，保证儿童在集体中健康成长。

一、学前儿童的健康检查制度

（一）学前儿童的体格检查

1. 学前儿童入园前体格检查

学前儿童入园前必须在卫生院及妇幼保健所以上的卫生保健机构进行健康检查。检查内容包括：了解学前儿童健康状况，如有无传染病及慢性病史、药物过敏史等；全身各系统物理检查，如身高、体重、皮肤及淋巴结、脊柱和四肢等；辅助检查，如血、尿、便常规等。学前儿童入园前检查的有效期为 1 周，不合格者不能入园，合格者持健康检查表入园。离园 3 个月以上需重新入园的儿童必须重新体检合格后方可入园。

2. 学前儿童入园后的定期体检制度

学前儿童定期检查可以全面了解其生长发育及健康状况。体格检查的测量要准确，在做好记录的同时要进行健康分析、评价和疾病统计，发现问题及时矫治，并建立个人健康卡片或档案。体检内容包括：生长发育形态指标测量，如身高、体重、头围、胸围等；听力和视力筛查；生理功能指标测量，如肺活量、脉搏、血压等；全面体格检查，如皮肤、淋巴结、胸部、腹部等；实验室检查，如微量元素测定、肝功能检查等。

3. 晨检及全日观察

为防止患传染病儿童入园，保教人员应坚持做每日晨间检查和全日健康观察。

（1）晨间检查的步骤可总结为一摸、二看、三问、四查。一摸：摸儿童额部、手心是否发烫，摸腮腺及淋巴有无肿大。二看：观察儿童的精神状态以及脸色是否正常、眼睛是否有流泪、眼结膜是否充血、皮肤是否有皮疹等，这些是早期发现并隔离传染病的关键所在。三问：接收儿童入园时应询问家长，了解儿童在家的健康状况，如睡眠、大小便、精神以及有无传染病接触史等。四查：对疑似病儿进行体格检查，协助诊断；检查儿童是否携带不安全的物品入园，如小刀、弹弓、别针等。

（2）全日健康观察是指在学前儿童的整日活动中，保教人员对学前儿童的精神、食欲、睡眠、大小便等进行的细致观察，若发现异常应进行进一步检查，并做好相应记录。保健医生每日午、晚间应巡视各班级一次，排查问题，及时处理可疑情况。托幼园所还应与家长配合，尤其在传染病流行时期，注意学前儿童的健康状况，尽量做到早发现、早隔离、早治疗。

（二）学前机构工作人员的健康体格检查

托幼机构的工作人员（包括临时工），在上岗工作之前必须到当地卫生行政部门规定的医疗机构进行全面健康检查，取得健康证明后方可上岗。工作期间，每年进行一次全面体检，检查率要达到100%。若因故离园3个月以上者，必须重新体检，合格后才能重新上岗。若患有传染病或为病原携带者，应立即离职治疗，经治疗痊愈后持县级以上医疗保健单位的健康证明方可恢复工作。如患有乙型肝炎表面抗原阳性、精神病、滴虫性阴道炎、慢性痢疾、麻风病、化脓性皮肤病、结核病等疾病者应调离工作岗位。

二、学前机构预防接种制度建设

预防接种的目的是为了预防疾病和根除疾病，这是健康领域的里程碑。托幼机构应配合卫生防疫部门，完成儿童计划免疫工作。

三、学前机构隔离制度建设

隔离制度是将传染病患者、病原携带者或疑似病人与健康人分隔开来，阻断或尽量减少他们之间相互接触，实施彻底消毒和合理的卫生制度，防止传染病的传播。隔离既可以避免患儿与健康儿童接触，防止疾病的传播，同时也可以保证患儿得到更为细致周到的照顾。隔离制度包括如下内容：

（一）加强隔离室的建设

隔离室应设立两间，与保健室相邻，设立独有的出入口，通风良好，配备少量儿童日常生活用品及玩具，保证患儿在隔离治疗期内生活便利。

（二）对患儿进行及时妥善的隔离

当发现学前儿童罹患传染病后，要立刻将病儿进行隔离，并视患病种类及病情程度决定隔离地点，患不同传染病的儿童应分别隔离，以防交叉感染，同时通知家长。对于患儿所在班及患儿用过的食具、毛巾、便盆等应按消毒规范进行彻底消毒。隔离室内需设专人护理病儿，禁止护理人员串班、进厨房，或穿着隔离室的工作服外出。

（三）对疑似病儿和传染病接触者的隔离与观察

对于疑似病儿，不论是否确认都应进行隔离。对发病班的其他儿童也要注意观察体温、精神、食欲等情况。隔离观察期内发病班不应招收新生，不应与其他班接触，但其日常生活不应受到影响，直至检疫期满后，无症状者方可解除隔离。若有离园一个月以上或离开本地返回的儿童，要经过医务人员重新检查。在传染病流行季时托幼机构要采取更加严格的防范措施，以保证在园儿童的健康。

四、学前机构消毒制度建设

学前儿童抵抗力弱，在集体生活中，建立消毒制度是预防疾病发生以及切断传染病传播途径的一项重要措施，坚持建立和执行严格的消毒制度具有重要的意义。

幼儿园的消毒制度应包括如下四个方面：

（一）餐具消毒

儿童的餐具，要做到每餐消毒，一人一套餐具，生活用品每人一套，不交叉使用。常用的方法是煮沸后高温消毒或使用消毒柜消毒。消毒后的餐具要注意保洁。在用餐前后均应将餐桌擦洗干净，抹布必须专项专用，用后要洗净，用开水煮烫消毒。

（二）食物消毒

直接食用的瓜果及其他食物，在食用前需要用清水洗净，必要时用消毒剂浸泡后冲洗干净，然后去皮方可食用。尽量不食用剩菜或隔夜菜，如需进食必须完全加热。

（三）用具消毒

儿童的玩具、图书、便器等可以采用曝晒、消毒剂浸泡、洗涤等方式消毒；被褥、衣物等要勤洗勤换，并经常置阳光下曝晒，必要时将衣物等煮沸或用消毒剂消毒。

（四）空气消毒

除经常通风换气，保持儿童活动室、卧室等空气新鲜外，在必要时可采用食醋熏蒸或用紫外线照射进行空气消毒。

思考与练习

一、填空题

1. 在执行学前儿童生活制度时应遵守（　　）、（　　）和（　　）等原则。
2. 隔离制度是将（　　）、（　　）或（　　）与健康的人分开。
3. 幼儿园的消毒制度主要包括（　　）、（　　）、（　　）和（　　）。

二、简答题

1. 简述合理的生活制度的含义。
2. 简述学前儿童生活制度制定与执行的原则。
3. 学前儿童健康检查制度主要包括哪些内容？

三、论述题

结合幼儿园工作实际，论述幼儿园的一日生活制度各环节的卫生要求。

第五章

学前儿童营养与卫生

学习目标

1. 知识目标：能够掌握营养、营养素等基本概念；熟悉并能够辨析人体六大营养素的组成与分类及其生理功能；掌握学前儿童膳食配制的原则。

2. 技能目标：能够在日常学前儿童餐点中科学合理地配制营养物质；能够对学前儿童家庭饮食做科学指导。

3. 素质目标：能够增强学生树立健康科学的生活理念，培养学生的责任心和细心的品质。

知识结构导图

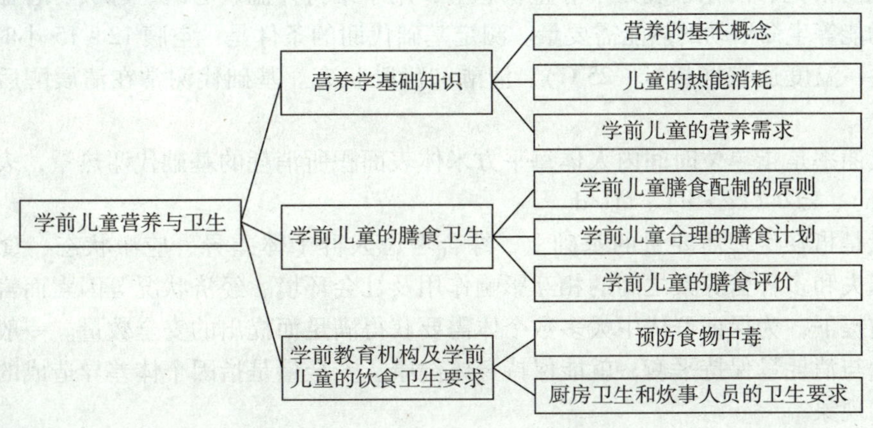

课程思政

“夫祸患常积于忽微，而智勇多困于所溺”，细节是细心的外在表示，不注重细节，会有损于品德的修养。

3 ~6 岁儿童处于身心发育的高峰期，他们与周围环境的接触日益增多，知识经验逐步积累，活动量增大，体力消耗量增加，而营养是保证学前儿童正常生长发育、身心健康的物质基础。学前儿童生长发育迅速，新陈代谢旺盛，因而对营养和能量的需求也相对比成人多。

第一节 营养学基础知识

一、营养的基本概念

（一）营养和营养素

膳食营养

广义的营养是指人体摄取、消化、吸收和利用食物以满足自身生理需要的生物学过程。狭义的营养则是指食物中营养素质量的优劣和含量的多少。营养素是指食物中可为人体提供能量，能够作为人体的构成成分，维持机体基本生理活动、提供体力活动所需能量，具有组织修复和调节生理功能，并能促进机体生长发育的饮食中的化学物质。人体所需的营养素主要包括蛋白质、脂肪、糖类（碳水化合物）、无机盐（矿物质）、维生素和水六大类。营养素按照是否能够为人类提供能量分为两大类，即产能营养素（蛋白质、脂肪、糖类）和非产能营养素（无机盐、维生素和水）。

（二）需要量、基础代谢、供给量和摄入量

营养素的需要量是针对健康个体而言的，是指为维持人体正常生理功能，保持健康所必需的各种营养素的最低量。每个个体对营养素的需要量会因人因时而发生变化。

基础代谢是指人体在清醒、空腹、安静、适宜的气温条件下，在无任何体力和脑力负担、全身肌肉松弛、消化系统处于静止状态下，用于维持体温、心跳、呼吸、各器官组织和细胞基本功能等生命活动的热能需要量。测定基础代谢的条件是：空腹 12 ~ 15 小时，周围环境安静舒适，温度适宜（18℃ ~ 25℃），清醒和静卧状态。基础代谢常在清晨醒后未进食前测定。

基础代谢率是指单位时间内人体每平方米体表面积所消耗的基础代谢热量，表示单位为 kJ/（m^2·h）、kJ/（kg·h）、MJ/d。

供给量是指在生理需要量的基础上，综合考虑人群个体差异、应激状态、食物的消化率、制作损失和多种营养素之间的相互影响作用及社会环境、经济状况等因素而言的，是在需要量的前提下，为保证群体中大多数个体需要获得满足而提出的安全数量。一般健康儿童能量摄入量与消耗量保持平衡，就能保持身体健康。安全量是指因个体差异造成的供给量大于需要量的现象。

摄入量是针对每日食物中营养素供给量而言的，是在其基础上发展起来的一组每日平均食物营养素摄入量的参考值，是一个常模数据。

二、儿童的热能消耗

生命现象是由持续不断的能量供应来维持的。人体维持基本的生命活动（如体温、心跳、呼吸）和日常的劳动、运动等，均需要做功而消耗一定的能量，这种能量又称热能。营养学中一般将千卡（kcal）作为热量的单位。1 千卡指 1 升水由 15℃ 升高 1℃ 所需要的热量，相当于 4.184 千焦耳（kJ）的热量。单位换算如下：

$$1\text{kcal} = 4.184\text{kJ}$$

$$1\text{kJ} = 0.239\text{kcal}$$

人类所需的热能来自每天摄入的糖类、脂肪和蛋白质这三大营养物质，三者在总热能的供给中必须保持合理的配比。《中国居民膳食营养素参考摄入量》建议：在一日膳食中糖类应占总热量的55%～65%，脂肪应占20%～30%，蛋白质应占10%～15%。同时需要注意的是热量供给与消耗的平衡，若供给不足将引起儿童营养不良、生长发育出现障碍、免疫力低下，影响儿童的智力与行为；反之，若热量供给过量，会造成体内脂肪的囤积，造成儿童肥胖。一般来说，儿童的热能消耗主要体现在以下5个方面。

（一）用于维持基础代谢

基础代谢所需的热量会受许多因素的影响，包括性别、年龄、体重、环境因素等。基础代谢率随体表面积的增加而逐渐减少，儿童每日基础代谢的热量消耗约占总热量的60%。相对来说，儿童的基础代谢所需热量大于成人；男性基础代谢高于女性。

（二）用于摄食时的特殊动力作用

食物的特殊动力作用，又可称为食物热效应，是指由于摄取食物而引起的额外量消耗增加的现象。人体进食后需要吸收、代谢和转化，需要消耗额外的能量，因而食物特殊动力作用的大小与食物的种类有关。其中蛋白质的热效应最大，相当于其本身热能的30%～40%，糖类为5%～6%，脂肪为4%～5%。

（三）用于生长发育

这种能量消耗是只有儿童才具有的特点，这种热能消耗，用于形成新的组织和新生成的组织进行新陈代谢所需的热能。学前儿童正处于生长发育的旺盛期，生长发育所需要的热量与他们的生长速度是成正比的。通常1岁以内的婴儿期是生长发育的第一个高峰期，生长速度最快，生长所需的热能占总热能的25%～30%。以后逐渐减低，直至青春期时会再次增高。

（四）用于活动所需

儿童的任何活动都需要消耗热能，而肌肉活动是机体热能消耗的主要部分，这种热能消耗的需要量与儿童的活动量有直接关系。因此，儿童活动所需能量存在个体差异性，活动强度、体型大小、活动时间、活动类型等都会影响儿童这部分的能量消耗量。例如，新生儿的活动仅限于吸吮、啼哭，而非常安静、正常活动和活动量大的婴儿活动能量的消耗分别比基础代谢增加了15%、25%和40%，而且随着儿童的成长，这种消耗在每日能量消耗中所占的比例将日益增大。

（五）用于排泄的损失

摄入体内的食物不能完全被吸收利用，总会有少量未被吸收利用的食物随粪便排出体外，随之而来的还会有热能的消耗。正常情况下，这部分的热能损耗约相当于基础代谢的10%，但腹泻或肠道功能紊乱时会成倍增加。

三、学前儿童的营养需求

目前，已知人体必需的营养素为40～50种，而人体最主要的营养素有六大类，分别是蛋白质、脂肪、糖类（碳水化合物）、维生素、无机盐（矿物质）和水。为了满足幼儿生长发育的需求，必须通过食物向机体提供一定数量的各种营养素，称为每日膳食中营养素的供给量，它是维持人体正常生理机能、保证健康所需要的营养素的最低量。

（一）蛋白质

1. 蛋白质的分类与组成

如果说人体是座大厦，蛋白质就如同构成这座大厦的一块块砖石，可以说没有蛋白质就没有生命的存在。蛋白质是组成细胞的原材料，人体中所有的细胞中都有蛋白质成分存在。学前儿童正处于身体的生长发育期，需要不断增加新的细胞和组织，需要蛋白质为其生长发育提供原料。蛋白质是由 20 种氨基酸组成的，按照人体对其需求可以分为两大类：必需氨基酸和非必需氨基酸。其中凡是人体自身可以合成或可以由其他氨基酸转化而来的，能够满足机体需要的氨基酸，称为非必需氨基酸；凡是必须靠食物中的蛋白质来补充，在人体内不能自然合成的氨基酸，称为必需氨基酸。幼儿生长发育所需要的必需氨基酸有 9 种：赖氨酸、蛋氨酸、色氨酸、亮氨酸、异亮氨酸、苯丙氨酸、苏氨酸、缬氨酸、组氨酸。当必需氨基酸摄入量不足时，人体不能合成新生和修补机体组织所必需的氨基酸，会造成蛋白质缺乏而引起营养不良。处于生长发育阶段的儿童对必需氨基酸的合成能力有限，因而机体对精氨酸的需要也是必需的，此外，牛磺酸（氨基乙酸）虽然并不是蛋白质的组成部分，也是儿童所必需的。

2. 蛋白质的生理功能

（1）机体组织的构成和修复需要蛋白质的参与。蛋白质是人体细胞、组织和器官的主要构成成分，是生命活动的基础。身体的任何一部分都是以蛋白质为主要成分的，而肌肉和神经细胞中所含的蛋白质成分最多。在人体的化学构成中，蛋白质在成人体内约占体重的 18%。学前儿童不仅需要消耗蛋白质供给热量还需要满足其生长发育的需求，因而所需蛋白质的量相对较多。学前儿童的组织细胞不断增加，机体内细胞组织也在不断更新，同时损伤的组织也需要修复，这些都需要蛋白质的参与，所以人体内的蛋白质总是处于持续合成和分解的动态平衡状态，成人体内蛋白质更新的频率是每天更新 3% 左右。

（2）人体生理功能的调节需要蛋白质的承担或参与。蛋白质承担或参与调节人体内许多重要的生理功能。它是构成体内多种具有重要生物活性物质的成分，例如血液中的血红蛋白和催化生物反应的酶、参与代谢调节过程的激素等都是以蛋白质为主要成分的。

（3）供给热量。蛋白质可以为人体提供热能，是三大产热营养素之一，但蛋白质并非热量的主要来源，只有当糖类和脂肪摄入不足时，才会由蛋白质分解来提供热量。但以蛋白质作为产热营养素存在成本高、不经济以及代谢产物对肾脏有害等问题，因此一般不建议使用。

3. 蛋白质的食物来源及学前儿童的需求量

要评价食物中蛋白质的营养价值需要从以下 3 个方面着手：

首先，蛋白质利用率指食物蛋白质被消化吸收后在体内被利用的程度。决定蛋白质利用率的重要因素是蛋白质中所含必需氨基酸的量和相互比例，其比例越接近机体需要，利用率越高。

其次，蛋白质的互补作用是指把几种营养价值较低的蛋白质类食物混合食用，使混合物所含必需氨基酸的种类和数量相互补充，从而提高蛋白质的利用率。

再次，蛋白质的消化率是指食物蛋白质能够被机体消化酶分解的程度。蛋白质消化率越高，则被机体吸收利用的可能性越大，其营养价值也就越高。

综上所述，食物中蛋白质的含量、必需氨基酸的含量和种类以及蛋白质在人体内的消化吸收率与利用率最终决定了食物中蛋白质的营养价值。

蛋白质的食物来源包括两个方面，分别为植物性蛋白和动物性蛋白两大类。植物性蛋白主要来源于坚果类、豆类、谷类等。动物性蛋白主要来源于瘦肉、鱼类、奶、蛋等，其中动物性蛋白和大豆蛋白被称为优质蛋白。

利用蛋白质的互补作用可以在不增加膳食费用的条件下，提高蛋白质利用率。我国北方地区将数种粗粮如小米面、玉米面、黄豆面等混合后制成的“杂面”面食，就是对蛋白质互补作用的很好诠释。鉴于食物中蛋白质的上述特性，在选用蛋白质时建议将两种或两种以上的蛋白质类食物混合食用，利用其互补作用来取得最优化的蛋白质获取方案。

学前儿童每日膳食中蛋白质的推荐摄入量见表 5 - 1。

表 5 - 1 学前儿童每日膳食中蛋白质的推荐摄入量

年龄（岁）	3 ~ 4	4 ~ 5	5 ~ 6	6 ~ 7	7 ~ 8
推荐量（克/天）	45	50	55	55	60

（二）脂肪

脂肪是脂类的一种，广义的脂肪是指中性脂肪和类脂两部分，广义的脂肪包括磷脂、固醇及脂蛋白、糖脂等。狭义的脂肪是指中性脂肪。

1. 脂肪的分类与组成

通常膳食脂肪有脂和油的分别，在常温状态下呈固体时可称为脂，呈液态时可称为油。脂肪是由脂肪酸和甘油构成的，脂肪酸是脂肪发挥生理功能的重要成分。脂肪酸分为饱和脂肪酸与不饱和脂肪酸两大类，其中不饱和脂肪酸中人体可以合成的称为非必需脂肪酸，人体中不能合成的称为必需脂肪酸。

2. 脂肪的生理功能

（1）脂肪是构成机体组织的重要成分，保护和支持机体组织，维持体温。脂肪是构成人体细胞和组成人体的主要成分，如细胞膜的类脂层以及神经组织、脑、心、肝、肾等组织器官。脂肪占人体总重的 10% ~ 20%，可分布在皮下或脏器周围，形成软垫，对脏器起到保护与固定的作用。此外，皮下脂肪具有隔热的作用，能够保持体温。

（2）供给和储存热能。作为人体的“热能仓库”，脂肪产热量大，是三大营养素中产热量最高的营养素。脂肪能为机体提供的热能占机体所消耗热能的 1/3。若摄入脂肪超过机体所需，剩余热能会转化为脂肪储存在体内。反之，若热能摄取不足时，体内储存的脂肪会再次分解而产生热能。

（3）作为脂溶性维生素的溶剂利于维生素的吸收。脂肪是脂溶性维生素 A、D、E、K 的良好溶剂，这些维生素不溶于水，只有溶于脂肪后才能被机体消化吸收利用。因此，食物中若长期缺乏脂肪摄入或存在吸收障碍时，势必会带来脂溶性维生素的缺乏症。

（4）脂肪可以参与生理功能的调节。脂肪中所含的必需氨基酸具有促进胆固醇的代谢、降血脂、保护皮肤免受射线伤害，以及维持视觉等功能。缺乏脂肪会影响儿童正常的生长发育，但摄入过多不饱和脂肪酸也会因有害氧化物及过氧化物的增多而对人体产生多种慢性损伤。

（5）脂肪可以促进食欲增加饱腹感。脂肪经过烹调后会产生浓郁的香气和丰富的口感，增强人们的食欲。脂肪在胃内的排空时间长，可以增加饱腹感。

3. 脂肪的食物来源及学前儿童的需求量

脂肪酸的性质决定了脂肪的营养价值，必需脂肪酸的含量越多、与机体需要越接近，其营养价值就越高。食物中的脂肪主要来源于各种植物油和动物脂肪。植物性脂肪包括豆油、花生油、菜籽油、芝麻油等，植物性脂肪大多数含不饱和脂肪酸。动物性脂肪包括猪油、牛油、羊油等，动物性脂肪大多数含饱和脂肪酸。

《中国居民膳食指南（2007）》推荐，3～6岁的学前儿童每日膳食中脂肪的摄入量应占总量的30%～35%。其中婴儿每千克体重需要脂肪约为4克/天，6岁以上的儿童需2.5～3克/天，随着儿童年龄的增长，该比例呈逐年下降趋势。摄入过多脂肪会造成学前儿童消化差、大便多、动脉粥样硬化隐患等问题。

（三）碳水化合物

碳水化合物（又称为糖类）是由碳、氢、氧三种元素构成，其含有的氢、氧比例与水相同，所以称为碳水化合物。碳水化合物是三大产热营养物中最主要的能量提供者。

1. 碳水化合物的分类与组成

碳水化合物根据其分子结构可分为单糖、双糖和多糖等。糖类中能够被直接吸收的是单糖。单糖是最简单的糖，包括果糖、葡萄糖、半乳糖等。两个单糖分子结合形成双糖，常见的双糖有乳糖、蔗糖、麦芽糖及海藻糖等。许多单糖分子聚合在一起，构成多糖。多糖主要由葡萄糖分子组成，无甜味。常见多糖包括五谷粉、淀粉、糊精、果胶及纤维素等。

2. 碳水化合物的生理功能

（1）碳水化合物供给和储存热能。碳水化合物的主要生理机能是释放热能，为人体提供了约占总量2/3的热能，是人体所需热能最直接、最经济、最主要的来源。其产热量虽低于脂肪，但它不仅可以大量食用，而且能够很快释放热能。由于其来源广泛，价格低廉，碳水化合物成为三大产热营养素中最为经济实用的一种。人体如果摄入过量糖类，会将过多的热能转化为脂肪存储在体内，造成肥胖并引起一系列问题。

（2）碳水化合物参与构成机体组织。碳水化合物是构成机体的重要物质之一，它参与细胞的组成和许多生命过程。例如糖脂是细胞膜和神经组织的构成成分；作为生命最基本物质之一，核糖和脱氧核糖参与核酸的形成。

（3）碳水化合物具有节约蛋白质和增强肠道功能的作用。碳水化合物作为热能的主要来源可以减少蛋白质及脂肪的消耗，通常认为，只有当糖类供应热量不足时，体内储存的蛋白质和脂肪才会分解产生热量。因此，碳水化合物具有节约蛋白质的生理作用。同时，纤维素、果胶等多糖形式的碳水化合物虽然无法在小肠内消化吸收，却能促进肠道蠕动，增强排泄功能。

（4）碳水化合物具有解毒功能。保肝与解毒是糖原的功能之一。肝糖原是碳水化合物在机体内的一种存储形式，肝糖原充足时可以增强肝脏对致病微生物及化合物的解毒功能，起到保护肝的作用。此外，碳水化合物还具有避免酮血症和酮尿症问题的抗生酮作用。

3. 碳水化合物的食物来源及学前儿童的需要量

碳水化合物的食物来源主要有以下：

（1）谷类、薯类、根茎类。这些食物含有大量的淀粉，是人体所需碳水化合物的主要来源，淀粉在人体内最终会分解为葡萄糖，释放能量。此外，这类食物还含有少量的单糖或双糖。

（2）各种食糖。这些食物包括蔗糖、麦芽糖、果糖、蜜糖及各种含糖食品（甜味饮料、甜点及水果等）。其中蔗糖类属纯糖类，仅提供能量不含其他营养素。蜜糖和果糖除提供能量外还可提供如无机盐、维生素等营养素。乳糖的唯一来源是乳类和乳制品。

学前儿童对碳水化合物的摄取量应适宜，过多则易导致葡萄糖在体内转化为脂肪囤积起来，造成儿童肥胖等问题。若碳水化合物摄入不足，会导致体内蛋白质消耗量增加，使儿童体重减轻、营养不良而影响正常的生长发育。中国营养学会推荐学前儿童每日膳食中的糖类以含有复杂碳水化合物的谷类为主，不宜过量食用糖和甜食。

（四）无机盐

无机盐又称矿物质，不供给人体热量，却是人体不可缺少的营养素。目前已知在人体含的六十多种元素中除碳、氢、氧、氮以有机物的形式存在以外，其余均以无机物形式存在。因此，矿物质又统称为无机盐，占体重的4%～5%，包括常量元素与微量元素两大类。无机盐是机体构成的重要材料，是维持和调节机体生理功能的重要物质。无机盐会随机体的新陈代谢排出体外，再通过膳食途径补充，以确保人体的所需。对人体影响较大的无机盐主要有以下四种：

1. 钙

（1）钙的生理功能。钙是构成骨骼和牙齿的主要原料，大约有99%存在于骨骼和牙齿中。其余约1%存在于体液与其他组织中，主要起到调节生理活动的作用。例如，血液中的血钙参与调节神经肌肉的兴奋性，是凝血因子的主要成分，同时也参与细胞的吞噬、分泌、分裂等活动。

（2）钙的吸收。钙在肠道中吸收不完全，其沉积与溶解在持续进行之中，因而骨钙与血钙也在持续更新的过程中，学前儿童骨钙的更新频率为1～2年。钙的吸收与人体的需求程度有密切关系，人对钙的吸收会随着年龄的渐长而逐年减少。膳食中钙的吸收量影响因素有很多，但主要与维生素D的含量和食物的成分有直接的关系。如菠菜中含有大量的草酸，会形成不溶性的钙盐在肠道内沉积，会影响钙的吸收。

（3）钙的食物来源与学前儿童需求量。食物中钙的来源比较广泛，乳类和乳制品由于含量丰富、吸收率高而成为钙的最佳食物来源。此外，虾米、虾皮、紫菜、海带等海产品，豆类及豆制品，大多数绿叶蔬菜，各种坚果和芝麻酱等含钙量也比较丰富。一般食物中的钙只有10%～30%会被人体吸收利用，仅靠食物来源很难满足儿童生长发育的需要，出现钙缺乏症时除食物补充外还可遵医嘱添加钙片和维生素D制剂。婴幼儿每日膳食中钙的供给量见表5－2。

表5－2　婴幼儿每日膳食中钙的供给量

年龄	钙的日供给量（毫克）
初生～6个月	400
7～12个月	600
3～9岁	800

2. 铁

（1）生理功能。铁是构成血红蛋白的主要原料，人体中有60%～75%的铁是血红蛋白，约3%为肌红蛋白，铁的主要生理功能是通过血红蛋白来参与氧的转运、交换和组织呼吸。若人体缺铁时会出现缺铁性贫血。

（2）铁的吸收。动物性食物中的铁的吸收率要大大高于植物性食物。动物性来源的铁可与血红蛋白、肌红蛋白结合后直接被肠黏膜吸收，而植物性来源的铁大多以三价铁的形式存在，需要有酸性介质参与还原后才能被肠黏膜吸收。所以，植物性食物中的铁吸收率低。食物中的维生素C虽然可以促进铁的吸收，但它也会在肠道中与铁形成不溶性铁盐。

（3）铁的食物来源及学前儿童的需求量。铁的来源可以根据其含量多少和吸收率分为：丰富来源，如动物血、肝脏、大豆、黑木耳、芝麻酱等；良好来源，如瘦肉、蛋黄、动物内脏和干果、红糖等；一般性来源，如鱼、谷类、深色蔬菜等；微量来源，如乳类和乳制品、一般蔬菜和水果等。

中国营养学会对学前儿童铁的需求量推荐为：从新生儿到学龄前每日铁的供应量为10毫克。新生儿从4个月起便需要及时为其添加含铁丰富的辅食，因为4个月大时从母体中获得的铁已基本消耗殆尽。

3. 锌

（1）生理功能。锌是人体必需的微量元素之一，主要存在于骨骼、皮肤和头发中。锌是多种金属酶的构成成分，也是酶的激活剂。锌能促进儿童的生长、保持正常味觉、提高免疫力和增强伤口愈合能力。锌在人体内约有2克，可以通过锌含量来反映锌的长期供给量。

（2）锌的食物来源和学前儿童的需求量。锌的食物来源中，丰富来源包括贝壳类的海产品、红色肉类、动物脏器；良好来源包括谷类胚芽、干果类等食物；微量来源包括水果、蔬菜和粗粮类食品等。其中，动物性食物中的牛肉、瘦肉、奶类、蛋类和海产品等，尤其是墨鱼卵及牡蛎，含锌量都比较高。中国营养学会推荐学前儿童每日锌的需求量为出生~6个月每日1.5毫克，6个月~1岁每日8.0毫克，1~4岁每日9.0毫克，4~7岁每日12.0毫克。

4. 碘

（1）生理功能。碘是合成甲状腺素的重要原料，也是人体必需的微量元素之一。碘的生理功能也是通过甲状腺素的作用来体现的，它以有机碘和无机碘的方式被消化道吸收后被甲状腺利用。碘可以促进组织氧化、调节机体新陈代谢，对身体正常的生长发育有直接影响。成人体内碘的总量为20~50毫克，约20%会被甲状腺利用，其余则存在于血浆、肌肉、肾上腺、皮肤等处。缺乏碘的危害很大，严重时会影响胎儿的生长发育导致出生后得“克汀病”，也称“呆小症”。

（2）碘的食物来源及学前儿童的需求量。海带、紫菜、海鱼、海虾、海贝、海参等海产品是碘最丰富的食物来源。而对于缺碘严重的地区则建议使用碘盐来补充碘的摄入量。但需要注意的是，碘极易挥发也不耐热，为确保碘不流失和被破坏，应在装碘盐的容器上加盖，并尽量在食物出锅时才加碘盐。中国营养学会对于碘的供给推荐量为初生~6个月每日3毫克，7~12个月每日5毫克，1~7岁每日10毫克。

（五）维生素

维生素是维持人体正常生命活动所必需的一类有机化合物，虽然在人体中含量微少，但在生长发育、新陈代谢等系列生理活动中起着极其重要的作用。维生素种类繁多，目前已经发现的有几十种，虽然理化特性各异，但有如下共同特征：除维生素D外，维生素无法在体内合成或合成不足，必须由外界供给；维生素都以其本身或前体化合物的方式存在于天然食物中，既不能供给热能，也不能构成机体组织，但对于调节人体新陈代谢具有重要意义；人体对维生素的需要量极微小，不可过量摄入，一旦过量会引起中毒。

维生素可根据其溶解性质，分为水溶性与脂溶性两大类，见表5-3。

表5-3　维生素分类及属性表

类别	脂溶性	水溶性
维生素	维生素A、D、E、K	维生素B族、C
溶剂	脂肪	水
吸收与排泄	随脂肪吸收，少量从胆汁排出	从肠道吸收，经尿液和汗液等途径排出
储存性	可存于肝脏等处	很少于体内储存
缺乏症	出现时间较缓慢	出现时间迅速
过量症	长期摄入或一次性大量摄入会出现症状	除极大量摄入外，几乎不会出现症状
化学性质	较稳定，易氧化	较活泼，易被破坏

1. 脂溶性维生素

（1）维生素A。维生素A即视黄醇，其功能如下：促进视觉细胞内感光物质的合成与再生，维持正常视觉；保持全身皮肤和黏膜结构完整；促进生长发育，提高机体免疫力。

维生素A只存在于动物性食物中，含量较丰富的有动物肝脏、鱼肝油、鱼卵、乳类、禽蛋等。植物性食物中的胡萝卜素，又称维生素A原，可在体内转化成维生素A。胡萝卜素大多存在于有色蔬菜和水果中，如胡萝卜、辣椒、芒果、柿子等。

学前儿童对维生素A的贮存能力较差，吸收后主要贮存于肝脏。中国营养学会推荐学前儿童每日膳食中维生素A的供给量是：0~1岁每日400微克，3~4岁每日500微克，4~7岁每日600微克。喂养不合理容易导致学前儿童维生素A缺乏症的发生。缺乏维生素A会导致夜盲症，发展下去导致角膜的结膜干燥粗糙，眼泪减少，出现眼干燥症。还可能导致皮肤干燥、粗糙，毛发干、脆，易脱落。维生素A若补充过量也会引起维生素A急性中毒。

（2）维生素D。维生素D又称钙化醇或抗佝偻病维生素，能促进钙、磷吸收，使钙磷最终被身体利用成为骨质的基本结构，具有促进儿童骨骼生长发育的功能。

维生素D主要存在于鱼肝油、海鱼、鱼卵、动物肝脏、奶油等动物性食物中。几乎所有的植物性食物中都不含维生素D。皮肤中的7-脱氢胆固醇在紫外线照射下可以形成维生素D。《中国居民膳食指南（2007）》推荐，学前儿童维生素D的每日摄入量为10微克，每日最高限量为25微克。维生素D缺乏会造成儿童维生素D缺乏性佝偻病和手足抽搐症等，维生素D摄入过量则会引起维生素D中毒。

2. 水溶性维生素

（1）维生素B族。维生素B族有十二种以上，被世界一致公认的有九种，全是水溶性维生素，在体内滞留的时间只有数小时，必须每天补充。B族是所有人体组织必不可少的营养素，是食物释放能量的关键。B族全是辅酶，参与体内糖、蛋白质和脂肪的代谢，因此被列为一个家族。学前儿童较易缺乏的是维生素B1（硫胺素）与维生素B2（核黄素）两种。其中维生素B1是构成辅酶的主要成分，主要调节体内碳水化合物的代谢，能增强食欲，维持神经的正常活动。维生素 B2 是机体中许多重要辅酶的组成成分，参与体内生物氧化与能量生成以及糖类和脂肪的代谢。

维生素 B1 的主要食物来源是未经精制加工的谷类食物、豆类、坚果类、酵母、瘦肉、动物内脏、蛋类等。维生素 B2 主要来源于肝脏、肉类、蛋类、乳类等动物性食品；其次来源于豆类和新鲜绿叶蔬菜。维生素 B2 制剂应存放于避光的非碱性环境中，维生素 B 族应注意减少因烹调不当而造成的损失。

中国营养学会推荐学前儿童膳食中每日维生素 B1 的供给量应为 6 个月前 0.2 毫克，6 个月 ~1 岁 0.3 毫克，1 ~4 岁 0.6 毫克，4 ~7 岁 0.7 毫克；每日维生素 B2 的供给量为 6 个月前 0.4 毫克，6 个月 ~1 岁 0. 5 毫克，1 ~4 岁 0.6 毫克，4 ~7 岁 0.7 毫克。维生素 B1 缺乏时，人体内糖的代谢会发生障碍，带来消化、神经和心血管诸系统功能紊乱，导致多发性神经炎、心脏扩大及浮肿等，此症俗称为“脚气病”。维生素 B2 摄入不足会带来人体内物质代谢的紊乱，导致疲劳、食欲不振，甚至造成口角炎、唇炎、舌炎等口腔问题。

（2）维生素 C。维生素 C 又称为抗坏血酸，具有促进胶原蛋白的合成，治疗坏血病，预防牙龈萎缩、出血的功能。此外，维生素 C 还可以参与体内的氧化还原过程；有助于增强血管弹性；利于机体创伤的修复；促进铁的吸收，有利于贫血的治疗；能增强机体免疫力并具有一定的防癌、抗癌等作用。人体自身无法合成维生素 C，必须由食物提供，新鲜的蔬菜和水果是其主要来源。例如辣椒、青菜、菠菜、青椒、柚子、柑橘、山楂、鲜枣、猕猴桃都是很好的维生素 C 的食物来源。维生素 C 极易溶于水，是最不稳定的一种维生素，一旦缺乏会带来毛细血管通透性增大，引起皮下、黏膜、肌肉、牙龈等处出血，导致伤口愈合慢、骨质疏松、抵抗力下降等问题，严重时会导致坏血病。

中国营养学会推荐的儿童每日膳食维生素 C 的供给量是：6 个月前 10 毫克，6 个月 ~1 岁 50 毫克，1 ~4 岁 60 毫克，4 ~7 岁 70 毫克。

（六）水

1. 生理功能

水是生命之源，人体若丢失 20% 的水便无法生存；是构成生命体的主要部分，在人体内的含量最高，分布于人全身所有的细胞和组织中；是维持人体正常活动的重要物质。水在人体内分布的含量会随年龄的变化而出现差异，水主要生理功能如下：第一，水是人体组织、体液的主要成分，可以加速化学反应、促进新陈代谢，是一切营养素与代谢产物的溶剂和营养运输、代谢废物的唯一载体。第二，水可以调节体温，水遍布全身，能够导热，因而可以通过排汗和排泄的方式来带走多余热量调节体温。第三，水可以作人体润滑剂。人体的所有器官及关节等处都需要体液的润滑和保护，而水是体液的重要成分。

2. 水的来源及学前儿童的需求量

人体内水的来源是多方面的，绝大多数来自饮用水、食物中的水分和物质代谢所产生的水。推荐饮用水以白开水为最佳选择。

学前儿童体内水的比例随年龄增长而减少，需要量随儿童活动量、气温和食物的种类的变化而改变。一般情况下，学前儿童每千克体重每日水的供给量为：初生 ~1 岁 120 ~160 毫升/千克，2 ~3 岁 100 ~140 毫升/千克，4 ~6 岁 90 ~110 毫升/千克，7 ~12 岁以上为 70 ~85 毫升/千克。

知识链接

《黄帝内经》说，“五谷为养，五果为助，五畜为益，五菜为充”，就是说谷、果、畜、菜都重要，不可偏废，缺一不可。

第二节　学前儿童的膳食卫生

营养科学研究表明，没有任何一种天然食物能够满足人类所有的营养需求，完善食物营养配比，获得合理营养是学前儿童正常生长发育和身心健康的物质保障。学前儿童生长发育迅速，代谢旺盛，对于各种营养素和热能的需要量相对比成人多。所以，托幼机构必须为学前儿童提供营养卫生的膳食，满足他们对营养的要求。

膳食管理 1

一、学前儿童膳食配制的原则

膳食管理 2

（一）符合生长发育需求

为满足学前儿童生长发育的需求，托幼机构提供的营养素必须是种类齐全、比例恰当、供应量适宜的。其食物的品种、数量和烹调方法应适应学前儿童消化吸收能力，在避免破坏营养素的条件下，以碎、细、软、烂为标准，并避免油腻和刺激性食物。

（二）符合饮食卫生要求

严格把关学前儿童食物，从采购开始就应选择无毒无害、新鲜无刺激的食材，烹饪加工在安全卫生的条件下采用最适宜的方式进行，制成成品的所有过程中都应注意严防污染，确保食物安全，避免发生食物中毒。

（三）符合学前儿童心理特点

学前儿童的食物如果单一乏味则很难引起儿童进食的兴趣。例如，单一的米饭很容易引起儿童的反感情绪，但如在其中掺入蔬菜、肉类等做成各种动物造型，就会引起儿童的进食兴趣，使他们乐于接受。此外，食物应多样化，做到色、香、味俱佳，保证就餐环境的优雅舒适，甚至餐具的选择应以无毒无害，充满童趣为主。

二、学前儿童合理的膳食计划

制订膳食计划是保证学前儿童合理营养的一种科学管理方法。学前儿童膳食计划包括食谱编制和食谱审查两方面。

（一）食谱编制

食谱编制

学前儿童食谱是对儿童食品配制和烹饪方式的一种文字形式的说明。内容应该包括食品种类的选择、食物种类、数量的计算和烹饪方式的选择以及制成食品的名称、膳食制度的建立等。托幼机构食谱编制的频率应以每周一次为原则，具体细化至每一日每一餐，将符合婴幼儿各种营养素需求的食物按照名称、数量和烹饪方式编制成食谱，分配于一日各餐和点心中。制订食谱时还应考虑到儿童的年龄差异。以5岁儿童一日食谱为例，具体编制见表5－4。

表5－4 5岁儿童一日食谱示例

餐次	食物名称	可食用量
早餐	小米粥	小米20克
	面包	面包40克
	菠菜炒蛋	菠菜50克 鸡蛋30克 植物油5毫升
加餐	牛奶	牛奶200毫升 白糖5克
	饼干	饼干15克
午餐	米饭	粳米75克
	番茄豆腐	番茄50克 豆腐30克 植物油7毫升
	肉片炒鲜蘑菇油菜	瘦猪肉30克 鲜蘑菇50克 油菜50克 植物油5毫升
加点	橘子	橘子100克
	面包	面包50克
晚餐	馒头	特一粉75克
	红烧带鱼	带鱼50克
	蚝油西兰花	西兰花75克
	炒莴苣丝	莴苣丝50克 植物油10毫升

（二）食谱审查

（1）对于每日伙食费用的审查，确定伙食费收支平衡，如有问题需及时查明原因，进行调整，保证伙食费充分有效地利用。

（2）注意观察学前儿童的进餐情况，定期进行儿童体格和健康检查，发现不足之处及时调整，确保学前儿童进餐质量，为其健康提供良好的物质基础，促进其生长发育。

（3）营养计算应参照各年龄营养素供给量标准定期进行核查和分析，做到科学合理的营养配比。

三、学前儿童的膳食评价

在托幼机构的膳食管理中，一般需要通过膳食评价来了解托幼机构提供的膳食营养是否可以满足幼儿生长发育的需求，以发现营养问题并及时处理和调整。膳食评价是以调查为途径，计算学前儿童每日从食物中摄取的营养素和热量，与相关的推荐供给量进行常模比较，包括膳食调查和膳食评价两个方面。

（一）膳食调查

常用的膳食状况的调查方法有称量法、查账法、询问法等多种。通过对群体或个体儿童日进餐次数、食物种类和数量等的调查，计算出学前儿童人均摄入的热量和营养素，找出差异和问题，提出整改的措施和方法。常用的几种方法中，称量法比较准确；查账法比较简便；询问法最方便，但准确性差。

（二）膳食评价

膳食评价主要包括数量与质量两个方面的主要内容，数量上是指总热量的供给。学前儿童每天摄入总热量以标准推荐量的80%为宜，长期超过推荐量50%会造成儿童体重超标引起肥胖。质量上包括营养配比和优质蛋白质的摄入量，营养配比是以三大产热营养素的比例为主要配比标准的，推荐比例为蛋白质14%～15%，脂肪30%～35%，碳水化合物50%～55%。优质蛋白质的摄入量应占总蛋白数量的50%或不少于30%，达到同龄学前儿童推荐量的80%以上。

第三节　学前教育机构及学前儿童的饮食卫生要求

学前教育机构必须严格管理饮食卫生，包括选择食品、烹饪过程、储藏食物、保教人员等各个环节，确保食物的安全卫生。

一、预防食物中毒

因误食有毒食品而引起的急性中毒现象，统称为食物中毒。食物中毒可分为细菌性食物中毒和非细菌性食物中毒（化学性、有毒动植物性、真菌毒素和霉变食物）两大类。预防食物中毒包括以下方面：

（一）食品的选择

学前教育机构在选择食品时，除了要兼顾学前儿童的需要，确保食物营养丰富、热能供给充足、易被消化吸收外，还必须保证食品不被污染。确保卫生与新鲜是选择食品的唯一准则。选择食品时应避免以下6种情况：

1. 细菌污染和腐烂变质的食物

粮食霉变产生的黄曲霉素是典型的致癌物质。未煮沸的生豆浆和过期食品等也应避免。

2. 含有致癌因子的食品

如腌制、熏烤的咸菜、火腿等，它们含有亚硝酸盐和多环芳烃等物质，不推荐作为儿童食品。

3. 有毒的天然食物

如未成熟的青番茄、发绿发芽的马铃薯含有毒物龙葵素，食用后会引起恶心、呕吐、腹痛、腹泻、脱水等中毒症状；新鲜的黄花菜会产生中毒症状。而一些畸形的动植物也不宜食用。

4. 刺激性过强的食物

浓茶、咖啡、酒精类饮品等都会引起儿童的中毒，在食品选择时应尽量避免。

5. 含有农药、化肥及人工色素等残留的食物

农药、化肥及人工色素残留量大的食材被误食用后会发生中毒现象。

6. 无质量保证的食物和天然补品及人工营养品

过期产品和“三无”食品会造成食物中毒，补品会造成儿童性早熟等问题。

（二）食品的制作过程

食物的制作过程中要全程避免有害物质的产生并去除有毒有害物质。如避免发芽马铃薯中毒、未煮熟的四季豆和扁豆中毒、生豆浆中毒、烹饪方法不当产生致癌物质等。

（三）食物的储藏卫生

学前机构储藏食物是为了延长食物的食用期限，防止食品腐败变质。

1. 创造不利于细菌生长繁殖需要的条件

（1）温度：37℃左右是最适宜细菌生长繁殖的温度，过低或过高的温度都不利于细菌的存活。尤其夏天是细菌性食物中毒的多发季，可采用高温消毒的方式降低致病菌的存活概率。

（2）营养：高蛋白和含水分的食物中最易滋生细菌，如肉、蛋、奶类等，可以采用脱水等方式保存食物。

2. 选择合适的容器盛放食物

用铁器盛醋、酸梅汤、山楂汁等酸性食物，会造成铁的大量溶解，食用后会造成呕吐、腹痛、腹泻等中毒症状。

知识链接

食品安全是指食品无毒、无害，符合营养要求，对人体健康不构成任何急性、亚急性或者慢性危害。食品安全包括在食品选购、加工、存储、销售等过程中确保食品卫生及食用安全，降低疾病隐患，防范食物中毒，不因为产生有毒有害物质对食用者造成伤害。

教你学会看配料表：配料表上清楚地标注了生产这种食品所使用的主料、辅料成分等。食品的营养品质、本质上取决于它的原料及其比例，一般来讲，食品配料构成越简单，食物越纯正。

教你学会看营养成分表：营养成分表包含项目、含量和营养参考值，国内对婴幼儿等特殊人群提供的食品营养成分表标注要求较高，除了国家强制要求的蛋白质、脂肪、碳水化合物、钠等标注成分外，还会标注常量元素、微量元素、维生素、DNA 等。在给幼儿选择牛奶时一定要看营养成分，含乳饮料含糖量高，营养价值远远低于牛奶，而且长期过量食用会导致婴幼儿患上肥胖症。

二、厨房卫生和炊事人员的卫生要求

（一）厨房卫生要求

学前机构的食堂必须符合卫生部门要求，接受主管部门卫生监督，并申请配发《卫生许可证》，厨房必须达到如下标准：

厨房卫生要求 1

厨房卫生要求 2

厨房卫生要求 3

（1）合乎卫生要求的工作面积，布局合理及流程合理，厨房的墙壁、地面应防水、防潮、易于清洗，生、熟食品存放与制作过程均分开进行，避免食物的交叉感染。

（2）排烟、排气、防尘、防蝇、防风、防蟑螂的设备及控温设备均应齐备。

（3）应保证充足的水源，但室内不能有明沟和积水。

（4）设有消毒设备，保证餐具及时消毒。

（二）炊事人员卫生要求

（1）炊事人员应持证上岗并保证每年要进行 1～2 次体格检查，接受卫生知识培训。

（2）炊事人员应注意保持个人卫生。工作时必须穿上作服，工作帽能包盖头发，戴好口罩；上班前、大小便后要洗手；如厕前要脱去工作服；在炒菜、分菜时不直接从食具中取食物品尝。

（3）炊事人员要严格遵守工作规程，工作时必须着工作服、包头发、戴口罩，工具和容器须分开使用、定位存放，用后清洗、消毒等。

知识链接

学前儿童饮食卫生良好习惯的培养

饮食习惯是生活习惯的重要组成部分。培养学前儿童良好的饮食习惯，关系着学前儿童的身心健康。要落实以下措施。

（一）按时定位，餐前准备

进食前，告诉幼儿要吃饭了。1～2 岁的孩子，要求他们洗好手，戴上围嘴，坐在自己的小椅子上。3 岁左右的孩子可以在吃饭前帮忙做一些就餐的准备，如擦桌子、拿筷子、放好自己用的小匙、小盘、小碗。看到固定的餐具，想到马上要吃饭了，会使婴幼儿食欲增加。

（二）细嚼慢咽、专心进餐

进食时细嚼慢咽，专心而不说笑、不看书看电视，切忌放任学前儿童端着饭碗到处走、边玩边吃，以免发生危险。每顿饭应有大致的时间限制，不要拖得太久，以免饭菜太冷，导致学前儿童胃部不适、消化不良。

（三）饮食定量，控制零食

除了三餐、1～2 次点心之外，要控制零食，使学前儿童养成吃好正餐的好习惯。另外，教育学前儿童不要贪食，以免消化不良。

（四）饮食多样，不能偏食

偏食是一种不良的饮食习惯，不仅影响学前儿童的健康。而且儿童一旦因偏食而形成固定的口味，长大成人后也难再适应多样化的膳食。膳食多样化才能使人体获得全面的营养。应鼓励学前儿童进食各种不同食物，不挑食、不偏食、不厌食。

（五）讲究卫生和礼貌

讲究卫生，如餐前洗手，餐后漱口，不吃不清洁、不新鲜的食物，不喝生水，不捡掉在桌上或地下的东西吃，使用自己的水杯、餐具等。

自学前儿童上桌开始，就应培养他们良好的就餐礼貌，如咀嚼、喝汤时不应发出大的声响，夹菜不可东挑西拣，不糟蹋饭菜等。

思考与练习

一、填空题

1. 营养是指人体（　　）的生物学过程。

2. 人体所需的营养素主要包括（　　）、（　　）、（　　）、（　　）、（　　）和（　　）。

3. 蛋白质是由（　　）种（　　）组成的，按照人体对其需求可以分为（　　）和（　）两大类。

4. 广义的脂肪是指（　　）和（　　）两部分。

5. 碘的生理功能是通过（　　）的作用来体现的。碘缺乏严重，会导致胎儿出生后患（　）。

6. 学前儿童膳食计划包括（　　）和（　　）。膳食评价包括（　　）和（　　）两个方面。

7. 学前教育机构必须严格管理饮食卫生，包括（　　）、（　　）、（　　）、（　　）等各个环节都必须确保食物的安全卫生。

二、简答题

1. 简述基础代谢的需要量、供给量和摄入量的概念。

2. 学前儿童热能消耗如何体现?

3. 简述学前儿童膳食配制的原则。

三、论述题

论述人体六大营养素的生理功能。

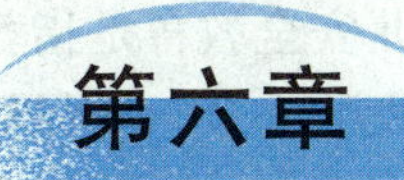

学前儿童安全教育与意外伤害急救

学习目标

1. 知识目标：能够掌握学前儿童安全教育的内容及托幼机构安全措施；熟悉学前儿童意外伤害急救的原则和常见意外伤害的类型。

2. 技能目标：能够熟练判断和运用学前儿童常见意外伤害的处理方法。

3. 素质目标：能够增强学生的安全意识，提高学生发现问题、处理问题的能力；增强学生处理问题的科学性和灵活性。

知识结构导图

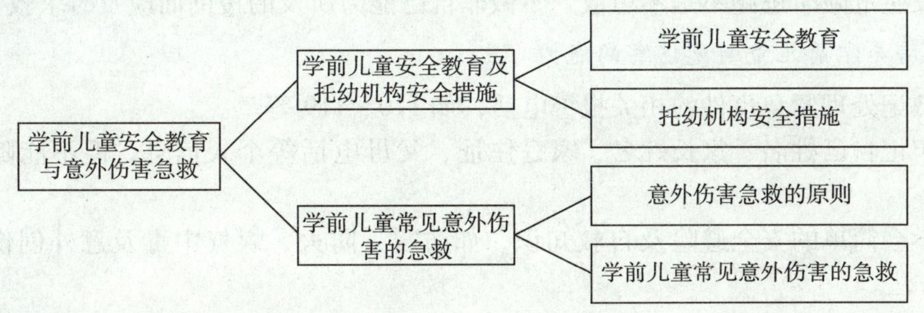

课程思政

“读书，始读，未知有疑；其次，则渐渐有疑；中则节节是疑。过了这一番，疑渐渐释，以至融会贯通，都无所疑，方始是学。”——朱熹。掌握科学的方法，带着疑问学习，是发现问题、处理问题的基础。

第一节 学前儿童安全教育及托幼机构安全措施

一、学前儿童安全教育

近年来，学前儿童及托幼机构中不安全事件频发，引起了全社会对于学前儿童安全教育工作的重视。《幼儿园教育指导纲要（试行）》要求：“幼儿园必须把保护幼儿的生命安全和促进幼儿的健康放在工作的首位”，旨在强调学前儿童安全教育及托幼机构安全工作的重要性。学前儿童生活经验少，对周围的事物缺少深入的认识和了解，身心发展不完善，面对新奇的世界充满了好奇，然而在探索世界的时候，他们对危险不能做出正确的判断，往往无法保护自己。因此，托幼机构应把学前儿童的安全放在第一位，重视对学前儿童的安全教育。幼儿安全教育是指教会幼儿了解和掌握最基本的安全知识和技能，帮助幼儿懂得保护自己和他人的安全，增强幼儿自我保护的意识和能力。学前儿童安全教育的内容主要表现在以下三个方面：

（一）教会学前儿童基本的安全知识

（1）交通安全方面，如学会看交通信号灯；过马路要走人行横道线；不能在马路上玩耍等。

（2）生活及活动安全方面，如不要从高处跳下；不要攀爬高处或靠近栏杆等危险处；掌握水、火、电的安全使用方法；保证乘车安全及学会如何应对陌生人；安全使用工具；注意食品卫生等。

（二）培养学前儿童的自我保护意识

（1）生命安全重于一切，当受到伤害时应以保住生命为首要原则，可以破坏物品逃跑等。

（2）学会保护自己的隐私，如身体的隐私部位不能暴露、不能被别人窥视、不能被别人随意触摸等。

（3）信任家长及学会求救。如走失或遇到危险时要大声呼救或求助于成人（最好找警察等可信任的人）等。

（4）不能随便接受他人赠予的食品，不要盲目信任陌生人。

（5）发生危险时逃跑不是不勇敢，不做非自己能力所及的援助而应及时求救。

（三）培养学前儿童避免伤害的能力

（1）熟记处理紧急事件的相关报警电话，如 110、119 等。

（2）牢记自己姓名、家长姓名、家庭住址、父母电话等个人信息，但不能随意告诉陌生人。

（3）学会简单的安全避险及自救知识，如防震、防火、煤气中毒及意外创伤等意外伤害的处理方法。

（4）向别人求助或求救时应清楚地表述意图。

二、托幼机构安全措施

（一）强化安全意识，建立健全规章制度

未雨绸缪，防患于未然是避免危险的最佳方式，因此强化安全意识是做好安全工作的首要之事。托幼机构的安全工作涉及园内的各个部门，应建立健全机构内各项规章制度，设立专人负责制，以避免儿童受到意外伤害。同时，还要加强对全体保教人员的职业道德教育，让“安全第一”的思想深入人心，明确岗位职责，经常监督检查，杜绝意外事故发生。安全教育也应融入儿童的日常生活中，教育他们保护自身安全是自己的责任，要珍惜自己的生命，因此，托幼机构的安全意识教育还应将儿童自身的安全意识教育纳入其中。

（二）为儿童创设安全的环境，加强预见性

1. 确保儿童一日活动安全

儿童活动安全准备应从每日入园的晨检即开始进行，除身体状况外，还应注意儿童是否

携带危险物品等。对于儿童每日的各项活动均应提前做好充分的准备工作。如儿童服用的药物需专人负责并建立起健全的制度，从带药、放药、服药等方面制定一系列明确规定，专人签字。

在进行教育活动和户外活动时，活动前要向幼儿说明活动需注意的具体事项，配备足够的保教人员。活动过程中，对儿童的照顾要全面细致，确保教师在活动中能够观察到所有幼儿，避免意外事故的发生。

儿童在饮食和睡眠方面的安全也是托幼机构不应忽视的环节。食堂设备和食品卫生需及时检查，食堂工作人员除需持健康证明上岗外，需建立体检制度。午睡时坚决杜绝保教人员擅离职守等现象，并定时巡视儿童午睡情况，如有意外及时处理。

儿童在园的一日活动以离园为最后环节，托幼机构把好儿童的接送关。对于来园接儿童的车辆、家长需登记核实并检查接送卡。如非家长本人接送孩子需及时与家长取得联系核实情况，确保儿童安全。

2. 确保儿童活动设施安全

托幼机构应选择建设在安全区域内，园内的建筑设备及用具要达到安全卫生标准，对于大型器械及其他固定设施均需定期检修，发现问题及时处理。对于室内物品要做到摆放合理，玩具、家具等常用器具所用材料安全无刺激、光滑无棱角；电器插座等尽量遮挡；药品、尖锐物品、化学洗剂等不安全物品要放置于儿童无法拿到的固定位置，并标示清楚由专人保管。

（三）建立家园联系，清除不安全因素

家长作为儿童的法定监护人，对于保障儿童的安全负有重大责任，因此，保障儿童的安全不只是教育机构的责任，家长的支持与配合也是必不可少的。建立起良好的家园联系，保持家园安全教育的一致，为儿童提供安全的环境。尽量清除不安全因素，家园共同努力培养儿童良好的生活习惯，强化儿童安全意识，教会儿童自理、自救的能力。

（四）获得社会力量的关注与支持

做好学前儿童的安全防范工作，为儿童打造一个安全和谐的成长空间是全社会的责任。托幼机构应与当地派出所建立起密切联系，同时，政府相关部门也要建立起安全防范协作机构，并指派专人定期检查巡视托幼机构的设施及安全机制。在建立健全保护儿童的法律法规的同时，还应广泛发动社会力量，加大宣传和防范打击的力度。例如，近年来我国加大了对拐卖儿童的执法力度，建立了基因库，网友们自愿参与微博打拐行动，成功地解救了很多被拐卖儿童。

安全细节歌

小朋友们认真听，安全常识有本经，
时刻注意言和行，老师家长才放心。
私下河，不安全，要防头晕和痉挛，
一江大水喝不完，小小年纪上西天。
冬天冷，要取暖，火区电器要检查，
乱七八糟遍地摆，出了火灾后悔晚。
变压器，不能攀，高压电源危险大，

一旦接触人身体，命归黄泉上西天。
电视剧，动画片，躺到床上不能看，
迷迷糊糊睡着了，当心电视被烧烂。
遇车辆，勿阻拦，扒车拦车不安全，
出了事故伤了人，轻留疤痕重丢命。
吃饭之前要洗手，切记莫把生水喝。
过马路，眼要明，斑马线上小心行。
细小物，注意玩，千万别往口中含。
水火电，莫乱玩，安全常识记心间。
遇火灾，119，速离险境求援助。
陌生人，莫轻信，防止坏人将你骗。
遇匪徒，110，机智巧妙去周旋。
雷电闪，不虚惊，避开高树地下蹲。
地震时，莫慌张，紧急撤至空地上。

上学放学歌

下课铃声响，依次出教室；如厕慢慢走，有序不争抢；
楼梯靠右行，不闹不推搡；运动要适量，上课精神旺；
快乐做游戏，个个守规章；安全记心上，时时不能忘。
放学回到家，别摸刀与叉；插座里有电，千万别碰它；
阳台很危险，能看不能爬；煤气有剧毒，别把火来打；
一人在家蹲，门是保护神；如果有人敲，先从猫眼瞧；
假如生人来，别把门儿开；大声打电话，歹徒最害怕；
坏蛋能吓走，安全得保障；父母回到家，一定把你夸！

火灾来了不要怕！

不玩电器不玩火，把住预防这一关。
火灾一旦已发生，不要惊恐和慌乱，
千万不要跳下楼，千万不要躲衣柜。
如果实在逃不掉，跑到阳台再呼救。
听从指挥快速跑，乘坐电梯不安全。
浓烟围困呼吸难，要把身体贴地面，
弄湿毛巾捂口鼻，离开火场去求援，
快快拨打“119”，消防队来保平安。

溺水自救歌

溺水勿自慌，迅速离现场。
清除口鼻保畅通，拍打后背让肺畅。
若无呼吸人工上，若无心跳挤心脏，
赶紧换上干衣裳，尽快送到病床上。

烫伤自救歌

小朋友，被烫伤，莫要慌。

手指伤，有点红，摸耳朵。
面积大，冷水冲，涂膏药。
无膏药，用酱油，搽蜂蜜。
烫得重，送医院，莫犹豫。
小朋友，要牢记，
一冲洗，二护送，莫忘了。

地震自救歌

地震来了不要慌，跑到屋外空地上。
如果逃跑来不及，躲到桌下或床底。
洪水洪水低处流，来临之前高处走。
高山大树要抓牢，天气预报要看好。

——小精灵网站

第二节　学前儿童常见意外伤害的急救

所谓意外伤害是指突然出现的各种事件对人体造成的伤害，伤害的方式包括物理、化学和生物因素。意外伤害虽然属于小概率事件，一旦发生带来的损伤却是很大的，如果不能得到及时恰当的处理会给儿童健康和生命带来巨大威胁。因此，掌握意外伤害事故的急救方法是十分必要的。

一、意外伤害急救的原则

（一）抢救生命

“生命重于一切”，意外一旦发生，特别是当情况严重时，应该以抢救生命为首要原则。抢救生命首先要检查儿童的生命体征是否正常，包括其呼吸及心跳脉搏。若儿童的生命体征出现异常则应在第一时间施行心肺复苏术。

（二）减少痛苦

抢救患儿时要尽量减少其痛苦，改善病情。意外事故带来的伤害是非常严重的，例如各种烧烫伤及骨折时会产生剧烈的疼痛，患儿因此情绪紧张，这种情绪令患儿病情加重，甚至休克。所以，在急救的过程中应注意动作轻柔，尤其在处理和搬运时要严格遵守操作规程，动作不要过度，位置适当，同时安抚患儿情绪，若有必要可施以镇痛、镇静类药物。

二、学前儿童常见意外伤害的急救

（一）常见外伤的处理方式

1. 擦伤

因擦撞、摔跤等造成皮肤擦伤并伴伤口污染时，应先用洁净的水冲洗干净伤口，洗去沾染的污物后涂红药水并覆盖上纱布。

2. 挫伤

挫伤是指机体受到撞击或受到重物打击后，虽然皮肤外表未破损，但受伤处呈肿痛青紫状态的一类常见伤害。挫伤在受伤初期时可局部冷敷，以防止皮下继续出血，但 24 小时后方可用热敷理疗或用伤湿止痛膏等外用药贴于患处。

3. 割伤

割伤是刀、剪、玻璃片或锋利的器具造成的损伤。当伤口流血不止时，就要用直接压迫法止血。若是手指出现割伤，而且伤口流血较多，应紧压手指两侧动脉 5 ~ 15 分钟，一般便可止血。如果伤口在身体其他部位时，都要加压止血。若压迫止血无效时，用皮筋或止血带在出血处的近心端扎紧后送医院处理。但需注意的是每次止血带扎紧的时间不宜超过 15 分钟，避免血液循环不畅造成机体坏死。止血后，可用碘伏或浓度为 75% 的酒精消毒伤口，用消过毒的纱布或创可贴覆盖后再用绷带包扎固定。但当伤口较深、较大或面部受伤时，应及时就医处理，以免留下过大的疤痕。

4. 扭伤

扭伤多数是运动系统受到的损伤，常见于四肢关节部位或肌肉、韧带等软组织因过度牵拉而受到损伤。受伤部位肿胀疼痛，行动受限。扭伤初期应停止活动减少出血，采用冷敷治疗，1 ~ 2 天后，再用热敷促进消肿和血液的吸收。

5. 抓咬伤

抓咬伤若是学前儿童聚在一起玩耍时造成的，而且问题不大时，适当消毒处理一下即可。但要注意的是，在清理伤口时要使用流动水。如果伤势较重并伴有发烧时，应赶紧就医治疗。

如果儿童被猫、狗等动物抓咬后受伤，切忌对伤口进行挤压，避免病毒以更快的速度进入神经系统。首先应彻底清洗，使用肥皂水、清水、洗涤剂或对狂犬病毒有可靠杀灭效果的碘制剂、乙醇等，彻底冲洗伤口至少 20 分钟；接着用 75% 酒精或 2% ~ 3% 碘酒涂抹伤口；然后马上到当地防疫部门注射疫苗。如果没有伤及大血管时尽量不要缝合，也无须包扎。若伤口过大或伤及大血管，必须在清创消毒后先用狂犬病免疫血清或免疫球蛋白浸润伤口至少 2 个小时，再缝合包扎。

6. 裂伤

裂伤通常是因为儿童在玩耍时撞到桌脚、跑跳摔倒或手指被利器割破后导致的。一般伤口较深，皮肤开裂，出血较多。其处理方式原则上在 24 小时之内缝合即可，但若受伤部位在面部，则需尽早缝合。过于严重的裂伤，处理得越晚，伤口被细菌感染的可能性就越大，极有可能造成病情恶化甚至留下伤疤，因此应及时就医。

7. 刺伤

钉子、玻璃、木屑等锐利的物品刺入身体，会伴有少量出血，其伤口既窄且深，污物不易排出，极易因细菌感染引发炎症，甚至有患上破伤风的危险，务必及时就医。处理刺伤时，首先要洗净双手，然后用力挤压伤口，让细菌随污血流出。若无法辨识异物或无法自行取出异物，应到医院取出异物并注射破伤风针。

8. 蚊虫叮咬伤

蚊虫叮咬是困扰家长与儿童的最为常见的伤害。大部分蚊虫叮咬所致外伤都不严重，用冷水或冰块冷敷可防止毒素扩散。一般而言，蚊虫叮咬后的伤口会发痒，应尽量防止儿童抓挠伤口，如果抓破极可能因毒素扩散而引发脓疱疮。也可于被叮咬处涂抹一些碘酒或用肥皂水洗涤，缓解疼痒。对于蚊虫叮咬问题，防大于治，要避免受伤应从防蚊入手。室内不要积水，可以种植一些驱蚊的植物（如薄荷等），给儿童使用蚊帐，并尽量关闭门窗，出门时可适量喷洒一些驱蚊液。

9. 烧烫伤

在幼儿烧烫伤事故中，因开水、热粥、汤等烫伤者居多，被火烧伤、化学烧伤及电器击伤者也有。虽然烧烫伤的处理应视情况而定，但总的来说要按冲、脱、泡、盖、送5步骤来进行。

冲：是指用流动的清水冲洗伤口至少15～30分钟，目的是快速降低皮肤表面热度。若条件不许可无法冲洗可以冷敷。

脱：等创口处衣物充分浸湿后，再小心除去衣物，必要时可以用剪刀剪开衣服，或暂时保留粘连部分，并避免将水泡弄破。

泡：在冷水（加冰块）中持续浸泡15～30分钟，可在降低皮肤温度的同时起到减轻疼痛和稳定情绪的作用。但若烧烫伤面积太大或儿童年龄较小，则应适当减少浸泡时间，以免延误治疗时机或体温下降过多。

盖：用消毒过的纱布或清洁干净的床单、布条等覆盖受伤部位。但是不要在受伤部位涂抹米酒、酱油、牙膏、糨糊、草药等无助于伤口复原的东西，以免造成伤口感染，影响医护人员的紧急处理和对病情的诊断。

送：抓紧时间送医急救、治疗。

此外，若抢救火焰烧伤时应第一时间扑灭患儿身上火焰再剪去或脱去已着火的衣物。如果是被腐蚀性药品烧伤，应辨明化学物品性质再采取相应措施，如是一般化学药品可立即用大量清水冲洗；如是生石灰等，应先将生石灰颗粒从创面除去，再用水冲洗，否则，生石灰遇水生热，会加重伤势。

（二）常见出血问题的急救方式

1. 鼻子出血

首先应查明儿童鼻子出血的原因。最为常见的原因是儿童用手抠挖鼻痂导致鼻子出血；儿童发热或因天气原因造成空气干燥时鼻子也容易出血；另外，被某些传染病感染时也会出现出鼻血的问题。鼻子出血的具体处理措施如下：

（1）安抚儿童情绪，告诉儿童不要紧张，要安静坐下后头略往前倾。

（2）不要使用“堵”的方法止血，而应捏住出血一侧的鼻翼，压迫止血，一般压住5～10分钟即可止血。

（3）如果压迫出血无法及时止住，也可用0.5%麻黄碱或1/1 000肾上腺素湿棉球塞在出血侧鼻孔内，要深达出血部位，并对前额处和鼻部用冷敷。

（4）止血后，2～3小时内不做剧烈运动，避免再出血。

（5）若儿童有频繁的吞咽动作，一定要让他把“口水”吐出来，若吐出的是鲜血，说明仍在继续出血，应尽快送医院处理。上述情况常发生在鼻后部位出血。

（6）如果儿童长期或经常频繁地出血，则应去医院做全面检查。

2. 外伤出血

外伤如果只是少量出血则不会造成危险，但如果损伤到动脉，会引起大出血。发生出血时应立即采取止血措施。止血方法如下：

（1）对较小伤口造成的静脉或毛细血管出血，若出血量小时，可用消毒后的纱布紧压出血处止血。

（2）伤口较大或伤及动脉时可用干净的纱布、棉花垫在伤口上，用绷带包扎。

3. 内出血

内出血常见于儿童受到外力伤害后，尤其是腹部受伤造成的肝、脾破裂会伴有内出血症状的发生，受伤者表现为脸色苍白、出冷汗、手脚发冷、呼气急促、心慌、心跳快。内出血是血液流入组织或体腔内的闭合性损伤，因为外表无伤，极易被忽略，从而影响诊治，延误病情。因此，对受到撞击或从高处跌落的儿童，即使没有外伤也要注意观察是否有内出血症状的发生，切不可掉以轻心。

（三）常见骨骼创伤的急救方式

1. 脱臼

由于儿童关节发育尚未成熟，因此很容易在外力下造成儿童手臂脱臼，也叫“肘错位”，医学上称为“小儿桡骨头半脱位”。年龄过小的儿童在穿衣服或玩耍时，如果被猛然牵拉手臂，可能发生牵拉肘。脱臼的儿童会突然啼哭不止，或喊叫受伤的胳膊疼痛；肘关节通常呈半屈位，前臂不能后旋，不能取物或抬举，无法自由活动，在脱臼处有压痛感，局部无明显的肿胀和畸形。发生脱臼时应做如下处理：

（1）肘关节脱臼复位的方法较为简便，托幼机构的保教人员即可以实行。

（2）若无专业人员可做复位处理，不要贸然操作，以免加重组织损伤和增加伤者痛苦。

（3）肘关节脱臼即使复位后也需注意养护，切勿用力牵拉，因为受伤后的关节极易重复发生脱臼的问题。

2. 骨折

儿童骨折的病因大致可以分为意外伤害、非意外伤害和病理因素3类。非意外伤害主要是指虐待伤害，病理因素也不属于常见的情况。因此，意外创伤是造成儿童骨折的主要原因。骨折症状表现如下：有剧烈的疼痛和局部明显的压痛；骨骼失去正常的功能；附着在骨骼上的肌肉失去平衡，组织肿胀，局部出现畸形。此外，因为儿童骨骼成分中有机物所占比例较大，其骨骼韧性较大，会出现“青枝折”，即骨折后发生骨骼“折而不断”的现象。“青枝折”因无外在明显表现极易被忽略，未经复位就自行痊愈的肢体会出现畸形，影响其正常功能，因此儿童一旦受伤后，应立即就医。

发生骨折时，应以观察伤者的全身情况作为急救原则，如果有大量出血现象应优先止血，同时限制伤肢活动，防止断骨处进一步损伤身体周围组织，然后针对骨折部位不同做相应的处理。

（1）四肢骨折。首先使用长度必须超过伤处上、下关节的夹板夹住伤肢，然后在伤肢上垫一层棉花或布类，用三角巾或绷带把木板固定在伤肢上。当骨折处不再有活动的可能后，露出被固定伤肢的手指或脚趾，注意观察伤肢的血液循环。若指（趾）苍白、发凉、发紫或发麻，则需要放松绷带，重新固定，防止伤肢血液循环受阻。固定伤肢时，若无专业夹板也可就地取材，选用竹片、硬纸板等代替。如果是开放性骨折，须维持伤处原状，不可自行将断骨归位，在覆盖上干净纱布后做简单固定，再进行转运。

（2）肋骨骨折。肋骨骨折分为两种情况，首先应观察伤者呼吸情况，若伤者不觉得呼吸困难则骨折未伤及肺部，让伤者深呼吸，可以直接用宽布带缠绕断骨处的胸部将断骨固定。若伤者感到呼吸困难，可能已伤及肺，不要处理断骨，急速送医就诊。

（3）颈椎骨折。颈骨受伤后可先在颈下垫一小枕，再在头的两侧各垫一小枕，保持颈部的生理弯曲，保证颈部可以固定在担架上，防止头部随担架移动而摆动。搬动时切忌硬搬头部，可以将头部与背部同时抬起，平行移动。

（4）腰椎骨折。腰椎骨折的伤者切勿弯腰或走动，同时严禁借助外力搀扶、抱持伤者造成其腰部弯曲。需由参与救护人员动作一致地托住伤者的肩胛、腰、臀将伤者顺势“滚”到木板或硬质担架上，令患者俯卧并用宽布带将其身体固定在木板上。送医救治时要保持伤者脊椎处于挺直位置，不能让伤者行走，在运送过程中，切忌使用绳索等制成的软性担架，整个运送过程要尽量平稳。

（四）常见异物入体的急救方式

1. 呼吸道异物

在呼吸道异物中，气管异物是比较常见的学前儿童呼吸道堵塞急症。儿童气管异物的发生往往与学前儿童的不良生活习惯有关，如儿童常常将纽扣、瓶盖、硬币等放进口中，或者在进食硬质食物时，因咀嚼能力差，喉头的防护作用不佳，不慎将食物吞进气管所致；另外，进食时剧烈哭闹、说话、嬉笑都会导致食物呛入气管；甚至有些家长因为给学前儿童喂药时操作不当，也会导致学前儿童气管异物。

学前儿童气管异物一旦发现，成人不要惊慌，应安抚儿童情绪，阻止孩子哭闹，也不要用手掏异物，可采用下列急救方式排出异物：

（1）自制牙垫或牙垫的代用品（如布卷等），让患儿把口张开，如可见异物时可将其取出。

（2）向患儿口腔里伸进洗净的手指或消毒过的棉签，刺激咽部，利用防御性咳嗽促使其将异物咳出。

（3）倒立拍背法：成人立即将患儿双脚倒提起来，同时用力拍打患儿背部，利用异物的自身重力和患儿呛咳时胸腔内气体的冲力，迫使异物排出。

（4）使用推压腹部的方法：让患儿坐着或站着，救治者站在患儿身后，用双手抱住孩子后，一手握拳，大拇指向内，放于患儿的肚脐与剑突之间，另一手的手掌压住拳头，有节奏地向上向内用力推压儿童上腹部，促使其膈抬起，压迫肺底，使患儿肺内产生一股强大的气流，迫使异物从气管内向外冲出，经口腔排出体外。在施救时应注意动作迅速准确、用力适度，防止抢救时造成儿童肋骨骨折或内脏损伤等二次伤害。

如果急救措施无效或情况紧急则应及时送医治疗。

2. 鼻腔异物

儿童常常会因为好奇等原因而无意中将小物件塞入鼻孔造成鼻腔堵塞。常见鼻腔异物有蜡笔、花生米、豆粒等。鼻腔异物是十分危险的，若处理不当极易危及生命。清除鼻腔异物可用如下方法：

（1）首先要向孩子了解清楚异物是什么物品，其形状、性质如何。

（2）对于易腐烂的异物（豆类等），可将一侧鼻孔压紧后，闭紧嘴，用力擤鼻，将异物排出。

（3）异物如不能擤出，可用纸捻等刺激鼻黏膜，利用幼儿打喷嚏的气流冲力将异物喷出。

（4）不要用镊子去夹圆形异物，这样会使其深陷鼻腔内部。可用消毒小钩经鼻孔插入异物后方，向前下方轻轻将其勾出。对于形状扁平的异物，可在直接视线下确定方位后用镊子小心取出。

过大异物或尖锐异物不易取出时应立即去医院处理。

3. 消化道异物

多数消化道异物入体是由儿童误服物品造成的，发现后只要未发生呛咳、呼吸困难、口唇青紫等问题就不必过分紧张。发现儿童出现消化道异物时，首先要观察儿童是否有窒息缺氧等现象，然后弄清楚异物性状后根据异物情况做出相应的处理。

（1）误服药物。确定被误服药物的性状、数量、服食时间等情况，根据药性做出判断，若是不会给儿童造成中毒等伤害的普通药物，可给孩子喝一些牛奶或清水，以缓解药物作用；若药物对儿童损伤严重或对所服药品性状不确定时，必须尽快送医院观察处理。

（2）误吞光滑小件物品。如瓶盖等光滑小件物品需先由 X 射线确定其位置。由于此类物品可随大便排出，因此，只需要留意孩子的大便，确认异物排出体外即可。

（3）误吞尖锐或大件异物。因为此类异物随时有可能穿透或钩住消化道壁，造成损伤，所以一旦发生必须急速送医就治。

（4）误服毒物。当发现儿童误服毒物后，应做如下处理：

①尽量准确判断误服毒物的性质、种类等。

②在确定误服毒物（如酒精）不会对儿童造成二次伤害的情况下，用洗净的手指刺激咽部诱吐，以减少毒物在体内停留的时间，阻止其进入血液循环的时间，降低伤害程度。

③根据毒物性质采取相应的解毒措施。如误服强酸，应给儿童喝下肥皂水、生蛋清、牛奶等，保护胃黏膜；若是强碱性毒物，则应喝下柠檬汁等酸性饮料。

④若毒物性状不明或毒性过大应急速送医院治疗。

4. 外耳道异物

儿童外耳道出现异物多数是由挖耳或耳道内进入小物体或小虫等造成的。外耳道异物可能影响听力，引起耳鸣，严重者可能导致外耳道炎，出现耳痛。若异物接近鼓膜会压迫鼓膜引起耳鸣、眩晕等症状。活动的小虫爬动时不仅会引起不适，如触及鼓膜甚至会损伤鼓膜。外耳道异物的处理方式如下：

（1）对于活动而不膨胀的异物，用生理盐水直接将其冲出即可，如有耳道内损伤须禁用。

（2）对于植物性异物入耳，在可以直视的情况下用异物钩或耳匙取出，不宜用水冲洗。

（3）对于小虫入耳，可以先用植物油或酒精等将其杀死后，再用器械取出或用水冲出。

（五）常见眼外伤的急救方式

儿童常常会因为活泼好动而伤及眼睛，而眼睛遭受外伤后视力很容易受到影响，严重的甚至可导致失明。在教育儿童懂得珍爱眼睛、自我保护、躲避危险的同时，保教人员也应该了解一些处理眼外伤的急救常识，这对于保护儿童的眼睛和视力是十分重要的。

1. 眼内异物

眼睛进入异物后儿童马上会有不舒适的感觉。此时应禁止儿童用手揉眼睛，教儿童用力眨眼，使泪腺分泌泪水将异物带出，或者用温开水冲洗眼睛直接冲洗去异物。附在眼角膜上的异物，可用清水洗掉。若异物黏附于眼睑结膜表面或下眼睑，可直接以洁净柔软的纱布轻轻擦掉；异物在上眼睑则需让幼儿向下看，以手指轻轻翻出眼皮才可擦去。但如果角膜出现异物则不得自行处理，而应迅速送医院处理。

2. 物理损伤

儿童眼睛的物理性损伤包括挫伤、刺伤、划伤和鞭炮炸伤等。针对不同伤害应做出如下处理：儿童眼睛发生挫伤、刺伤、划伤或被鞭炮炸伤时，首先需要仔细观察伤者病情。对伤势较轻者，使用毛巾冷敷，减缓血流速度，减少眼内出血；对伤势较重者，应以消毒纱布覆盖后迅速送医院处理。

3. 化学损伤

儿童眼睛所受的化学损伤主要是由于酸、碱烧伤所造成的。化学损伤一旦发生必然会导致眼睛的严重损伤。若酸、碱不慎误入眼中要迅速用大量清水彻底冲洗，以免残留化学物质，用手分开患儿上下眼睑，教幼儿边冲洗边向各个方向转动眼球。发生化学损伤时，冲洗之前需要分清入眼化学药剂的属性。例如，若是生石灰进入眼睛，应用棉签或干净手绢将生石灰粉拨出，然后再用清水反复冲洗受伤的眼睛，至少要冲洗 15 分钟。冲洗后还应去医院检查治疗。

（六）中暑的急救处理方式

近几年，随着全球气温的变化，夏天里高温高热天气经常出现，例如，2019 年我国南方有 43 个县市气温超过 40℃。学前儿童体质较弱，抵抗能力弱，在高温天气中进行户外活动，或停留时间过长，体表热量无法散发，容易中暑。发生此类现象的处理方式如下：

首先，将患儿迅速移动至阴凉通风处，取仰卧位，头偏向一侧，解开衣扣及其他束缚物，必要时可为患儿更换衣物。

其次，将患儿双脚垫高 20～25 厘米，用凉毛巾冷敷额头，同时用扇子为其扇风，帮助散热。若患儿出现昏迷现象，可以指压法或针刺法刺激人中穴。

最后，在患儿清醒后可以让他们喝一些如淡盐水、绿豆汤、金银花汤之类清凉解暑的饮料，或遵医嘱口服十滴水、人丹、藿香正气水等祛暑的药物；如有呕吐者不宜给药。但应注意的是，在患儿清醒之前不能进食或喝水，饮水时也不可以一次性大量饮水。对于中暑较重者，建议采用静脉注射补液。

（七）触电的急救方式

电器进入家庭，儿童不可避免地会接触到电线、开关、插座等，稍有不慎便有可能触电，甚至雷电发生时儿童若躲避不当也可能遭受雷击，症状与电击相同。一般的轻微触电能引起人体局部麻木，呼吸、心跳骤然加速；电流敏感者还会出现休克晕倒现象。严重触电会使触电者呼吸中枢抑制，导致呼吸加快变浅，甚至呼吸不匀；同时，心脏功能受到损害，心跳加速，心律不齐，进而陷入昏迷，最后因呼吸麻痹及心室纤维性颤动而死亡。因此，当发现儿童触电时，应迅速采取有效措施予以抢救。

出现触电现象时，救护者必须谨慎小心，迅速选择一个安全的方法，先立即将触电者与电流脱离，如拉断电闸、以绝缘物品（干燥的长木棍、竹竿等）拨开触电者、切断电路及拨开电线等。一旦触电者脱离电源则应立即检查其生命体征。通常情况下，轻微触电者及时脱离电源后，无须采取任何医疗措施便可以较快地自行恢复。对严重触电者，应在事故现场进行紧急救护，如心肺复苏术，并及时拨打 120 急救电话，请求医务人员赶到现场。

知识链接

防溺水安全：

家长要做到“四知道”

- 知道孩子去了哪里；
- 知道孩子去干什么；
- 知道孩子和谁一起；
- 知道孩子什么时候回来。

家长要告诫孩子“六不准”

- 不私自下水游泳；
- 不擅自与同学结伴游泳；
- 不在没有家长带领的情况下游泳；
- 不到无安全设施、无救护人员的水域游泳；
- 不到不熟悉的水域游泳；
- 不准不习水性便擅自下水施救。

如遇同伴溺水，不得自行组织救助，要及时呼叫成人来救援并拨打110。

思考与练习

一、填空题

1. 意外伤害是指突然出现的各种事件对人体造成的伤害，伤害的方式包括（　　）、（　　）和（　　）。
2. 意外伤害急救的原则主要有（　　）、（　　）和（　　）。

二、简答题

1. 简述幼儿安全教育的概念及主要表现。
2. 托幼机构安全措施主要包括哪些？

三、论述题

论述学前儿童常见的各类意外伤害的处理方式。

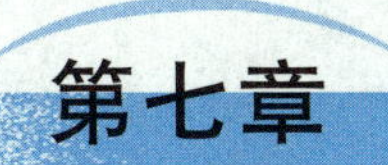

学前儿童健康评价与常见疾病

学习目标

1. 知识目标：能够熟悉学前儿童各生长发育指标的内涵及常规知识；了解几种常用的评价方法；掌握传染病的内涵、特点及发生环节；掌握传染病的预防措施。

2. 技能目标：能够熟练运用学前儿童生长发育形态指标的常用测量方法；区分学前儿童常见疾病；掌握学前儿童常见传染病的预防与处理方法。

3. 素质目标：能够培养学生的责任意识；提高学生的观察能力、处理问题的能力及指导儿童家长的能力。

知识结构导图

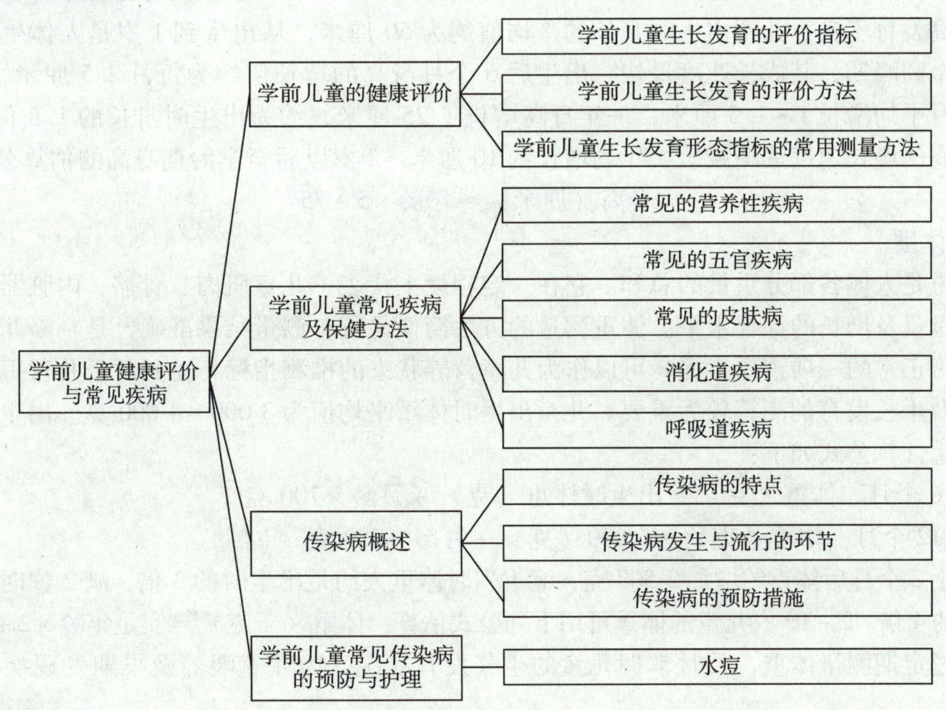

课程思政

泰戈尔说：“人独特的个性是：给予多于接受，收获多于神的播种。”而对于我们来说能够用自己所学的知识去帮助有需要的人，是这个世界上最幸福的事情。

第一节　学前儿童的健康评价

一、学前儿童生长发育的评价指标

对学前儿童进行健康评价时，一定要有相应的评价指标作为参考。学前儿童生长发育的指标包括形态指标、生理机能指标、心理指标。

（一）形态指标

形态指标是指身体及其各部分在形态上可测出的各种量度，如长、宽、围度及重量等。身高、体重、头围、胸围和坐高是生长发育评价中常用的形态指标。其中代表长度的指标是坐高、手长、足长、上肢和下肢长；坐高与身高的对比可以反映躯干与下肢的比例；肩宽与骨盆宽可以反映身体的横径；头围与胸围可以代表身体的周径。其中身高和体重是最基本、最常用的形态评价指标，因为其测定简单方便，而且能较为准确地反映生长发育的水平和速度等信息。

1. 身高（3 岁以下称身长）

3 岁以下的儿童无法掌握立位测量的要求，测量时很难获得准确的测量数据，需采取仰卧位测量，故 3 岁以下的儿童身高又可称为身长。身高是指头顶到足底的垂直高度，显示的是头、脊柱、下肢长的总和，是反映身体生长发育水平和速度的重要数据。但身高的个体差异性较大，受到遗传及其他因素的影响很大。例如：骨骼发育异常及内分泌异常都会造成儿童的身高发育不良。儿童出生时身长的平均值约为 50 厘米，从出生到 1 岁是人体生长发育的第一个高峰期，其成长速度最快，出生后 6 个月身高的增长值约为每月 2.5 厘米，6 ~ 12 个月每月平均增长 1 ~ 1.5 厘米，一年身高增长了 25 厘米，约为出生时身长的 1.5 倍。1 岁以后身高的增长速度逐渐减缓，年均增长约 10 厘米。2 岁以后至学龄期身高的估算公式为

身高（厘米）≈年龄 ×5 +75

2. 体重

体重是人体各部分重量的总和。它在一定程度上代表了儿童肌肉、骨骼、内脏器官、皮下脂肪重量及增长的综合水平。体重测量的方法简便易行，测量结果准确，是判断儿童体格发育是否正常的一项重要指标，可以作为儿童营养状态的推测指标，尤其对于儿童短期内营养状况及生长发育的测算较为重要。儿童出生时体重平均值为 3 000 ~ 4 000 克。出生一年内儿童体重计算公式如下：

1 ~ 6 个月　体重（克）≈出生时体重（克）+月龄 ×700 克

7 ~ 12 个月　体重（克）≈6 000（克）+月龄 ×250 克

出生 2 个月后体重约增加 2 500 克，满 1 岁时体重大约是出生时的 3 倍，满 2 岁时大约为出生时的 4 倍。2 ~ 10 岁儿童的体重可用下列公式估算：体重（千克）≈实足年龄 ×2 +8。

通过定期测量体重，及时掌握儿童的生长发育状况，为儿童喂养及早期发现疾病提供依据。

3. 头围

头围是 6 岁以下儿童尤其是胎儿期大脑发育的重要指标，反映出儿童头颅与脑量的发育

情况，也是判断如脑积水等大脑发育问题的主要依据。头围的增长速度以出生后第一年最快。至3岁时平均头围约48厘米，接近成人水平。因此，3岁以下儿童定期测量头围对于了解大脑发育情况具有重要意义。

4. 胸围

胸围是胸廓的最大围度，可以反映胸廓容积、胸部骨骼、肌肉、背肌、脂肪层的发育状况，在一定程度上说明身体形态和呼吸器官功能的发育水平，是人体宽度和厚度最有代表性的指标，同时也是评价幼儿生长发育水平的重要指标，也可反映体育锻炼的效果。小儿出生时平均胸围为32厘米左右，比头围小1~2厘米，1岁左右胸围与头围大致相等，1岁后胸围超过头围，胸围大于头围的正常指数约为

胸围=头围+实际年龄（周岁）−1（厘米）

胸围发育不达标，说明儿童胸腔内器官发育较差，胸围过大则可能与“鸡胸”有关。青春期时胸廓发育很快并逐渐向成人体型转变。

其余生长发育的形态指标还包括：坐高，是头顶至坐骨结节的长度，通常表示躯干的长度，可以间接地了解内脏器官的发育状况；以及臂围、腿围和皮褶厚度等反映营养状况的指标。

（二）生理功能指标

生理功能指标是指身体各器官、各系统在生理功能上可测出的各种量度，包括：反映心血管系统功能的基本指标，如心率、脉搏和血压；反映呼吸系统功能的基本指标，如肺活量、呼吸频率；反映骨骼肌肉等运动系统的基本指标，如握力、拉力、背肌力等。生理功能指标有助于对儿童生长发育状况进行全面评价。

（三）心理指标

儿童的心理发展指标：可以通过对其感觉、知觉、语音、记忆、思维、情感、意志、能力和性格等方面进行观察和研究获得相应数据，并有针对性地提出符合儿童年龄特点的心理卫生措施，促进儿童身心和谐发展。

二、学前儿童生长发育的评价方法

（一）常用的评价方法

生长发育评价在儿童卫生工作中应用广泛，主要用于：

(1) 评价个体、群体儿童少年现时的生长发育水平处于什么等级。

(2) 筛查、诊断生长发育障碍，评价营养和生活环境因素对生长发育的影响，提供保健咨询建议。

(3) 列入社区健康水平的指标体系，通过观察指标变化，评价各项学校卫生措施的实效，作为实施学校卫生监督的依据。根据这些需要，生长发育评价的基本内容包括生长发育水平、生长发育速度、各指标相关关系等三个方面。

选择合理的评价方法，是进行正确评价的关键。迄今没有一种方法能完全满足对个体、群体儿童的发育进行全面评价的要求。因此，应根据评价目的选择适当的方法，力求简单易行，直观而不需要附加计算。可结合体格检查、生活环境条件、健康和疾病状况进行综合分析，以得出较全面、准确的评价结果。

（二）指数法

指数法指的是利用数学公式，根据身体各部分的比例关系，将两项或多项指标相关联，转化成指数进行评价。本方法计算方便，便于普及，所得结果直观，应用广泛。常用指数有：

（1）身高体重指数，表示单位身高的体重，体现人体充实度，也反映营养状况。

（2）身高胸围指数，反映胸廓发育状况，借以反映体型。

（3）身高坐高指数，通过坐高和身高比值，反映人体躯干和下肢的比例关系，反映体型特点。可根据该指数大小，将个体的体型分为长躯型、中躯型和短躯型。

（4）BMI 指数（Body Mass Index）又称体重指数，近年来受到国内外学者高度重视，他们认为 BMI 指数不仅能较敏感地反映身体的充实度和体型胖瘦，而且受身高的影响较小，与皮脂厚度、上臂围等反映体脂累积程度指标的相关性也高。我国已建立的“学龄儿童及青少年 BMI 超重、肥胖筛查分类标准”是 BMI 在儿童生长发育领域的具体应用。18 岁时该指数≥24 和≥28，可分别认定为超重和肥胖。

（5）握力指数和背肌力指数：均利用肌力与体重的密切关系，借助单位体重的握力和背肌力校正体重的影响，分别显示上臂和腰背部的肌肉力量，比原指标更具可比性。

（6）肺活量指数：分别利用肺活量和体重、身高的密切关系，利用单位体重或身高校正肺活量，可以更确切反映机体肺通气能力的大小。

由于身体指数存在显著的种族、城乡、性别、年龄和身高等差异，应结合专业知识应用，注意克服指数的机械性弱点。制定和应用评价标准时应注意以下问题：①不能忽视身高因素。同性别、年龄而身高不同的儿童，身材高大而粗壮者和身材矮小而瘦弱者可同样被评价为“体型匀称”，克服方法是利用年龄别身高标准，先筛出那些生长发育迟滞者。②充分注意指数（尤其源自体格指标者）鲜明的种族、地区差异。③大多数指数呈非正态分布。因此，最好依据百分位数法先将指数分若干等级，确定其等级含义。

（三）等级评价法

等级评价法是离差法（用于评价个体、群体儿童少年生长发育现状的常用方法）中最常用的一种。它利用标准差与均值的位置远近，划分等级。评价时将个体该发育指标的实测值与同年龄、同性别相应指标的发育标准比较，以确定发育等级。国内最常用五等级评价标准见表 7－1。

表 7－1　五等级评价标准表

等级	标准
上等	$+2\delta$ 以上
中上等	$+\delta$ 到 $+2\delta$
中等	$+\delta$ 到 $-\delta$
中下等	$-\delta$ 到 -2δ
下等	-2δ 以下

一般生长发育评价中，身高和体重是最常用的指标。个体的身高、体重值在判定标准均值 ±2 个标准差范围内（约占儿童总数的 95%）均可视为正常。但在均值 ±2 个标准差外的

儿童少年，不能据此定为异常，需定期连续观察，结合其他检查，慎重做出结论。个体的体重有升有降，易受内外环境影响。若儿童体重连续数月下降，则应先排除疾病再评价营养状况。

等级评价法亦可用于集体儿童的发育评价，称“等级百分数法”。评价时先收集两个班或两所学校所有学生的测量资料，分别按不同发育指标，采用统一标准，对照相应的等级评价标准，确定各个体的等级。然后，分别统计每项指标中各发育等级的人数占各班、各校整体的百分数（%）。由此，可通过分析两班、两校在该指标上发育“好”或“差”的等级百分数的高低，比较该群体学生发育状况。

等级评价法的优点是方法简单，易掌握，可较准确、直观地了解个体儿童的发育水平高低。评价集体儿童时，所得结论不受两群体内部成员性别、年龄等差异限制。这是因为尽管两群体的成员组成不同，但评价时各个体都是按该指标各自的年龄、性别评价标准进行的；换言之，群体的等级百分数建立在个体等级评价的基础之上。等级评价法的不足之处是只能对单项指标进行评价，无法准确判断发育匀称度，而且其变化趋势在动态观察中不够直观。

（四）曲线图法

曲线图法是离差法中另一常用评价方法。制作曲线图时，将某地不同性别—年龄组某项发育指标的均值、均值±1、±2 个标准差分别点在坐标图上（纵坐标为指标值，横坐标为年龄，男女各一），然后将各年龄组位于同一等级上的各点连成曲线，即制成该指标的发育标准曲线图。若连续几年测量某儿童的身高或体重，将各点连成曲线，则既能观察出该儿童的生长发育现状，又能分析其发育速度和趋势。以身高为例，若个体的测量值在均值±1 个标准差内可评价为发育中等；在均值+1～+2 个标准差间者可评价为发育中上等；在均值-1～-2 个标准差间者可评为发育中下等；在均值+2 个标准差以上者可评为上等；而在均值-2 个标准差以下者可评价为下等。如上述，在均值±2 个标准差外的儿童，不能一概评价为不正常，应连续观察其发育动态，判断其发育曲线是趋向好转还是趋向恶化，再做出正确判断。

用曲线图来评价集体儿童少年的发育现状也简便易行。可在同一坐标纸上将该群体各年龄组的某指标均值和该地区同年龄—性别发育的“标准”均值都绘成曲线；比较两曲线相差的高低和距离远近。同理，也可比较某地不同年代某指标的均值曲线。

曲线图法使用广泛，有以下优点：①方法简单、结果直观、使用方便。②能描述儿童的发育水平等级。③能追踪观察儿童某指标的发育趋势和速度。④能比较个体和群体儿童的发育水平。该方法的不足之处是不同性别的每一指标都要做一张图，不能同时评价几项指标，也不能分析比较发育的匀称度。

（五）百分位数法

百分位数法有多种表示方法，其中以百分位数曲线图法使用最广泛。其制作原理、过程与离差法相似，但基准值（P50）和离散度（P3、P25、P75 和 P97 等）均以百分位数表示。该方法的优点是无论指标是否呈正态分布，都能准确显示其分散程度。

目前，利用百分位数法和曲线图法结合制成的身高、体重、BMI 等指标的百分位数曲线图，已成为 WHO 和许多国家用以评价儿童少年生长发育现状和发展趋势的主要标准。评价时只需找到个体身高或体重在图上的位置，即可评价发育现状。根据所处范围描述结果，如位于 < P3、P3～P25、P25～P75、P75～P97 或 > P97 范围内，分别相当于“下”“中下”“中”“中上”和“上”等。本方法形象直观，准确反映发育水平，便于动态观察。

评价群体儿童时，可单用各指标 P50，配合 P10、P25、P75、P90 等少量曲线，反映同时期不同地区群体的发育水平差异，或比较同群体不同年代的变化趋势。发育水平处于 P3 和 P97 以外者应重点追踪，比较他们在图上的变化，配合临床检查，排除侏儒症、生长发育迟滞、营养不良或巨人症、肥胖和其他疾患。

本方法的缺点与离差法曲线图相同：制定标准时对样本量的要求较高。若各性别—年龄组人数不足 150 人（青春期不足 200 人），制成的标准曲线两端（P3、P97）值摆动较大，会直接影响标准的应用价值。

（六）标准差分法

标准差分法是一种特殊形式的标准差法，简称“Z”分。1 个“Z 分”值相当于 1 个标准差值。

（七）相关回归法

相关回归评价法指的是利用身高和体重、胸围等指标间的密切关系，以其中某项指标为因变量，求得方程并编制成回归评价表，进行发育评价。根据回归方程中变量的多少可以有一元回归、二元回归等。该方法的优点是能综合应用多个指标的结合，准确反映发育水平和身体匀称度，直观性强。但标准图制作烦琐限制了其应用。

（八）生长速度评价法

生长速度是评价生长发育和健康状况的重要指征，常用指标有身高、体重和头围（尤其3 岁以下）等，身高最常用。遗传、环境因素综合作用于机体所产生的变化，可通过生长速度的加快或减慢反映。即使是同时出生的同性别个体，其生长速度变异也很大，尤其在青春期生长突增阶段。因此，评价生长发育速度，可敏感地反映生长的动态变化。有些儿童因疾病等原因，生长出现障碍，但根据上述评价方法，其生长水平可能仍处于正常范围，此时，只能依据其生长速度的减慢或停滞，才能及早筛查出生长发育异常。

评价个体的生长速度，所用标准需根据追踪资料获得，包含同性别—年龄组的早熟、平均、晚熟等不同类型的增长期望值及其范围，从而能准确、全面地评价生长速度及其变异。长期追踪调查应以有代表性的同一批儿童为对象，每年至少两次定期测量身高。不同季节生长速度不同，故任何年龄的生长速度正常值，都应以一整年的速度及其变异程度表示。

评价群体的生长速度，主要利用上述的半追踪性调查，甚至横断面调查资料，来制定发育速度的参考标准，然后以年增加值、年增加率为指标获得生长速度的近似值。其计算方法如下：

（1）年增加值：以身高为例，通过对个体身高的连续测量，把前后两个不同时期测量的身高值相减，除以时间（年为单位）而得。

（2）年增加率：仍以身高为例，因不同年龄个体的基础身高不同，故身高增加值必然受身高基数的牵制。身高基数不同的儿童，尽管增长值相同，含义却不一样，基数越小，生长速度越快。因此，需将年增加值除以身高基数，使绝对数变为相对数，才能得出年增加率来进行比较。

（九）发育年龄评价法

发育年龄又称生物年龄或生理年龄，是指用身体的某些形态、功能、第二性征指标的发育平均水平及其正常变异，制成标准年龄，评价个体的发育状况。发育年龄有形态年龄、性征年龄、齿龄、骨龄等四类。其中最实用、结果最精确的是骨龄。

骨龄是根据儿童少年的骨骼发育（钙化）程度同骨发育标准进行比较求得的发育年龄。骨龄是反映个体发育水平和成熟程度较精确的指标，能较客观、精确地反映从出生到成熟过程中各阶段的发育水平，在各种发育年龄中应用最广泛。骨龄在探讨生长发育规律、判断生长发育障碍性疾病、运动员选材、预测女孩月经初潮、预测儿童少年的成年身高等方面都发挥着重要作用。

判断骨龄主要利用X线摄片。通过观察儿童少年手腕部各骨化中心的出现、骨块的大小、外形变化、关节面出现及干骺愈合程度等，并和作为正常值的“骨龄标准”比较，即可判断个体的骨龄。

理论上，人体各部分骨骼均可用于判定骨骼的成熟程度，但以手腕部最为理想。主要优点是：①手、腕骨数目、种类和形状多样。包括长骨、短骨、不规则骨和种籽骨，对于全身骨骼有很好的代表性。②手、腕骨各继发性骨化中心的出现及掌指骨、尺桡骨的干骺愈合有明显的时间顺序，不同发育阶段间界限明确，易发现差别。③拍片方便，投照条件易控制，受检者接受的X线剂量小，对保护儿童少年健康有利。

（十）营养状况评价法

营养状况评价指的是对所获的儿童少年个体或群体的营养状况资料进行综合分析并在此基础上做出的评价，是少儿卫生工作的重要内容。观察指标主要有身高、体重、皮脂厚度等。制订营养评价标准，一般应以那些生活环境适宜、膳食摄入合理、生长发育良好、可获得良好保健服务的儿童少年为参照人群。由这类样本制定的标准高于一般儿童的发育水平，属“理想标准”，其积极意义是可加速对儿童少年生活状况和保健服务的改善。

过去曾用“年龄别体重”，它是一种以时间年龄来比较体重大小的方法。但大量实践证明，该方法主要适用于新生儿和婴幼儿，因为此时的身长测量误差相对大，而体重无论在测量误差或反映现时营养状况方面，都是良好的指标。3岁后，儿童的年龄别体重受身高的影响越来越大：同年龄身高较高者体重也重，身高较低者体重也轻。如不联系身高，就不能有效反映现时营养状况。单凭年龄别体重，也不能准确反映那些主要表现为身高生长迟滞的长期性营养不良现象。因此，目前该方法在儿童少年卫生领域已很少使用。

目前常用于评价儿童少年营养状况评价的方法有：

（1）身高别体重：国内也称“身高标准体重”，是WHO积极推荐的指标，着重反映儿童的现时营养状况。它在同等身高条件下比较体重大小，可有效消除青春期前因性别、发育水平、遗传、种族差别等原因导致的身材发育差异的影响。它使用简便，所评价的营养水平较准确、灵敏和客观。WHO建议用于小儿的参考值可男女共用，但对3岁以上者应使用分性别标准。

我国有些地区仍在使用的“1985年身高标准体重”已明显落后于我国儿童少年目前的生长发育水平，继续使用将导致大量的错筛和漏筛现象，应及时用“2000年中国学生身高别体重”标准（修订版）替换。目前在各发达国家，针对学龄儿童少年群体的超重、肥胖筛查，身高别体重已逐步被BMI标准取代。

（2）年龄别身高：是一种以时间年龄来比较身高大小的方法，通常青春期前儿童可采用“WHO年龄别身高”标准。因种族遗传差异，进入青春期后仍使用该标准易导致误差，应使用正在制定中的“中国学龄儿童青少年年龄别身高标准”。年龄别身高标准的设计理念是：营养不良包括两种，一种是现时性营养不良，即“消瘦”；另一种是长期性营养不良引起的身高生长迟滞。对学龄儿童青少年筛查营养不良时，应先使用“年龄别身高”，排除生长迟滞者，再用“身高别体重”筛查出消瘦者，两者合并，构成全部营养不良人群。如果不使用“年龄别身高”，那些身高、体重发育都不足（往往前者表现更突出）的患儿容易被漏掉，甚至被错误当作“正常体重”，从而影响筛查的准确性。

（3）皮褶厚度：是通过估测皮下脂肪（占全身脂肪量的50%以上）来反映儿童少年近期营养状况的方法之一，用于评价肥胖程度效果较好。皮脂厚度可用X线照片、超声波、皮褶卡钳等方法测量。用卡钳测量皮褶厚度最为简单而经济，测得结果和X线片测量值的相关度高达0.85～0.90，对人体亦无放射性伤害。但是该方法会因操作者的熟练程度、技术差异而不可避免地产生测量误差。技术差异主要来自用手捏皮褶时施加压力的稳定性；卡钳头的夹皮时间长短；被测者的皮褶厚度等。

测量皮脂厚度的部位有多处，其中以上臂肱三头肌部（代表四肢）和肩胛下角部（代表躯干）最理想。这些部位组织均衡、松弛，皮下脂肪和肌肉能充分分开，测点明确，测量方便，测值重复率高。该两部位的测量值之和可代表全身皮下脂肪的发育状况。身体其他部位的测量点还有肱二头肌部、髂上、腹侧壁等。

皮脂厚度和体脂含量间的相关性较高，回归系数在0.7左右，故可利用皮脂厚度建立估计体脂含量百分比（即脂肪含量占体重的百分比，简称体脂率）的回归方程。个体的体脂分布和皮褶厚度都受年龄、性别、种族等因素影响，故此类方程在不同国家、地区之间存在差异。用体脂率可判定肥胖程度。一般认为：轻、中、重度肥胖的体脂率，男性（适合各年龄）分别为≥20%、≥25%和≥30%；14岁以下女性分别为≥25%、≥30%和≥35%；15岁及以上女性分别为≥30%、≥35%和≥40%。但是，利用该方法推算的体脂率和判定的肥胖程度，易受身高、肌肉发达程度等影响而产生误差。例如，同性别、同年龄，皮褶厚度相同的个体，所计算的体脂率可能相同，但因身高和肌肉的发达程度不同，其体密度、体脂率可能不完全相等，但在多数此类公式中却被假设是等同的，使用时应予充分注意。

三、学前儿童生长发育形态指标的常用测量方法

体格发育的测量要采用规范的测量用具和正确的测量方法，力求获得准确的测量数据。

（一）身高的测量

测量3岁以下小儿的身长用量床。脱去小儿鞋、袜，使其仰卧于量床中央，面朝上。助手将小儿头扶正，头顶触及头板。测量者站在小儿右侧，左手握住小儿双膝，使腿伸直并贴紧量床底板，右手移动足板使其接触双脚足跟，然后读取量床刻度，以厘米为单位，精确到小数点后1位，如图7－1所示。

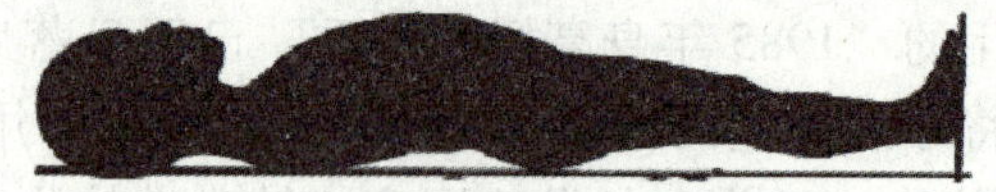

图7－1 幼儿身高卧式测量图示

3岁以上小儿测量身长用身高计或固定于墙壁上的立尺或软尺。被测者赤足，背靠立柱以立正姿势站立，脚跟、臀部和两肩胛间处与立柱紧贴。要求足跟并拢，身体自然挺直，头正直，两眼平视前方。测量以厘米为单位，精确到小数点后1位，另外，应注意测量时间。

由于身高受重力影响，在一天中的测量值略有差异，所以每次测量时应选择一天中的同一时间进行，如图 7－2 所示。

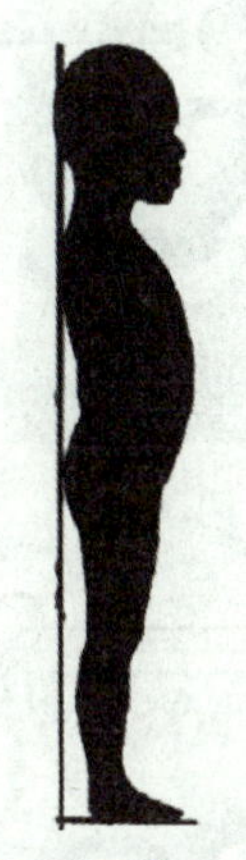

图 7－2　幼儿身高立式测量图示

（二）体重的测量

体重的测量最好在清晨空腹排便后进行。新生儿称体重可用婴儿磅秤，1 个月至 7 岁的小儿应用杠杆式磅秤，7 岁以后用磅秤。称体重以千克为单位，记录到小数点后两位。

被测小儿要脱去外衣、鞋、帽，尽量只穿单衣、裤，否则测后应扣除衣裤重量。称重时，1 岁以下的小儿取卧位，1～3 岁小儿可蹲于秤台上，3 岁以上儿童站立测量。测量时，小儿不接触其他物品，家长也不可扶着小孩，以免影响测量精度。

（三）胸的测量

3 岁以下小儿取卧位或立位，3 岁以上取立位。被测小儿应脱去外衣，双眼平视，两肩放松，双手自然下垂，不应故意挺胸、驼背或深呼吸。测量者位于小儿前方或右侧，左手先将软尺零点固定于小儿胸前乳头下缘，右手拉软尺绕经后背，过两肩胛下角下缘，最后回至零点，如图 7－3 所示。

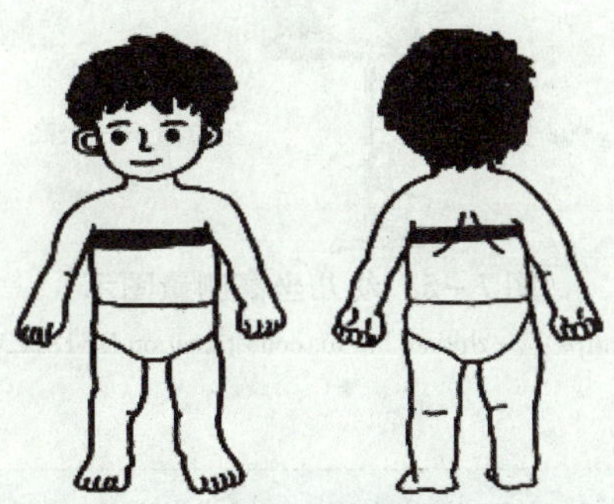

图 7－3　幼儿胸围测量图示

（四）头围的测量

测量者位于小儿右侧或前方，左手将软尺零点固定于小儿左眉弓上缘处，软尺从右侧经过枕骨最突出处，再绕回至零点，经过的距离即为头围。测量时，软尺须紧贴皮肤，长发者要先将头发在软尺经过处向上下分开，以免影响测量精度，如图 7－4 所示。

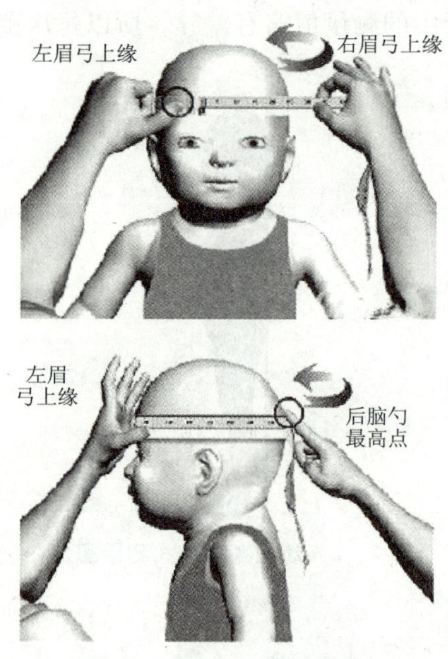

图7－4 幼儿头围测量图示

（五）坐高的测量

3岁以下小儿取卧位，头部位置与测量身长时的要求相同，测量者左手提起小儿双腿，同时使小儿整个身子紧贴底板，移动足板使其贴紧臀部，最后读取测量数值，以厘米为单位，精确到小数点后1位。

3岁以上取坐位测量坐高。被测者坐在坐高计的坐盘上，或坐在高度合适的板凳上，先使身体前倾，让骶部紧靠立柱或墙壁，然后坐直，双脚自然放在地上，大腿与地面平行，头和肩部的位置与测量身高时的要求相同，如图7－5所示。

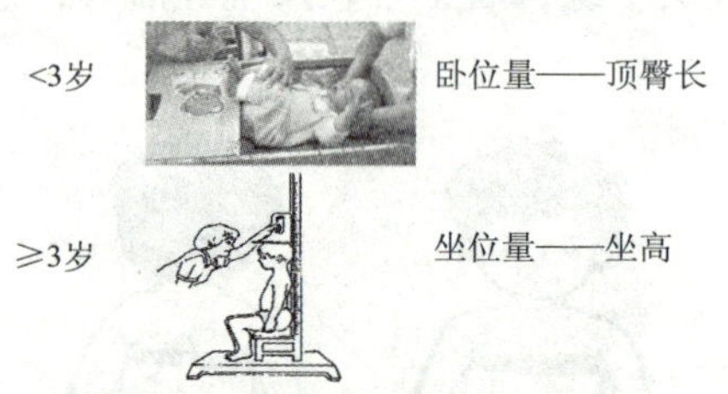

图7－5 幼儿坐高测量图示

（本节内容部分引自 https：//zhidao. baidu. com/question/1818223013540610468. html）

知识链接

（1）常用的幼儿健康教育的评价指标。儿童抵抗疾病能力指标，包括患病率（含龋齿率）、传染病率。儿童生理健康发育指标，包括身高、体重、视力、血色素、走、跑、跳、投掷、钻、攀、爬和小肌肉动作等指标。儿童心理健康发展指标，包括智力发展指标、情意发展指标和性格发展指标。儿童健康态度指标，主要评价儿童对现实和周围的卫生、安全、营养、运动有关的健康问题所反映出的态度特征。儿童自主健康行为指标，主要评价儿童是否形成了自主的健康行为。自主的健康行为即儿童已经掌握，但需要在教师或成人的提醒下自己完成的健康行为。儿童健康习惯指标，主要评价儿童是否已经养成相对稳牢、无须他人提示，在一定时间、地点、情景条件下做出的适当反应的健康行为习惯。

（2）常用的幼儿健康管理制度的评价指标。幼儿机构的健康管理制度主要包括以下几个方面：建立合理的生活制度，建立定期的膳食调查和营养评价制度、健康检查制度、计划免疫和传染病管理制度、教玩具等物品消毒制度、意外事故防止和发生后合理处理的安全制度、体弱儿的保育制度。幼儿园的各项健康管理制度是否健全、贯彻执行的情况是否良好，是衡量幼儿园健康教育工作质量好坏的重要依据。评价幼儿机构健康管理制度的指标主要有制度的健全性、制度执行的实效性和制度调整的动态性。

（3）常用的幼儿健康教育活动的评价指标。常用的幼儿健康教育活动评价指标包括幼儿健康教育活动是否适应幼儿的需要、兴趣、接受能力；幼儿参与健康教育活动的程度等；幼儿健康教育活动所选定的目标和各级分目标的合适程度，各级目标轻重缓急安排顺序的合理程度；幼儿健康教育活动的策略和实施措施是否正确和合理，是否适合教育对象，以及其他各方面的客观情况。

（来源于：“幼教文化人”公众号）

第二节　学前儿童常见疾病及保健方法

疾病是指人体因致病因素的侵扰所造成的机体正常生理机能、心理活动及社会适应性受损而呈现的无序状态。致病的因素主要包括环境、生理与心理三大类。儿童在病发前身体和情绪方面都会有一些异常的表现，保教人员只需细心地观察便可以及时发现，一般生病的迹象表现在情绪、食欲、脸色、睡眠、呼吸及大小便等方面。

一、常见的营养性疾病

（一）佝偻病

佝偻病是一种常见的婴幼儿全身性疾病，常见于3岁以下幼儿。佝偻病虽然不会对生命造成直接威胁，但病发后会造成机体免疫力低下，从而造成如腹泻、贫血等并发症。

1. 病因

佝偻病约有95%以上是维生素D缺乏所导致的钙、磷代谢失常和骨骼发育障碍，严重者会产生骨骼畸形。造成维生素D缺乏的主要原因是：

（1）缺乏日光照射：人体所需要的维生素D，只有一小部分是从食物中获得，其余大部分主要是通过皮肤接受日光中紫外线照射后由7－脱氢胆固醇转变而来。儿童如果缺乏户外活动，或因外界环境因素造成日照不足，会减少体内维生素D3的合成而致本病发生。

（2）钙的摄入不足或吸收、利用障碍：儿童饮食结构不合理会直接影响食物中钙的摄入量，同时也会对其吸收利用形成障碍。例如，乳类含维生素D3极少，并且牛乳含磷过多，钙磷比例不当。另外，如果儿童食用含植酸过多的食物，植酸会与小肠中的钙合成不溶性植酸钙，影响机体对钙的吸收。

（3）生长速度过快：骨骼的生长速度与维生素 D 和钙的需求量是成正比的，生长速度越快的儿童需要的量越大，当维生素 D 与钙的供给和吸收利用率不能满足儿童生长发育需要时，会造成因为生长发育速度过快而形成的缺钙现象，而且，儿童生长速度越快这种问题越明显。

（4）疾病与药物影响：不仅慢性呼吸道疾病、消化道疾病等会影响维生素 D 与钙、磷的吸收利用，长期服用某些药物（如苯妥英钠或苯巴比妥）并未能接受足够的阳光照射，也会造成上述情况，从而导致佝偻病的发生。

2. 症状

（1）一般症状：易怒、烦躁、睡眠不安、夜间常易惊醒哭吵，多汗，因汗液刺激枕部而与枕头摩擦，致枕部环秃。

（2）骨骼改变：方颅、前囟较正常者大并且一岁半以后尚不能闭合，出现串珠肋，牙齿长出延迟或顺序颠倒等。严重者出现鸡胸、下肢弯曲呈 O 形或 X 形。

（3）动作发育迟缓：坐、站立、行走均较正常小儿延迟。此外，极个别小儿可因血清钙降低而发生惊厥。

3. 治疗与护理

应合理补充维生素 D 和钙制剂。病儿不宜久坐、久站、多走，以防骨骼畸形。要多带病儿进行日光浴。

4. 预防

（1）多安排户外活动，多晒太阳，接受紫外线的照射。

（2）提倡母乳喂养，及时添加蛋黄、动物肝脏等辅食。

（3）遵医嘱及时、合理补充维生素 D 和钙制剂。

（4）及时治疗疾病。

（二）贫血

贫血是一种疾病。当血液中红细胞计数为 4.0×10^{12}/升以下，或血红蛋白浓度在 120 克/升以下（6 岁以下小儿为 110 克/升）时，可称为贫血。贫血的致病原因有很多种类：营养性贫血是营养物质中铁和维生素 B12 及叶酸缺乏而导致的；缺铁性贫血又称小细胞性贫血，是缺乏铁所导致的，在血液检查时显示的红细胞体积比正常红细胞小；巨红细胞性贫血又称大细胞性贫血，是维生素 B12 及叶酸缺乏所导致的，在血液检查时显示的红细胞体积较正常大。

1. 缺铁性贫血

（1）病因，包括以下 3 种：

①先天性铁储备不足：一般情况下早产儿、双胞胎和母亲患严重贫血会造成胎儿铁储备不足，此类胎儿出生后会过早耗尽体内储备，造成婴儿缺铁。

②铁摄入不足或吸收利用障碍：不合理的饮食结构会造成铁摄入量不足及吸收利用障碍。例如，乳类食品中含铁量不多，不及时添加含铁丰富的辅食或偏食可致铁缺乏。

③疾病：长期腹泻可致铁的吸收利用障碍；钩虫病可造成长期少量失血，铁随失血而丢失。

（2）症状。因为红细胞及血红蛋白含量低，轻度贫血者表现为面色苍白，睑结膜、口唇、耳垂、指甲床等处缺少血色。重度贫血者除上述表现加重外还会出现呼吸、脉搏频率加快，活动时心慌、气促，食欲缺乏、恶心、腹胀及肝脾轻度增大等造血器官异常现象。儿童会因为脑组织缺氧而常有烦躁不安、精神不振、易疲劳、注意力不集中等症状，若长期贫血可影响智力发展。

（3）治疗与护理：按医嘱补充铁剂。注意中、重度贫血小儿的活动量不宜过大。

（4）预防。可从以下四个方面开展预防工作：

①妊娠后期时孕妇需添加含铁食物或补铁药物。

②合理搭配膳食，注意含铁食物如动物血、肝脏等的添加，注意富含维生素 C 食物的添加。

③用铁制炊具烹调食物，以利补铁。

④及时治疗疾病，并且定期进行贫血检查。

2. 巨幼红细胞性贫血

（1）维生素 B12 及叶酸缺乏的原因：

①摄入量不足：单纯母乳喂养未添加辅食或偏食，均可致摄入量不足。

②疾病：尤其胃肠道疾病，可影响维生素 B12 和叶酸的吸收利用。

（2）症状。除与缺铁性贫血相同的症状外，还伴有神经精神症状，如表情呆滞、嗜睡、对外界反应差等；可出现肢体、头部、口唇甚至全身无意识的颤抖；可有智力和动作发育迟缓或倒退现象。

（3）治疗与护理。按医嘱补充维生素 B12 和叶酸。有明显神经系统症状者，以补充维生素 B12 为主。病情较重且以缺乏叶酸为主者，加用叶酸。注意中、重度贫血小儿的活动量不宜过大。

（4）预防。及时添加辅食和合理搭配膳食，注意补充富含维生素 B12 和叶酸的食物以及富含维生素 C 的食物。以羊奶为主食者，更需补充叶酸。

（三）肥胖症

肥胖症是一种热能代谢障碍，当摄入能量大于热能消耗量时，会引起身体中脂肪堆集过多。如果体重超过同年龄、同性别、同身高儿童体重平均值 2 个标准差，可诊断为肥胖症。超过 20% ~30% 为轻度肥胖，超过 30% ~50% 为中度肥胖，超过 50% 者为重度肥胖。研究表明，肥胖儿童成年后约 80% 仍会肥胖，而高血压、冠心病、2 型糖尿病、高血脂等一些慢性病的发病均与肥胖有一定关系。肥胖依病因不同，可分为单纯性肥胖和继发性肥胖。继发性肥胖的致病病因大多与器质性病变有关，较为少见，以下所述肥胖特指“单纯性肥胖”。

1. 病因

肥胖症的主要病因为多食少动而造成的摄入能量过多，打破了热量的收支平衡。除此之外，遗传因素与精神心理因素也会造成肥胖。

2. 症状

（1）食欲旺盛，食量超大，大多喜欢油腻及含糖量高的食物，并且懒动，喜卧，贪睡。

（2）体格发育较正常小儿迅速，体重明显超过同龄同身高者。

（3）脂肪呈现全身性分布，尤其以腹部、臀部、乳房和肩部显著，但智力发育正常。

3. 治疗原则和预防措施

（1）平衡饮食结构：提倡平衡膳食，合理搭配食物的供应，控制总热量。改变用餐结构，提倡少食多餐。

（2）适当提高运动量：提高小儿对运动的兴趣，坚持每天必要的锻炼，并持之以恒。

二、常见的五官疾病

（一）龋齿

龋齿是儿童最常见的疾病之一，被世界卫生组织列为世界范围内重点防治的疾病。患儿会有疼痛感，食欲、咀嚼功能均受影响。龋齿是因为牙硬组织被破坏而导致的疾病，这种破坏是逐渐发生的。

1. 病因

（1）细菌因素：口腔内细菌可溶解牙齿组织中的有机物质，在牙菌斑深处分解食物残渣而产生酸性物质，使牙釉质脱钙、软化，从而使组织缺损形成龋齿。可以说细菌和牙菌斑是龋齿产生的根源。

（2）牙齿因素：牙齿的点、隙、裂、沟等薄弱处易患龋齿；发育不良、钙化不良和位置不正的牙齿，也易患龋齿；学前儿童乳牙牙釉质、牙本质较薄更易患龋齿。

2. 症状

（1）浅龋：仅伤及牙表面釉质层，无明显症状。

（2）中龋：可伤及牙本质浅层，形成龋洞，病牙对冷、热、酸、甜等刺激敏感。

（3）深龋：已伤及牙本质深层，接近牙髓，冷、热等刺激或食物嵌入龋洞均会引起疼痛。深龋可并发牙髓炎。

3. 治疗与预防

龋齿的治疗方式一般是由专业医生用特殊材料填充龋洞。

（1）注意口腔卫生：培养儿童饭后漱口、睡前刷牙和及时清除食物残渣的卫生习惯。3岁以后，可学习刷牙，选用合适的牙刷，用正确的刷牙方法刷牙，坚持早晚各一次。

（2）合理营养，多晒太阳：补充维生素 D 和钙剂，保证牙齿正常钙化，坚固牙齿，加强牙齿抗酸能力。

（3）预防牙齿排列不齐：不吮吸干橡皮奶头，纠正吸吮手指、咬铅笔等不良习惯，恒牙萌出时及时拔去滞留的乳牙。

（4）定期进行口腔及牙齿检查。

（二）弱视

弱视是指单眼或双眼视力达不到正常标准，但眼球无近视、远视、散光等器质性病变，经矫正后也无法达到正常状态的眼病，属于儿童视觉发育障碍性疾病。

1. 病因

（1）斜视：半数病例与斜视有关，两者相互影响。斜视使小儿产生复视，为排除这种视觉紊乱，大脑就抑制来自斜视眼的视觉冲动，久之，斜视形成弱视。

（2）屈光不正或屈光参差（两眼屈光度数不等）：久之，视力差者成为弱视。

（3）视觉剥夺：由于种种原因不适当地遮盖过某只眼睛，使此眼因缺少光刺激，致视觉发育停顿，形成弱视。

（4）先天性弱视。

2. 症状

正常的视功能包括立体视觉，即物体虽然在两眼视网膜上单独成像，但大脑能将其融合成一个有立体感的物像，称双眼单视功能。但患弱视的儿童，视力低下，缺乏完善的双眼单视功能，难以形成立体视觉；不能很好地分辨物体的远近、深浅等，难以完成精细的技巧，对生活、学习和将来的工作都带来不良的影响。

3. 预防与矫治

开始治疗弱视的年龄越小，治愈率越高，治疗的最佳阶段为学龄前时期。年龄大于7岁，治愈率明显下降，至青春期则基本无治愈希望。因此，早发现、早治疗是使患儿恢复正常视觉功能的关键。儿童至少每年检查一次视力，一旦发现应及时治疗。同时，注意及时纠正小儿的不良坐姿，如发现经常用歪头偏脸的姿势视物，或有斜视，应及时去医院检查诊治。对于弱视的治疗，应采取在散瞳验光后佩戴合适的矫正眼镜或其他矫治措施。常规遮盖法是最常用的一种简便易行的方法，即将健康的眼睛遮盖住，目的是提高弱视眼睛的视力，同时配合一些需精细视力的作业，通过定期复查来决定遮盖的时长。

三、常见的皮肤病

（一）湿疹

1. 病因

湿疹的致病因较为复杂，但一般认为和变态反应有密切关系，是一种常见的过敏性疾病，也与患者的体质有一定关系。致敏原大多是食物，尤其是大分子蛋白质类食物，如牛奶、鸡蛋、鱼虾等，也可能是羊毛、化纤织品等日常生活用品。

2. 症状

湿疹多发生于2～3个月的乳儿，随年龄增长和免疫力的增强将逐渐好转。其症状表现：先是粟粒大小红斑、丘疹，基底潮红，略有肿胀，很快变为丘疱疹或大小水疱，可糜烂形成点状渗出及结痂等，呈多形态性改变。皮疹多对称分布，前额、面颊、头皮及肢端等处多见。乳儿大多数会在断奶后自然痊愈。

3. 治疗和护理

湿疹无特异性治疗方案，可通过查找并及时排除致敏原因缓解湿疹，但其预防和护理很重要。对患有湿疹者，乳母尽量少吃鱼虾及刺激性食物，多吃维生素含量丰富的食物。保持面部清洁，避免湿疹继发感染。不要用热水洗脸，感觉不太凉即可，不用刺激性强的碱性肥皂。可用炉甘石洗剂、湿疹膏等药物止痒。贴身衣物、被褥要用非化纤的纯棉制品。打扫房间时要先洒水，避免尘土飞扬。

（二）汗疹（俗称痱子）

1. 病因

多发生于炎热季节，当外界环境温度升高、湿度变大时，皮肤表皮被汗液浸软，加之体内汗液不能及时蒸发，使汗腺口周围组织浸润肿胀、阻塞，致导汗小管扩张破裂，发生痱子，如痱子受到感染就形成痱毒。

2. 症状

（1）痱子多发生在多汗或容易受摩擦的部位，如前额、颈部、胸部、腋窝、腹股沟等处。

（2）痱子发病之初，皮肤出现点状红斑，很快形成粟粒大小的丘疹，内含透明或半透明汗液，通常气候凉爽时自行消退。痱毒初起时为小米粒大的脓疱，继而可扩大为豆粒大或杏核大，渐变软、破溃并流出黄稠的脓液。脓疱会反复消长，反复发生。

3. 预防治疗与护理

（1）炎热季节应注意为居室内通风降温。

（2）勤洗澡，保持皮肤清洁。

（3）应定期为患儿用温水洗净皮肤，然后敷用爽身粉。

（4）儿童衣服要宽大、柔软、吸水性强。

（5）若痱毒反复发作，可外敷药膏，内服清热解毒的中药。

（三）脓疱疮（俗称黄水疮）

1. 病因

脓疱疮是由细菌感染引起的皮肤传染病，主要为葡萄球菌感染，或与链球菌混合感染，传染性较强。昆虫叮咬后抓伤的皮肤或因流涎、烂嘴角等造成的皮肤破损为常见的诱因。

2. 症状

（1）多发生在皮肤暴露部位，如面部、颈部、双手等。

（2）起初为红色斑点或粟粒至黄豆大的水疱，迅速变成脓疱。数日后脓疱破裂，流出黄色脓液，结成黄痂。脓液中含大量细菌，被脓液污染的正常皮肤可发生新的脓疱。重度感染者可有发热。

（3）长期不痊愈可能并发淋巴结炎甚至变态反应性疾病。

3. 预防与治疗原则

（1）症状轻者局部应用抗生素，重者可口服用药。注意皮肤护理，防止脓液引发新的感染。

（2）保持皮肤清洁，勤洗澡、勤换洗衣服，同时隔离、治疗病人，病人的衣服、毛巾等要煮沸消毒。护理病人后，及时清洗双手。

四、消化道疾病

（一）疱疹性口腔炎

1. 病因

由单纯疱疹病毒引起，多见于1~6岁小儿。

2. 症状

起病时可有发热等上呼吸道感染症状。典型病变为口腔黏膜充血，早期病例在口唇、舌缘、颊内侧、上腭等处可见散在或成簇的黄白色透明小疱疹，直径2~3毫米；疱疹很快破裂，故在稍晚病例见到的大多是破裂后形成的小溃疡，表面覆有黄白色纤维素渗出物。局部有痛感，因进食刺激而加重。病程1~2周，可自愈。

3. 治疗与护理

主要为对症治疗和局部处理。溃疡处可涂龙胆紫或洒锡类散等。宜进流质、半流质食物，不宜太烫。

（二）腹泻

腹泻为婴幼儿期最常见的消化道疾病，可分为感染性腹泻与非感染性腹泻两大类。感染性腹泻是因为食物或餐具被细菌污染，机体感染了病毒、霉菌等病原体所造成的，夏秋季节为多发季。非感染性腹泻是由于喂养不当造成的，如进食过多、食物不易消化、腹部受凉等。此外，某些疾病也可能引起腹泻，例如感冒等。急性感染性腹泻（急性肠炎）是婴幼儿腹泻中最为常见的一种。

1. 病因

（1）非感染性腹泻：可因喂养不当引起，如食物量过多或质不当，受凉特别是腹部受凉引起肠蠕动过快，受惊吓引起自主神经功能紊乱等。少数婴幼儿也可能因为对牛奶过敏和不耐受而引起腹泻。

（2）感染性腹泻：包括肠道内感染和肠道外感染。前者多见于致病性大肠杆菌、变形杆菌、葡萄球菌等细菌，也可见于轮状病毒、柯萨基病毒等。后者见于上呼吸道感染、肺炎、中耳炎、败血症等，可能是肠道的继发感染、对原发病的过敏反应或者是原发病导致的自主神经功能紊乱。

2. 症状

病情轻者一日泻数次，大便可呈蛋花汤样或水样，可有发热、食欲差等一般症状。病情重者一日泻十余次甚至几十次，导致机体脱水、电解质紊乱及酸中毒，出现前囟和眼窝凹陷、口唇干裂，口渴明显，尿量明显减少或长时间内无尿以及精神萎靡等，可危及生命。

3. 预防与治疗护理

（1）合理喂养，做好餐具消毒等日常工作，并注意饮食卫生。

（2）轻症可以使用抗菌药物控制，重在饮食调理和护理，如注意腹部保暖。对重症者，应及时补液以纠正脱水和电解质紊乱及酸中毒。对中、重度以上脱水者，应作为急症处理。

（3）注意饮食调节。轻症者可定时进餐，坚持少食多餐原则，食物以软烂易消化为主；重症者可适当减少进餐次数，严重脱水时应及时口服补盐液。

（4）每次大便后以温水清洗臀部，对于皮肤褶皱处应保持干燥、洁净，洗后用干净柔软的毛巾吸干水，并涂上少许润肤油或5%鞣酸软膏。

五、呼吸道疾病

呼吸道疾病是儿童的一种常见病与多发病，主要病变部位在气管、支气管和肺部。下面介绍几种儿童常见、多发的呼吸道疾病。

（一）急性上呼吸道感染（简称上感）

1. 病因

绝大多数由病毒引起，少数由细菌引起，细菌引起的感染常为继发感染。常见的急性上呼吸道感染主要有普通感冒、急性咽炎、急性喉炎三种。小儿由于免疫功能不完善，易于患病并且病情较重。

2. 症状

上呼吸道感染因感染的病原体、儿童的年龄和体质差异而病症不同。一般全身症状可有不同程度发热，局部症状可有鼻塞、流涕、咽干、咽痒、咽痛、咳嗽、声音嘶哑等；小儿可因鼻塞而呼吸困难；高热可致惊厥；检查可见咽部充血和扁桃体肿大等。病程一般为数天至一周。

3. 预防和治疗护理

（1）均衡饮食，充分休息，加强体格锻炼，增强儿童抵抗力。保持良好的卫生习惯，如勤洗手、处理好鼻涕等分泌物。上感流行季节尽量不要去公共场所。

（2）要对症治疗。有高热症状时可用退热药或物理降温，鼻塞重时可用麻黄碱溶液滴鼻。当出现合并症，如化脓性扁桃腺炎、化脓性中耳炎时，可用青霉素或其他广谱抗生素，但一般症状不建议使用抗生素参与治疗。

（3）重症患者需卧床休息，多饮水，保持室内空气流通。

（二）急性扁桃腺炎

1. 病因

多由细菌引起，特别是溶血性链球菌。个别患者也可能是被病毒感染。

2. 症状

发热、咽痛，高热可致惊厥。检查时可见扁桃腺充血、肿大。有脓样物者称为化脓性扁桃体炎，常反复发作。

3. 治疗与护理

（1）根据病情的轻重，口服或注射抗生素，如青霉素、红霉素等。若患儿仅仅扁桃腺肥大，局部无明显充血，无临床症状，可不予治疗。随年龄增长，肥大的扁桃腺会自行变小。

（2）出现高热症状时应及时降温，以防惊厥的发生。咽痛者给予流质、半流质饮食。

（三）支气管肺炎

肺炎是由各种致病因素引起的肺部炎症，按病理形态，可分为多种类型，包括大叶性肺炎、支气管性肺炎、间质性肺炎等。支气管肺炎是儿童最为常见的一种肺炎，属小叶性肺炎。

1. 病因

主要由细菌或病毒引起。常见细菌有肺炎双球菌、金黄色葡萄球菌、溶血性链球菌、流感嗜血杆菌及某些革兰阴性杆菌等。常见病毒有合胞病毒、流感病毒、副流感病毒、腺病毒等。北方以冬春季节为多发季，南方则以夏秋季节为多发季。儿童营养不良或有先天性心脏病时更易罹患此病，并在病毒感染的基础上继发细菌感染。

2. 症状

支气管肺炎早期具有上感和气管炎的一般症状，如发热、咳嗽、气喘、发绀等，以发热、咳嗽、呼吸快、听诊可闻湿啰音为主要特征。早期体温为38℃～39℃，甚至可达40℃，表现为弛张热或不规则热。发展到肺炎阶段，病情轻者可有上述症状的加重，重者则出现呼吸困难和缺氧症状，如面色发灰、口周青紫、鼻翼扇动等。新生儿肺炎可仅表现为口周围发青、吃奶困难等症状。

3. 治疗与护理

（1）使用抗生素或抗病毒药物时应视病情对症治疗。

（2）室内定时通风换气，并使室内保持一定温度、湿度；帮助儿童吸氧、排痰；保证饮水及科学饮食；保证患儿良好的睡眠。

知识链接

常用的小儿疾病护理方法

一、体温测量

（一）体温测量方法

有3种方法，即测量腋窝温度、口腔温度和直肠温度，测得的温度分别称腋温（正常范围为36.0℃～37.4℃）、口温（正常范围为36.7℃～37.7℃）、肛温（正常范围为36.9℃～37.9℃）。这3种体温以肛温最为准确，口温次之，腋温又次之。然而，从简便易行的角度，腋温、口温更常用。

（二）腋温测量注意事项

1. 测量前

首先检查并将体温计内的水银柱降到35℃刻度以下。如果超过了该值，可用一只手捏住没有水银球的一端，向下向外轻轻甩几下，使之达到要求。

2. 测量时

测量体温时可取卧位或坐位。先擦去腋窝下的汗液，然后把体温计的水银球一端放在患儿腋窝中央，注意不能伸出腋窝外，切勿放置没有水银球的一端。让患儿用上臂夹紧，前臂屈曲，等候5分钟。哭闹或刚刚吃奶、进食完毕所测体温容易偏高，可待患儿安静15～20分钟之后再测。

3. 测量后

取出体温计时应拿牢，以防摔坏。检查者将取出的体温计呈水平方向置于双眼前方约20厘米处，轻轻转动，找到水银柱移动的位置，根据刻度准确读数。

4. 体温的判断

36.0℃～37.4℃为正常体温，其中37.1℃～37.4℃为微热，37.5℃～37.9℃为低热，38.0℃～38.9℃为中度发热，39.0℃～39.9℃为高热，40.0℃以上为超高热。

二、测量脉搏次数（脉率）

脉搏是心脏收缩、血液流经动脉时所产生的波动。除心房纤颤的心脏病人外，脉搏次数与心率相一致，因此日常生活中往往通过测量脉搏次数来了解心率。

测量脉搏次数时常选用较表浅的动脉，最常采用的部位是腕部桡侧的桡动脉。

因脉搏或心率易受体力活动及情绪变化的影响，为减少误差，需在患儿安静15分钟以后测量。

令患儿取卧位或坐位，检查者将右手食指、中指、无名指置于被测患儿腕部的桡动脉处，连续测量1分钟脉搏波动的次数。如果感觉到波动有时不够规则，为准确起见，可重复测量1～2次。

成人的正常脉搏为60～100次/分。小于60次提示心动过缓，大于100次提示心动过速，脉搏不规则提示心律不齐。学前儿童的心脏迷走神经正处于发育阶段，交感神经的活动占优势，至5岁时心脏的神经支配才开始具有成人特征，10岁时完全成熟。因此，学前儿童的脉率比成人快，年龄越小这一点越明显。

三、观察呼吸频率

学前儿童2岁前呈腹式呼吸，2～7岁逐渐出现胸式呼吸，表现为腹胸式混合呼吸，以腹式呼吸为主。因此，观察学前儿童的呼吸频率，不能像观察成人一样观察胸部运动，而应注重观察腹部的起伏。一起一伏即一吸一呼，计算为一次呼吸。若因种种原因，呼吸微弱，可用棉线置于鼻孔处观察吹动的次数。观察呼吸频率亦应在学前儿童安静15～20分钟以后进行。

成人的正常呼吸频率为16～20次/分。学前儿童肺容量小，潮气量的绝对值比成人小，但学前儿童代谢旺盛，需氧量大，因此靠增加呼吸频率来满足机体需要。年龄越小，呼吸频率越高。1岁以内呼吸频率平均值为30～40次/分，1～3岁为25～30次/分。在安静情况下呼吸频率明显变快，可见于肺部疾病以及心脏疾病、严重贫血等。

四、物理降温法

若患儿体温升至39℃以上，应及时采取降温措施。降温措施有药物降温和物理降温两种。对6个月以下，特别是3个月以下患儿，一般情况下不宜给予解热镇痛剂，应该用物理降温的方法，因为它更安全。对于有些患儿，若用退热药物后体温下降不理想，配合物理降温常可收到较好效果。

1. 冷敷法

将毛巾折叠数层，放在冷水中浸湿，拧成半干，以不滴水为度，敷在前额，每5～10分钟换一次。也可往热水袋中注入凉水或小的冰块，当作冰枕用。根据不同的降温需要，对颈部、腋窝、肘窝、腘窝、腹股沟等大血管流经处进行冷敷，可带走部分热量，有利于降温。若冷敷时病儿出现发冷或寒战、面色发灰，应停止冷敷。

2. 乙醇（温水）擦浴

乙醇（温水）擦浴也称酒精（温水）擦浴。作用机制是通过乙醇或温水对皮肤的刺激，使皮下组织中丰富的毛细血管网扩张，血流加快，尽快将体内热量经皮肤散发出去。方法为取75%乙醇或白酒加温水一倍，将毛巾浸泡后擦拭颈部、腋下、上肢、腹股沟及下肢、胸背部。注意不要擦拭腹部。如果是寒冷季节，应注意预防患儿受凉。可用衣被覆盖身体大部，仅将擦拭部位暴露在外，擦后覆盖之，再暴露并擦拭另一部位。

五、热敷法

热敷法利用温热刺激皮下毛细血管扩张的机制，达到局部消炎、消肿的目的。方法为取40℃～45℃温热水，将毛巾浸透折叠后置于患处，待热量部分散失后更换重复，每次持续20～30分钟。也可将热水装入热水袋中，将袋内气体排出，拧紧盖子，用毛巾裹好，放在需要热敷的部位。扭伤所致局部肿胀24小时后、皮肤感染疖肿初起时、眼结膜炎等，均可采用热敷。

六、喂药

给小儿喂药，可将药片研成细小粉末，溶在糖水、果汁等香甜可口的液体中喂服，或用奶瓶像喂奶一样喂入。

1岁左右的婴儿常常又哭又闹拒绝用药，有时需要灌服。灌药的方法是：将药片压成粉末，放在小勺里，加点糖、少许水，调成半流状。固定其头部，使头偏向一侧，左手控制其下颌，趁其哭闹张口时，右手将勺尖紧贴其嘴角将药送入，待药物咽下后，松开左手，立即让其饮水，以除口中苦味。

对2～3岁以后的幼儿，应讲明道理，鼓励他们自己主动服药，不宜再采用灌服的方法。

七、滴眼药

首先，一定要核对药名，千万不可搞错。

操作者将手洗净，令患儿取仰卧位，如眼部有分泌物，用清洁毛巾擦净。滴药时操作者用左手食指、拇指轻轻分开患儿上、下眼睑，让其头后仰、眼向上看，同时，右手持滴药瓶，将药液滴在结膜下穹隆内（不是滴在眼角膜上），每次1～2滴。然后让患儿轻轻闭上眼睛。操作者用拇指、食指轻提上眼睑，辅助患儿转动眼球，使药液均匀布满眼内。

眼药膏宜在睡前涂用。用干净的玻璃棒蘸少许软膏，让患儿向上看，分开其上下眼睑，将玻璃棒上的药膏置于结膜下穹隆内，令患儿闭上眼睛，将玻璃棒平行由外眼角部抽出，轻轻按摩双睑，使软膏涂布均匀。使用玻璃棒前要注意检查两端是否破损，以防伤及眼睛。使用牙膏筒样眼药膏时，可直接将药物挤入结膜下穹隆内，患儿闭上眼睛后轻轻揉匀即可。

八、翻转眼睑

翻下眼睑：让患儿向上看。用右手拇指及食指轻轻向下牵拉下眼皮即可翻下。

翻上眼睑：让患儿向下看。用右手拇指及食指轻轻拉住上眼睑中部皮肤，在食指向下压的同时，拇指向上卷，可将上眼睑翻转。

九、鼻腔滴药

让患儿仰卧，肩下垫枕头，使头后仰，鼻孔向上；或坐在椅上，背靠椅背，头尽量后仰。这样可避免药液通过鼻咽部流到口腔，或仅滴在鼻孔外口。右手持药瓶，在距鼻孔2～3厘米处将药液滴入鼻孔，每侧2～3滴，轻轻按压鼻翼（外鼻两侧突出的部分），使药液均匀接触鼻腔黏膜，滴药后保持原姿势3～5分钟。

十、外耳道滴药

让患儿仰卧，患耳向上。如外耳道有脓液，可先用棉签将脓液擦净。左手牵拉耳廓，使外耳道变直，右手持药瓶将药水从耳道后壁滴入2～3滴，轻轻压揉耳屏，使药液充分进入耳道深处。滴药后保持原姿势5～10分钟。

十一、简易通便法

肥皂条通便法：将普通肥皂削成或捏成圆锥形，蘸少许温水，使之适当变软并使其表面光滑；将其尖端慢慢塞入肛门，利用肥皂的机械刺激，引起排便。

开塞露通便法：开塞露内装有甘油。使用前将管端封口处平行剪开，挤出少许液体润滑管口，将管缓慢插入肛门，用力挤压塑料壳后端使药液射入肛门内，激发大便。

手抠排便法：如患儿长时间不能排便，大量干硬大便堆积在直肠内，用以上方法通便均无效时，可戴橡皮手套，用油脂类润滑手指，手指动作轻揉地插入肛门，一点一点抠出积存在直肠中的硬粪块。注意应根据患儿年龄选用不同的手指，防止手指过于粗大而损伤肛门皮肤黏膜。

第三节 传染病概述

传染病是由各种病原微生物引起的并且能在人与人、动物与动物或人与动物之间相互传播的疾病，是许多疾病的总称。学前儿童的机体免疫力低下，对疾病的抵抗力弱，极易感染传染病并造成流行。有些传染病只在某一年龄段的儿童中发生，有些则不分年龄。由于传染病起病急、危害大、传染性强，因此，积极预防和及早发现、处理传染病是托幼机构一项重要的保健工作。

一、传染病的特点

传染病区别于其他疾病的三个特点如下：

（一）致病原因为特定病原体

传染病是由病原体引起的一类疾病，每种传染病都有其特定的病原体，如水痘的病原体是水痘病毒，结核病的病原体是结核杆菌。病原体是指外界环境中一些能侵入机体引起疾病的细菌、病毒等病原微生物。病原微生物进入易感者体内后，会引起传染病的发生。

（二）传染性强

所有传染病都具有较强的传染性，可能引发大面积的流行。可依据传染性的强弱，将其分为甲、乙两大类。甲类包括鼠疫、霍乱；乙类包括病毒性肝炎、细菌性和阿米巴性痢疾等。一旦发现传染病应立即向当地疾病控制中心报告。

（三）感染后能够获得免疫力

免疫是指在传染病痊愈后，机体对该传染病会产生不再感染的能力。人体免疫力的产生因病症、个体而存在差异。如麻疹、天花等，一次患病后几乎终生不再感染，称为持久免疫；但流行性感冒治愈后，却可以再次感染。

此外，传染病还可以通过一定的措施得到有效的预防，具有可预防性，其病程发展也具有规律性，分为潜伏期、前驱期、症状明显期、恢复期和后遗症期。

二、传染病发生与流行的环节

（一）传染源

传染源指体内有病原体生长、繁殖并能排出病原体的人或动物，包括传染病患者、病原携带者和受感染的动物。

1. 传染病患者

传染病患者是指感染了病原体并有病症和体征的人，其体内存在大量病原体。患者体内的病原体可伴随喷嚏、咳嗽、腹泻等排出体外，传染给易感者。因此，患者是重要传染源。患者排出病原体的整个时期叫传染期。

2. 病原携带者

病原携带者简称携带者，指没有任何临床症状，但是能排出病原体的人或动物。携带者可分为健康携带者、潜伏携带者和恢复期携带者三种。

（1）健康携带者是指既无明显该病病史，又无该病明显临床症状，但能排出病原体的人。这种健康携带者携带的病原体数量少，携带时间短，只能用实验室检验的方式加以确定。健康携带者在人群中数量众多，无明显症状，并且他们不受隔离限制，可以自由行动，因此他们容易成为重要的传染源。

（2）潜伏期携带者是指在出现临床症状前（即潜伏期末）就能排出病原体的人。

（3）恢复期携带者是指从临床症状明显期进入症状消失后的恢复期仍能持续排出病原体的人。

3. 受感染的动物

由受感染的动物所传播的疾病称为人畜共患病，如狂犬病、流行性乙型脑炎、禽流感等。其中，感染狂犬病毒的狗就是狂犬病的传染源。

（二）传播途径

所谓传播途径是指病原体从传染源排出，侵入易感者机体所经过的途径。传染病的传播途径主要有以下六种：

1. 空气飞沫传播

病人或携带者经咳嗽、喷嚏使病原体随同飞沫喷到周围的空气中，易感者吸入这种含有病原体的飞沫而形成的新的感染，称为空气飞沫传播，又称呼吸道传播。这种传播途径是呼吸道传染病的主要传播方式，如麻疹、百日咳、流行性感冒等呼吸道传染病均可经空气飞沫传播。

2. 饮食传播

食物或饮用水被病原体污染后，经消化道进入易感者体内，形成新的感染，这一传播方式称为饮食传播，又称消化道传播。饮食传播是消化道传染病的主要传播方式，常见的消化道传染病有伤寒、细菌性痢疾、甲型肝炎等。

3. 虫媒传播

所谓虫媒传播是指病原体通过媒介昆虫（如蚊、白蛉、蚤、虱等）的叮咬直接或间接地将病原体传入易感者体内，造成新的感染。经虫媒传播的疾病主要有：蚊子传染流行性乙型脑炎、疟疾；白蛉传染白蛉热；跳蚤传染鼠疫；虱子传染斑疹伤寒等。

4. 日常生活接触传播

食具、衣被、玩具、毛巾等被病人或携带者的排泄物或分泌物排出的病原体所污染，这些物品上的病原体可以通过人的手或其他方式传播到易感者的口鼻或皮肤上，极易使人受到传染。在接触传播中，手是十分重要的途径。因为在日常生活中，手与环境频繁接触，很容易被带有病原体的排泄物或分泌物直接污染，而饮水、进食大都需要用手来完成，很多人又都有用手触摸口、鼻的习惯，所以如果手不及时清洗就易传播疾病。例如，肠道传染病容易经手传播。因此，要养成餐前便后洗手的良好习惯。

5. 医源性传播

医源性传播是指医务人员在检查、治疗和预防传染性疾病时或在实验室操作过程中因不规范操作造成的疾病传播。比如，当献血者是乙型肝炎病毒携带者时，受血者就有感染乙型病毒性肝炎的可能。

6. 母婴传播

母婴传播是指母亲与婴儿通过密切接触可能造成的疾病传播，包括胎盘传播、分娩损伤传播、哺乳传播和产后母婴密切接触传播。艾滋病、乙型肝炎等均可通过母婴传播。

（三）易感者

对某种传染病缺乏特异性免疫力、被传染后易发病的个体或群体即为此种传染病的易感者。某种传染病在人群中的易感者越多，该传染病暴发流行的可能性越大。

三、传染病的预防措施

传染病的预防关键在于从传染病发生和流行的3个基本环节入手，采取综合性措施来预防疾病的传播。

（一）控制传染源

控制传染源的要点在于早发现、早隔离、早诊断治疗。

多数传染病在疾病早期传染性最强，因此，应尽早发现病人并及时采取措施，预防传染病的流行。具体措施如下：

（1）新生进入托幼机构前必须进行健康检查。传染病患者或疑似病人、接触者均不可直接接收入园。

（2）托幼机构工作人员进入机构工作前必须接受严格的健康检查，必须持健康合格证明才能参加工作。

（3）无论是儿童还是工作人员均应进行定期的健康检查。

（4）保教人员必须认真做好儿童的每日晨检和全日健康观察工作。

（5）设立隔离室，以便尽早隔离患儿并及时治疗。隔离室的用具应专人专用，隔离室内的工作人员不应与健康人员接触，患儿的分泌物和排泄物应消毒处理。

（6）对患儿的密切接触者实行检疫和观察。患儿所在班级的其他儿童和保教人员也应被定义为接触者。检疫的目的是尽量缩小传染的范围，并尽早发现可能被感染的病人。同时，检疫期间不得接收新生进班。

（二）切断传播途径

1. 经常性的预防措施

托幼机构应加强卫生知识的宣传力度，重视保持环境卫生；室内要定时通风换气，以保证居室内的空气新鲜；彻底消灭蚊子、苍蝇等虫媒传播媒介。同时，培养学前儿童良好的个人习惯，尤其是饮食卫生习惯，如餐前便后一定要洗手等。消毒的目的是消除或杀灭外界环境中可能存在的病原体，这是切断传播途径的重要措施。因此，做好日常的定期消毒工作也非常重要。

知识链接

常用的消毒方法有物理消毒法和化学消毒法

（1）物理消毒法。该法简便易行，较为有效，可分为机械法、煮沸法和日晒法等。

①机械法指的是通过对房间进行通风换气、洗涤衣物等方法，消除全部或部分病原体。机械法不能有效地杀灭病原体。

②煮沸法指的是将被消毒的物品全部浸入水中煮沸。一般致病菌在煮沸1~2分钟后即被杀死，甲型或乙型肝炎病毒须煮沸15~30分钟才能被杀死。各种耐热的餐具、玩具等均可用煮沸法消毒。

③日晒法指的是利用日光中的紫外线消毒灭菌。多数附着在衣服、被褥等物品表面的病原体在阳光下暴晒3～6小时可被杀死。短时的阳光直射即可杀灭流感、百日咳、流脑、麻疹等病原体。(2) 化学消毒法。常用的化学消毒剂有以下5种：

①煤酚皂溶液（来苏水）：可用3%～5%的溶液擦拭消毒用具。

②石灰：可用10%～20%的石灰乳剂对肠道传染病病人的粪便进行消毒。1份粪便加2份石灰乳，消毒4小时即可达到杀菌目的。

③含氯石灰（漂白粉）：干粉可用于尿及稀便的消毒。0.2%～1%的澄清液一般可用于用具、家具、便盆等的消毒。

④过氧乙酸：0.1%～0.5%的溶液可用于不锈钢、塑料制品、体温表、水果等的消毒。

⑤苯扎溴铵（新洁尔灭）：0.5%的溶液可用于食具消毒。

2. 传染病发生时应采取的措施

应立即对患儿进行隔离，并对其所处环境进行彻底消毒。对于呼吸道传染病，应彻底通风换气；对于肠道传染病，应彻底处理患儿所用物品及排泄物。

（三）保护易感者

除增强易感者的体质外，预防接种是保护易感者最主要的措施。传染病具有特异性免疫的特点，除天然免疫获得外，还可以通过人工的方法获得免疫力。这种人工的方法就是预防接种。预防接种又称人工自动免疫，指将特定的疫苗通过适当的途径接种到人体内，使人体产生对该种传染病的抵抗力，从而达到预防该种传染病的目的。

1. 疫苗

将各种病原体进行灭毒或降毒处理后，制成能够刺激人体产生免疫力的一些病原微生物（包括细菌和病毒）制品，统称为疫苗。

2. 计划免疫

儿童出生后从母体获得的抗体至出生后6个月时已基本消失，而婴儿自身合成抗体的能力很低，因此极易感染疾病。为保护易感者，提高人群免疫水平，达到控制和消灭传染病的目的，国家推行计划免疫工作。计划免疫可分为基础免疫与加强免疫两种形式。

（1）基础免疫

根据不同年龄阶段儿童的生理特点和常见传染病的发病情况，有重点地选择对儿童威胁较大的传染病疫苗，按照规定程序接种到适龄儿童体内，使其获得对这些传染病的免疫力，并为今后的免疫打下基础，这种初次接种叫基础免疫。

（2）加强免疫

疫苗种类不同，完成基础免疫的接种次数也有所区别。活疫苗一般只需接种一次即可达到免疫效果，死疫苗则需接种几次才能达到免疫效果。进行基础免疫后，机体内获得相当的免疫力，经一段时间后，免疫力会逐渐下降。重复接种一次后，免疫力可以再次提高，达到巩固免疫效果的目的，这种复种称为加强免疫。

第四节　学前儿童常见传染病的预防与护理

学前儿童接触的环境范围与成人不同，因此其易患的传染病种类、症状以及预防、治疗和护理等方面均有别于成人。单纯就儿童常见传染病来说，其发病情况也有了很大的改变。例如，天花曾经是造成人口大面积死亡的传染病，但现在天花病毒已经在全球范围内消亡了。同时，由于计划免疫的施行、大众卫生观念的变革以及生活水平的提高，传染病发病的疾病谱发生了很大变化。例如，由于家庭中饲养宠物的增多，被家养犬、猫等宠物抓咬引起的狂犬病时有发生。下面就介绍 12 种目前学前儿童中常见的传染病及其预防、治疗与护理。

一、水痘

（一）流行特点

水痘是儿童最常见的急性传染病，由水痘带状疱疹病毒引起，传染性很强。以 6 个月 ~3 岁的小儿发病率最高。病毒存在于病人呼吸道分泌物和水痘疱疹的浆液中，自发病之日起到皮疹全部干燥结痂期都有传染性。此病初期主要经空气飞沫传播，皮肤疱疹破溃后可经衣物、用具等传染。此病多发生于春季，以皮肤、黏膜上分批出现斑疹、丘疹、水疱和痂疹为特征，并伴有轻微的全身中毒现象。

（二）症状

病初 1 ~2 天有低热，以后出皮疹。皮疹先见于头皮、面部，渐延于躯干、四肢。最初为红色斑疹或丘疹；一天左右变为大小不等的水疱；1 ~3 天后水疱开始干缩，迅速结成痂皮；干痂脱落后，皮肤不留瘢痕。在患病一周之内，由于新的皮疹陆续出现，而陈旧的皮疹逐步结痂，故病人皮肤上可同时见到丘疹、大小不等的水疱和结痂等多种形态的皮疹，此现象称为数代同堂。病人在疱疹期有瘙痒感。儿童一般愈后良好，但也有少数体弱或经久不愈的儿童可能引发继发性感染而转为败血病、脑炎和脊髓炎等。

（三）预防、治疗与护理

（1）早发现、早隔离患儿。患儿需隔离至皮疹全部干燥结痂。密切接触者应有 3 周的检疫期，病人停留过的房间须开窗通风 3 小时以上。

（2）一般抗病毒治疗。

（3）保持皮肤清洁，但禁止洗澡。内衣、床单以棉质为佳，需要勤换洗。修剪指甲，以免因痒而抓（挠）伤皮肤，继发化脓性皮肤感染。局部可用炉甘石擦剂止痒，若有破溃，可遵医嘱用药。

二、麻疹

（一）流行特点

麻疹是由麻疹病毒引起的急性呼吸道传染病，可以通过接种麻疹疫苗得到有效预防。患者是此病唯一的传染源。麻疹以发热、咳嗽、流涕、眼结膜充血、有分泌物、口腔黏膜斑和全身红色皮疹为主要特征。麻疹病毒存在于前驱期和出疹期的口鼻及眼结膜分泌物中，以空气飞沫传播为主要传播途径。病毒独立生存力不强，在流通的空气中或阳光下半小时即可被杀死。由于来自母体抗体的免疫保护作用，小婴儿不易患麻疹。但随着来自母体的抗体逐渐消失，6 个月以后的婴儿易患病，以 6 个月到 5 岁的小儿发病率最高。自计划免疫实行以来，偶有散发麻疹病倒，主要见于冬春季。

（二）症状

前驱期为3～4天，可有发热、咳嗽、流涕、眼结膜充血、流泪等症状。大多数病人在发热2～3天后，口腔两侧的颊黏膜上可见灰白色的小点，外周有红晕，逐渐增大。此斑称为麻疹黏膜斑，可以作为早期诊断此病的最可靠依据。

发热后3～4天为出疹期。疹子先见于耳后、颈部，渐至额头、面部，然后自上而下累及躯干、四肢。皮疹为红色斑丘疹，大小不等，略高出皮面，压不退色。皮疹由稀疏逐渐密集。皮疹之间可见正常的皮肤。出疹期为3～5天，此期全身症状加重，高热，可有咳嗽及呕吐、腹泻。

皮疹一般持续3～4天，按出疹顺序消退。退疹时体温逐渐下降，全身症状逐渐好转。极少数病例可有喉炎、肺炎等并发症。

（三）预防、治疗与护理

（1）按照计划免疫要求接种麻疹减活疫苗。

（2）早发现、早隔离患者，对接触者要隔离观察21天。

（3）接触麻疹病人后，2岁以下或有慢性病的小儿可进行人工被动免疫。

（4）无特效治疗方式。

（5）患者的居室应保持空气清新，患者停留过的房间要开窗通风3小时；注意保持皮肤、口鼻及眼部黏膜的清洁；出现高热现象时要补充水分，并注意观察有无并发症。

三、流行性腮腺炎

（一）流行特点

流行性腮腺炎俗称痄腮，是腮腺炎病毒引起的急性传染病。以腮腺肿胀、疼痛为主要特征，也可能引起全身其他器官及腺体疾病。腮腺肿大前6天至腮腺肿大的整个过程中，患者腮腺中均有病毒存在。空气飞沫传播是主要传播途径。2岁以下儿童因自母体中携有抗体，故发病者较少。在托幼机构中可见爆发性流行。冬春季为发病高峰期，其他季节偶有散发。

（二）症状

起病急，可有发热、畏寒、头痛和食欲不振等症状。全身不适数小时至1～2天后腮腺肿大，以耳垂为中心，边缘不清楚，有明显的红、肿、轻度压痛、热等局部特征。咀嚼或张口时腮腺部位有胀痛感，尤以进食硬性或酸性食物时明显。常伴有发烧、头痛，一般一侧腮腺先肿大，1～2天后另一侧也肿大，经4～5天后消肿。体质较弱儿童的病程会加长。严重的患儿病情发展迅速，伴有呕吐、恶心、嗜睡、颈部发硬、昏迷等症状。极少数病人可并发神经系统并发症、生殖器官并发症、脑膜炎、胰腺炎等。

（三）预防、治疗与护理

（1）应隔离病人至腮腺肿胀完全消失后3天。接触者可服板蓝根冲剂预防。

（2）一般抗病毒治疗。

（3）保持口腔清洁，饮食以流质、软质为宜，避免酸、辣食物。注意观察有无并发症症状。

四、风疹

（一）流行特点

该病由风疹病毒引起，为常见呼吸道传染病。其特征为发热、全身皮疹、前驱期短，常伴有耳后、枕部及颈部淋巴结肿大触痛。全身症状轻，病程短，并发症少，有出现迅速、消退亦快的特殊斑丘疹，孕妇如感染可通过胎盘传染胎儿致各种先天缺陷，称为先天性风疹综合征。

（二）症状

潜伏期为 10 ~ 21 天，病初可有发热、轻度咽炎和眼结膜炎的表现，体温多在 39℃以下。此期特有表现为耳后、枕部及绒部淋巴结肿大和软腭及咽部红色黏膜疹。出疹期始于发热第 1 ~ 2 天，出疹迅速，先见于面部，在 24 小时内遍及全身，手心、脚心一般无皮疹。初为稀疏的红色斑丘疹，后发展为麻疹样皮疹。出疹第 2 天以后，皮疹变为细如针尖状，有类似猩红热样皮疹。出疹期体温不再升高，全身症状很轻，与全身症状显著的皮疹不相一致。皮疹一般持续 3 天消退（因而又有“三日麻疹”之称），皮疹消退时体温下降，症状逐渐消退，完全恢复需数周以上，消退后的皮疹无色素沉着、无脱屑。

（三）预防、治疗与护理

（1）患儿应隔离至出疹后 5 天。

（2）一般不需特殊治疗，发热时需卧床休息，多喝开水。

（3）注意口腔及皮肤护理。孕妇需与风疹病人隔离，以免感染致胎儿畸形。

五、幼儿急疹

（一）流行特点

幼儿急疹是病毒性出疹性疾病，一般多见于 2 岁以下儿童。突然高热，持续 3 ~ 4 天后体温骤降，同时伴以全身出疹是此病的主要特征。

（二）症状

儿童起病突然，一旦发病，体温迅速上升至 39℃以上，但仅有轻微咳嗽，咽部充血，全身症状很轻。高热持续 3 ~ 4 天后体温会骤然下降，同时伴有皮疹的迅速出现。出疹顺序为由颈部及躯干开始，迅速波及四肢近端，而面部和四肢远端较少。皮疹为不规则红色斑点或斑丘疹，多为分散性，少数融合，发出后 1 ~ 2 天即迅速消退。幼儿急疹在出疹之前较难从外观判断，病初全身症状轻微，与持续高热不相一致，若体温骤然下降，同时迅速出现典型皮疹，则可诊断为幼儿急疹。

（三）预防、治疗与护理

（1）一般抗病毒治疗。适当给予退热药和物理降温。

（2）主要为皮肤黏膜的清洁护理，因有高热，需给予足够的水分。

六、手足口病

（一）流行特点

手足口病是由多种肠道病毒引起的，患儿的水疱液、咽分泌物及粪便中均有病毒存在。发热，手、足、口腔等部位出现皮疹和疱疹为此病的主要特征。儿童及成人均可感染此病，但一般症状较轻或为无症状的隐性感染。该病多发于夏秋季节，可伴发病毒性脑膜炎等多种与神经系统相关的疾病。个别重症患儿如病情没有得到控制会危及生命。

（二）症状

潜伏期一般为4～6天，无明显前驱期症状，多数病人起病急，伴有发烧、全身不适、咳嗽及咽痛等。病毒主要侵犯手、足、口、臀4个部位。在指（趾）的背面、侧面、手掌等部位，尤其是在指（趾）、甲的周围，有时在臀部和躯干、四肢出现红色斑丘疹，很快成为水疱。口腔中舌、硬腭、颊黏膜、齿龈上出现水疱，破溃后出现糜烂。因口腔溃疡疼痛，患儿流涎拒食。一般9～10天后水疱干涸，而后患儿病愈。

（三）预防、治疗与护理

（1）早发现、早隔离病人，患儿用具用后应注意消毒；经常用肥皂及洗手液等洗手，并教会儿童规范的洗手方法；不喝生水、不吃生冷食物；流行期间不去人群密集、空气不流通的公共场所等。

（2）有针对性地进行抗病毒治疗。

（3）患儿发热期间应卧床休息，多饮水；保持口腔清洁，防止细菌感染；饮食以营养丰富的易消化流质或半流质食物为主，每次饭后用温开水或淡盐水漱口；皮肤破损处不能用手乱抓，避免感染。

七、猩红热

（一）流行特点

猩红热是由乙型溶血性链球菌引起的急性发疹性传染病。发热、咽峡炎、全身鲜红色皮疹和疹退后皮肤脱屑为其主要特征，空气飞沫传播为主要传播途径，被污染的日常用品可造成此病的间接传播。急性病人容易引起重视，不典型病例和带菌者为主要传染源。夏季较少发病，发病高峰为冬春季。

（二）症状

起病急，通常有发热、咽痛，偶有恶心、呕吐等。前驱期较短，从发病到出疹一般不超过24小时，少数病人为2天，出疹期多始于发病后1～2天，皮疹从耳后、颈部、胸背上部及腋下开始，迅速波及躯干、四肢。皮疹之间的皮肤呈现弥漫性猩红色，伴有贫血性皮肤划痕，即用手按压皮肤可见红色暂时消退数秒钟，呈现苍白的手印；皮疹为点状丘疹，大小约1毫米，细小而密集，摸起来有粗糙感，在肘弯、腋窝等皮肤皱褶处，因皮疹过于密集，呈条条红线状，称为帕氏线；此外，病人皮肤瘙痒，两颊发红，但口唇周围明显苍白，称为“口周苍白圈”；发病后2～3天，舌部由病初的舌质红、上附白苔、舌刺突起演变为白苔消退，舌质深红、舌刺更显突出于舌面上，状似成熟之杨梅，称为杨梅舌。上述症状为诊断此病的可靠依据。皮疹于3～5天后颜色转暗，逐渐消退，并按出疹先后顺序脱屑。

（三）预防、治疗与护理

（1）早隔离患儿。对于患儿停留过的房间，可先用食醋熏蒸消毒，待半小时后开窗通风。对接触者进行检疫，并注意观察接触者的咽部和体温。若接触者在检疫期间出现咽炎、扁桃体炎，应尽早用抗生素治疗。

（2）特效治疗药物为青霉素。

(3) 应保持口腔清洁，注意皮肤护理。

八、百日咳

(一) 流行特点

百日咳是由百日咳血杆菌引起的呼吸道传染病，可经飞沫传播。患儿在阵发的痉挛性咳嗽之后，紧接着发出深长的吸气性吼鸣是本病特有的现象。该病多见于5岁以下小儿，一般为散发，但在儿童集中的托幼机构中可造成流行，传染源大多为成年人。此病自潜伏期末至发病后6周均有传染性，人群对其普遍易感。

(二) 症状

本病病程较长，初期症状类似一般上呼吸道感染，数日后咳嗽加重，夜间更甚。经1~2周发展进入痉咳期，此期持续时间可达2~10周。典型表现为特有的阵发性痉咳，成串连咳数十声，面部憋红，咳后紧接着深长吸气，发出鸡鸣样吼声。痉咳渐次紧促，直至咳出积储的黏稠分泌物为止，严重时往往伴有胃内容物的呕出，数周后，发作次数减少，转入恢复期。

(三) 预防、治疗与护理

(1) 预防以接种百日咳疫苗为主。同时，做好患者的隔离工作，对密切接触者应进行检疫，在此期间若接触者出现咳嗽症状应立即对其进行隔离观察，同时可让其口服红霉素3~5日。

(2) 红霉素为有效治疗药物。

(3) 住室应保持空气清新，保证饮水供应以防痰液黏稠不易咳出。

九、流行性脑脊髓膜炎

(一) 流行特点

流行性脑脊髓膜炎（简称流脑）是由脑膜炎双球菌引起的急性传染病。爆发型流脑一旦发病，病情凶险，需作急症抢救。细菌存在于带菌者和病人的鼻咽部，带菌者为主要传染源，经飞沫传播。多发于春季。易感者无年龄区别，但15岁以下儿童发病率较高。

(二) 症状

病初症状类似上呼吸道感染，有发热、寒战，但流涕、打喷嚏及咳嗽症状不明显。部分患儿有咽痛、鼻咽黏膜充血和分泌物增多的现象。菌血症期突发高热，多数病人精神较差，常伴头痛、恶心，呕吐频繁、呈喷射状，即没感到恶心就喷吐出来。病人烦躁或神志恍惚、嗜睡、颈部有抵抗感甚至强直。1岁内小儿前囟门紧张、隆起，2岁以下小儿拒乳、双眼目光呆滞、惊厥、尖叫等，少数患儿有脾肿大现象。瘀斑（出血性皮疹）是此期主要特征，一般多见于躯干部，呈星状或圆形，大小不等，分布不均，不高出皮面，压不退色，初为淡红，后转为暗紫红色，严重时为片状紫黑色。此病若未治疗或治疗不当会很快进入脑膜炎期，出现脑膜刺激征甚至颅内压升高的症状。

(三) 预防、治疗与护理

(1) 早发现、早隔离、早治疗患儿，并按照计划免疫要求接种疫苗，室内经常开窗通风，保持空气清新。在冬春尽量少组织儿童去人员密集的公共场所。观察发热的儿童，特别是发现出血点时，应按流脑处理。

（2）磺胺类药物为首选，疗效不佳或过敏者可用青霉素、氯霉素。

十、病毒性肝炎

（一）流行特点

病毒性肝炎是由不同类型的肝炎病毒引起的，可分为甲、乙、丙、丁、戊5个类型，上述各型的传播途径、症状和预防措施均不相同。常见的为甲型和乙型病毒性肝炎。甲型病毒性肝炎（简称甲肝）的病原体为甲型肝炎病毒（HAV）。甲肝病人是传染源，病毒存在于病人的粪便中，直接或间接污染食物、饮水，经消化道造成传播，自潜伏末期至发病后2～3周均有传染性。

乙型病毒性肝炎（简称乙肝）的病原体是乙型肝炎病毒（HBV）。乙肝病人和慢性病毒携带者都是传染源，健康携带者因为不易被发现而成为危险更大的隐性传染源。乙肝的主要传播途径为血液、生活密切接触，医源性传播也可造成乙肝的感染。此外，尚存在母婴传播。

小儿病毒性肝炎有其特点：一是与成人比较，小儿甲型肝炎的发生远比成人多见，并且发病急者多、具有黄疸者多、秋冬季发病多、病程短者多、预后好、彻底痊愈者多。二是小儿因消化功能较弱，罹患肝炎时消化道症状如呕吐、腹泻等常较成人明显。三是甲、乙两型肝炎之间比较，甲型肝炎发病以3～7岁学前儿童为主，有季节性，多为黄疸型；而乙型肝炎发病无明显年龄特点，多呈现散发而无季节性，多为无黄疸型，并且常有家族集聚现象。

（二）症状

无论甲型还是乙型肝炎都可以分为黄疸型与无黄疸型两种。

病毒性肝炎通常表现为食欲减退、恶心、乏力、腹泻、肝脏肿大和肝功能受损等症状。通常甲肝的症状较为典型，除上述症状外，还伴有厌油腻类食物、精神状态差、乏力、烦躁等现象；约1周后，巩膜、皮肤出现黄疸，尿色加深，肝功能异常；黄疸2～6周后消退，食欲、精神好转，肝功能逐渐正常；甲肝病程约1个月，通常不存在慢性病毒携带者。

与甲型肝炎相比较，乙肝的情况较为复杂，虽然外部症状较轻，一般有发热、乏力、恶心、呕吐和头晕等症状，但病程中不会出现黄疸，部分病人转变为慢性肝炎，部分会成为病毒携带者。

（三）预防、治疗与护理

（1）防止病从口入，讲究饮食卫生。甲肝的预防：隔离病人至少30天；要注意饮食饮水卫生，切断手—口传播途径；对密切接触者尽早注射免疫球蛋白，并应检疫40天。对乙肝应按一类进行计划免疫并严格控制血液及医源性传播。

（2）无特效治疗，对症治疗和护理较重要。

（3）急性肝炎患者应以卧床休息为主，等病情好转后可轻微活动。以少脂肪饮食为宜，可适当增加蛋白质和糖类的含量，多吃水果、蔬菜。

十一、细菌性痢疾

（一）流行特点

此病是由痢疾杆菌引起的肠道传染病。病菌存在于病人肠道中，随粪便排出体外。如果患者的粪便污染了食品、物品，会经口造成传播，如果污染了用具也会造成手—口传播。

（二）症状

发病急，伴有发热、腹痛、腹泻，一日腹泻可达数次甚至数十次。主要特征为脓血便和有明显的里急后重（总有便意和排不净的感觉）。少数患者可有高热、面色灰白、四肢冷、惊厥等，为细菌内毒素导致的中毒性菌痢。

（三）预防、治疗与护理

（1）早发现、早隔离病人。加强饮食卫生管理，培养学前儿童的良好卫生习惯，如餐前便后洗手等，以阻断手—口传播途径。注意饮食，处理好发热和病人排泄物以及被污染的衣物，注意观察病情，及时发现中毒性菌痢。

（2）选用针对革兰阴性细菌的抗生素，如氨基糖苷类。按疗程用药，治疗应彻底，以防演变为慢性菌痢。

（3）发热时应卧床休息，以流质或半流质饮食为主，忌食多残余（如粗纤维食物）、油腻及刺激性食物。待病情好转后逐渐恢复正常饮食并加强营养。

十二、流行性乙型脑炎（简称乙脑）

（一）流行特点

乙脑是由乙脑病毒引起的急性中枢神经系统传染病，为虫媒传播的传染病。猪是重要传染源。蚊虫对猪叮咬吸血后会携带乙脑病毒，若再叮咬到健康人，就会把乙脑病毒注入人体。本病流行于夏秋季，多发于儿童。

（二）症状

通常起病急，发热可达40℃以上，症状有头痛、嗜睡、喷射性呕吐等，重症患者可因高热不退、脑水肿、呼吸或循环衰竭而死亡。因病变部位在大脑，少数重症病人可留下失语、肢体瘫痪、智力减退等后遗症。

（三）预防、治疗与护理

（1）应在流行期前 1 ~2 个月接种乙脑疫苗。

（2）灭蚊、防蚊是预防乙脑的关键。搞好环境卫生，消灭蚊虫孳生地，充分利用灭蚊措施来防蚊、驱蚊。

（3）早发现、早隔离、早治疗患者，可于流行期用大青叶、板蓝根各 15 克煎服，并加强对家畜、家禽的卫生管理。

（4）无特效治疗，对症治疗和护理很重要。昏迷时可鼻饲或静脉滴注葡萄糖盐水。

（5）患者应多饮水，多食用营养丰富、易消化的食物。注意鼻腔与皮肤卫生，经常给患儿翻身，为瘫痪肢体做被动运动。

思考与练习

一、填空题

1. 学前儿童生长发育的指标包括（　　）、（　　）和（　　）。

2. （　　）和（　　）是最基本、最常用的形态评价指标。

3. 疾病是指人体因致病因素的侵扰所造成的机体（　　）、（　　）及（　　）受损而呈现的无序状态。

4. 一般生病的迹象表现在（　　）、（　　）、（　　）、（　　）、（　　）及（　　）等方面。

5. 传染病具有（　　）、（　　）、（　　）等特点。

6. 传染病的传播途径主要有（　　）、（　　）、（　　）、（　　）、（　　）、（　　）。

二、简答题

1. 简述学前儿童生长发育形态指标的常用测量方法。
2. 简述学前儿童生长发育的评价方法。
3. 简述常见的各类疾病的病因、症状、治疗及护理办法。
4. 简述传染病的预防措施。

三、论述题

论述学前儿童常见传染病的预防与护理。

学前儿童的心理卫生及保健

学习目标

1. 知识目标：能够掌握健康的内涵及其标准；了解学前儿童常见的心理问题的表现、成因及矫治方法；熟悉学前儿童常见的不良习惯的表现、成因及矫治办法。

2. 技能目标：能够掌握学前儿童常见的心理问题的矫治方法和不良习惯的矫治办法。

3. 素质目标：能够培养学生树立科学的健康意识和爱心品质，增强学生发现问题的意识和责任意识。

知识结构导图

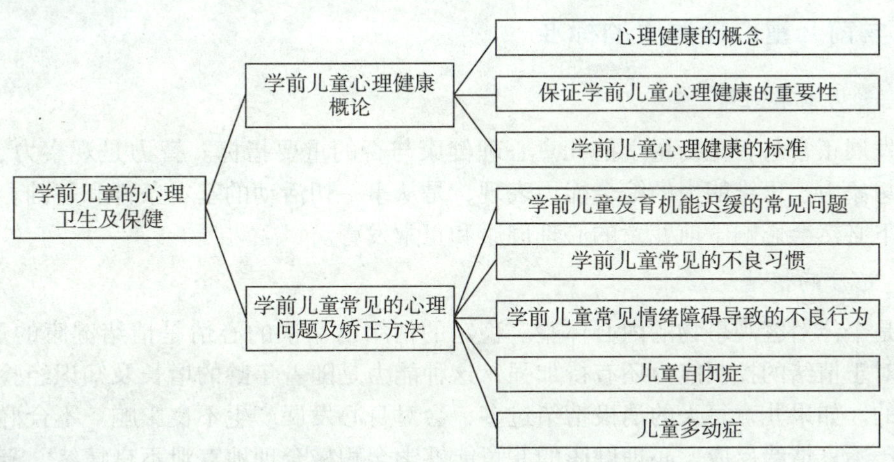

课程思政

强健的体魄是人生的开端，健康的心灵是前进的动力，尊重所有的生命、热爱所有的生命，是我们生命进程中的伴随物，也是心理健康的必要条件。

第一节 学前儿童心理健康概论

一、心理健康的概念

1989 年世界卫生组织（WHO）提出健康应包括身体躯体健康、心理健康、社会适应良好及道德健康。世界卫生组织所给出的健康定义为：健康是指身体、心理和社会适应的健全状态，而不仅仅是指没有疾病。这一理论的提出促使人们开始全面、多角度地讨论健康问题，既要关注其自然属性又要关注其社会属性，而心理健康也成为健康必不可少的组成部分。

第三次国际心理卫生大会为心理健康下的定义为："心理健康是指在身体、智力以及情感与他人的心理健康不相矛盾的范围内，将个人的心境发展成最佳状态。"即心理健康是指没有临床症状，身心都符合正常发展标准。对于这一定义，可以有广义与狭义两种理解：广义的理解是指一种高效而满意的、持续的心理状态；而狭义的理解是指人的基本心理活动的过程内容完整、协调一致，即认识、情感、意志、行为、人格的完整和协调，能适应社会并保持同步。

二、保证学前儿童心理健康的重要性

衡量健康时要从身体健康与心理健康两个方面入手。两者息息相关，相互影响。从古至今，心理因素影响身体健康的案例俯拾即是，如伍子胥过昭关一夜白头，白居易慨叹"忧极心劳血气衰，未到三十生华发"。而现代医学研究表明，75%的癌症患者不是因病致死，而是被"癌"之名吓死。快节奏的现代社会在促进了经济高速度发展的同时，也为人们带来了巨大的精神压力，对人们的身心健康提出了挑战。学前儿童在成人的长期影响下，心理健康问题也日益突出。因而，关注心理健康、促进身心和谐发展对于儿童的生长发育是十分重要的。

三、学前儿童心理健康的标准

（一）智力发展正常

智力发展正常与否是衡量学前儿童心理健康与否的重要指标。智力是观察力、注意力、记忆力、想象力、思维能力的综合能力表现，是从事一切活动的基本条件和基础。因此，智力水平低下必然会影响学前儿童的心理健康和正常发育。

（二）适度的情绪反应

情绪是个体对客观事物的内心体验。稳定的情绪与愉快的心情是情绪健康的重要标志。学前儿童对于情绪的控制能力还有待加强，这种能力是随着年龄的增长及知识经验的增加而逐渐加强的。如果儿童每天的消极情绪过多，会对身心发展产生不良影响。不合群、过于内向等均属于不良情绪反应。心理健康的儿童能够学会积极合理地宣泄不良情绪，避免消极情绪对身心发展带来不良影响。

此外，学前儿童是否乐于与人交往、人际关系是否和谐、是否具有良好的性格特征都是衡量学前儿童心理健康的标准。

第二节　学前儿童常见的心理问题及矫正方法

学前儿童在生长发育的过程中，会受到很多不良因素的影响，导致他们在性格、情绪、行为、注意力等方面出现一些异常，这些心理问题如不能得到及时的矫治必然会阻碍其正常的心理发育，影响他们成年后的生活，甚至带来严重的社会问题。总结起来，学前儿童常见

的心理问题包括以下 5 个方面的内容：

一、学前儿童发育机能迟缓的常见问题

（一）口吃

1. 表现

作为一种常见的语言节律障碍，口吃主要表现为语言系统肌肉的痉挛。多发生在 2 ~ 5 岁儿童身上。具体表现有：

（1）发音障碍。常在某些音节上出现停顿、重复、拖音等现象，表现为说话不流畅。

（2）肌肉紧张。患有口吃的儿童在表达时，呼吸和发音器官的肌肉紧张会影响正常的发音器官，致使其语言表达不连贯、不流畅。

（3）动作伴随。儿童发生口吃时，为了摆脱表达不畅的窘境，会有摇头、跺脚、表情扭曲等动作的伴随发生。

（4）心理异常。有口吃问题的儿童往往会有心理异常现象，例如自卑、胆小、情绪易激动等。

2. 成因

口吃并不是生理缺陷或发音器官异常所导致的，而是与心理状态有着密切关系。口吃的成因有以下 3 种：

（1）生理性口吃。多见于 2 ~ 5 岁儿童。2 ~ 5 岁是儿童语言发展最迅速的时期，儿童思维能力得到发展，知识经验日益丰富，他们急于表达自己的想法，但是他们的语言功能发育不完善，思维与语言表达能力的脱节会造成他们说话时迟疑、停顿、反复。这种生理性的口吃会随年龄的增长而逐渐消失。

（2）模仿习得。若周围环境中有口吃的人，儿童会出于好奇和好玩的心理去模仿他，时间长了会导致口吃。

（3）心理因素。引起口吃的重要因素是心理上的紧张。比如，当孩子发音不准或偶有说话不流利的时候，家长过分的指责会给儿童造成心理压力，长期如此会导致口吃。此外，突然的精神刺激、环境的改变、精神紧张过度等都是造成口吃现象的心理因素。

3. 矫治

治疗儿童口吃最佳的方法是消除环境中造成儿童心理紧张的因素，如成人的呵斥和指责、同伴的嘲笑等。当儿童偶尔出现表达不流畅现象时，成人应以正确态度对待，尤其是对于生理性口吃，要告诉孩子不着急，慢慢来，想好了再说。同时，成人还应为儿童做出正确的语言示范，教给儿童正确的发音和正确的说话方法。

（二）遗尿症

1. 表现

遗尿症指的是儿童 3 岁以后白天不能自主控制排尿，或者 5 岁以后还经常不能从睡眠中醒来自主排尿。在 3 ~ 5 岁经常遗尿的儿童中，有 10% 左右是生理性疾病造成的，称为生理性遗尿；约有 90% 的儿童是大脑皮质及皮质下中枢功能失调所导致的，称为功能性遗尿。遗尿症对患儿的心理影响较大，易造成儿童的自卑、忧郁等情绪，形成社交障碍，导致儿童不愿参与集体活动等。

2. 成因

（1）遗传因素。遗尿症的家庭发病率很高。据国外报道，有30%～50%的患儿父母单方或双方有遗尿史。

（2）神经功能发育不全。患有遗尿症的儿童，其中枢神经抵制过程占优势。当儿童进入深度睡眠时，尿意的刺激无法引起中枢的兴奋，使患儿难以从睡眠中觉醒。此外，少数智商偏低的儿童患有遗尿症，这也证明了神经发育不完善是引起遗尿症的原因。

（3）功能性膀胱容量减少。通过膀胱内压测量方法发现，遗尿症患儿的膀胱容量小于正常值，平均小于正常值的50%。膀胱容量小，蓄尿容量小，刺激遗尿。大多数是因为儿童小时候被过勤地把尿，膀胱的容量没有被动地扩大。

（4）心理原因。家庭巨变、环境变化、受到惊吓等都可能造成儿童遗尿。例如，某些学前儿童会因为排尿习惯不良而遗尿，此时如果家长训斥儿童，儿童就会因为情绪紧张而产生遗尿问题。

（5）活动过量。白天活动过量、睡前过于兴奋或过度疲劳、晚餐进食水量过多等也可引起遗尿。

3. 矫治

（1）一般疗法。首先，要为儿童安排合理的作息制度，保证儿童起居正常、饮食规律。对于已有遗尿问题的儿童，家长应仔细观察并掌握儿童排尿的时间规律和生理表现，及时唤醒儿童排尿，帮助孩子建立起感受到尿意时会自行醒来的条件反射。其次，合理安排儿童一日活动，避免儿童睡前过于疲劳，或者从事过于刺激的活动。最后，调整饮食结构，晚餐时尽量让儿童少吃含水分过多的食物，也不要过量饮水。

（2）心理疗法。正确对待儿童遗尿的问题，并针对原因减轻儿童的心理负担。

（3）物理疗法。可采用闹钟定时促醒、针灸、按摩、电针、器械校正等方法。

（4）药物疗法。在上述疗法治疗无效的情况下，对6岁以上患儿可遵医嘱进行药物治疗。

二、学前儿童常见的不良习惯

（一）吸吮手指、咬指甲

1. 表现

儿童在婴幼儿时期有吸吮手指或咬指甲的行为是十分常见的，但2～3岁以后这种行为会大大减少，若偶有出现属于正常现象。但有不良习惯的儿童往往保留了这种行为，会不由自主地吸吮手指或者将长出的手指甲咬去，甚至吃掉，或者咬指甲周围的表皮，部分儿童还伴有多动、睡眠不安等很多问题行为。

2. 成因

儿童吸吮手指大多是因为婴儿期喂养不当以及缺乏环境刺激和社会交往，爱的需求长时间无法得到满足。缺乏伙伴和社会交往、改变生长环境以及模仿他人也会导致儿童形成吸吮手指的不良习惯。咬指甲大多与儿童的心理因素有关系，是儿童高度焦虑和情绪不安的表现。

3. 矫治

（1）科学合理地喂养儿童，注意定时、定量喂饱、喂好儿童，并培养其良好的饮食和生活习惯。

（2）满足儿童对爱和关注的需求，加强亲子交流。

（3）为儿童创造和谐愉快的氛围，消除造成儿童心理紧张的因素。

（4）发现儿童出现上述行为时，家长不应斥责孩子，而应采用正确的方式（如转移注意力）进行处理。

知识链接

纠正幼儿啃咬指甲的方法如下：

（1）经常带幼儿进行户外活动，使其开阔眼界，分散注意力，忘记吸吮手指。

（2）在啃咬欲望袭来之时，鼓励幼儿画画或写字。

（3）幼儿每次成功克制住啃咬指甲后，都应该给予奖励。

（4）让幼儿坐在镜子前看看自己啃咬指甲的“丑态”，也许他会因此而停下来。

（5）如果幼儿在看电视时啃咬指甲，要有意减少他看电视的时间，其他场合也一样。

（6）鼓励幼儿与小朋友一起玩，消除家庭环境中致使小孩苦闷的不良因素。

（二）习惯性阴部摩擦

1. 表现

学前儿童习惯性阴部摩擦是指儿童两腿交叉上、下移动；靠或骑在家具突出的角上活动身体；直接玩弄或摩擦阴部。摩擦可能引起儿童面部发红、眼神凝视、表情不自然、呼吸急促、出汗等生理现象，但儿童的这种行为不伴有幻想的出现。

2. 成因

湿疹、寄生虫、包茎或者衣裤太紧等都会引起儿童的阴部瘙痒，促使幼儿摩擦止痒，以致形成习惯。有的儿童是因为偶然的摩擦获得了快感而逐渐形成了不良习惯。

3. 矫治

消除病因是矫治习惯性阴部摩擦这种不良习惯最有效的措施。当发现儿童有这种习惯时，保育者不应以简单粗暴的手段，如责罚、打骂、恐吓等来阻止儿童，而应该从以下4个方面入手：

首先，要认真细致地了解产生不良行为的原因。

其次，培养儿童良好的生活习惯，如不穿紧身衣裤、注意清洁外阴等。

再次，注意满足儿童的心理需求，满足儿童对爱和关注的需求。

最后，儿童出现上述问题时，要适时地转移儿童的注意力。

三、学前儿童常见情绪障碍导致的不良行为

情绪障碍是指发生在儿童、少年时期，以焦虑、恐怖、抑郁为主要临床表现的一组心理疾病。只要很小的诱因，就会引发疾病，甚至出现不可挽回的破坏性局面和损失。情绪障碍会引起很多问题，例如睡眠障碍、情绪失控等。

（一）夜惊

1. 表现

睡眠中突然出现的短暂性惊扰症状，称为夜惊。它是一种意识蒙胧状态。在4～7岁儿

童中多发，患儿中女孩少于男孩，一般至青春期后症状可自行消失。症状表现为：儿童在入睡一段时间后，会突然坐起，哭喊，双眼紧闭，或瞪大双眼但眼神发直，表现出极度惊恐状，但对周围事物无反应，很难唤醒，强行唤醒时会出现定向障碍或意识混乱等问题。机体生理指标表现为心率加快，呼吸急促，瞳孔放大，大汗淋漓。上述状态持续3~5分钟后儿童会再次平静入睡。病情严重者可能频繁发作，一夜达数次，但次日一般对发作经过不能回忆。

2. 成因

精神因素如受惊和紧张不安是夜惊的主要诱因。此外，一些生理因素如鼻咽部疾病造成的睡眠时呼吸不畅和肠道寄生虫病也是常见原因。

3. 矫治

除脑瘤、癫痫等生理性病因外，患儿一般不需特殊治疗。只需要消除造成儿童紧张不安的精神因素，保证作息制度的规律性，经过一段时间后，上述症状可自然消失。

此外，若儿童进入睡眠状态后，出现突然起床、意识蒙眬、四处走动并重复机械性动作、表情茫然、喃喃自语等症状，但持续几分钟后再次入睡，清醒后则全部遗忘，这一现象称为梦游。有半数以上的儿童出现梦游是因为家庭遗传，也有一些是因为白天过于兴奋或紧张等。梦游现象一般随年龄增长会自行消失，无须进行特殊治疗。

（二）情绪失控

1. 表现

（1）焦虑症。焦虑症在儿童身上主要表现为焦虑情绪、不安行为和自主神经系统的功能紊乱。症状表现为：哭闹、烦躁、惶恐不安、不愿与父母分离、哭泣、辗转不宁，还可能伴有食欲不振、呕吐、睡眠障碍及尿床等。由于自主神经系统功能紊乱，还会出现胸闷、心悸、呼吸急促、出汗、头痛、恶心、呕吐、腹痛、口干、四肢发冷、尿频、失眠、多梦等生理症状。

（2）恐惧症。恐惧症是指儿童对日常生活中的一般客观事物或处境产生过分的恐惧情绪。可表现为从对某些具体事物到对抽象概念的恐惧，例如怕蛇、怕死、怕坏人等。儿童出现恐惧情绪时一般会有惊慌、尖叫、退缩、痛苦、求救，甚至有逃避或对抗等行为表现，同时伴有呼吸加快、表情紧张、心跳增速、瞳孔扩张、肢体颤抖，严重者会有面色苍白、肢体瘫软、大小便失禁等生理现象。

（3）暴怒发作。暴怒发作是指儿童遇到一点小事、受到一点挫折时就大发脾气、大声哭闹、尖叫、自残等。

（4）退缩行为。退缩行为是指儿童在与他人相处时出现的胆小、局促、害怕等行为。这种儿童往往不会主动与其他儿童交往，在人群中他们往往退守一隅，表现出孤僻不合群，对新环境的适应能力差等。这种行为大多见于5~7岁儿童。

2. 成因

教养方式不当，如过度保护、过分溺爱、要求过高、家庭氛围不和谐、长期处于专制或家庭暴力环境中等。经常接受一些过于刺激的信息，如听鬼故事、观看恐怖影视剧或图片等也会造成儿童的情绪失控。另外，行为学派认为，儿童暴怒发作是通过学习而产生的，同时也与儿童的气质类型有关。成人的教育方法不当和一味地让步也会对儿童的暴怒起到强化的作用。

3. 矫治

（1）避免周围环境中出现造成儿童情绪失控的各种因素。

（2）成人对儿童的教育方法要得当，避免采用恐吓、打骂等不良方法，避免过分退让；建议使用转移注意力和冷处理的方法；给予儿童足够的关注和爱护；合理安排儿童一日作息，保证足够的睡眠时间和充分的娱乐时间；选择正确的教育内容，培养儿童良好的品质；必要时可采用系统脱敏、模拟示范等行为治疗的方法参与矫治。

四、儿童自闭症

儿童自闭症又称儿童孤独症，是一种由于神经系统失调导致的发育障碍，是一种广泛性的发展障碍，以人际交往障碍、言语发育障碍、兴趣奇特、情绪异常和刻板的行为为特征。

（一）表现

（1）社会交往障碍。患儿表现出避免与人对视，缺乏面部表情，交流或交流技巧贫乏，缺乏亲子安全依恋关系，态度冷淡，无视他人的呼唤，受到威胁时不会主动寻求保护等行为。

（2）语言发育障碍。患儿语言发育落后，交流困难，甚至出现语言正常发育后的倒退现象。他们经常沉默不语或者说话如鹦鹉学舌，不能主动与人交谈。不会使用肢体语言来表达自己的情绪和需要。

（3）兴趣狭窄，行为异常。患儿的兴趣异于常人，常出现奇异、刻板的重复行为。难以适应新的环境，不肯改变其原来形成的习惯和行为方式，稍有变动则大哭大闹，明显表现出焦虑的反应，例如重复单调地拧瓶盖、重复地观看同样的电视内容等，有的甚至出现自伤、自残行为。

（4）智力异常。多数患儿智力发育比同龄儿童迟钝，少数患儿智力正常或接近正常。但有的患儿在智力活动的某一方面表现出奇地好，令人不可思议。如不少患儿的机械记忆能力很强，尤其是对文字符号的记忆能力。

（5）其他异常。患儿还可能伴有感知障碍、癫痫发作、多动、注意力分散、发脾气、攻击、痛觉迟钝、对某些声音或图像特别地恐惧或喜好等表现。

（二）成因

1. 内在因素

患儿的致病原因存在一定的家庭遗传因素。从对家族和孪生子的研究中可以发现，自闭症患者的孪生兄弟姊妹 10% ~20% 可能有轻微的自闭倾向。

2. 外在因素

母亲在孕期和围产期因感染病毒、先兆流产、宫内窒息、产伤等对胎儿造成脑损伤；婴幼儿时期过于单调的生活环境，如缺乏情感交流、语言刺激等是引发该病的重要因素。

（三）矫治

（1）提高患儿基本的生存能力是康复矫治的重点。

（2）争取家庭、社会的密切配合，为患儿营造正常的生活环境。例如，让患儿与正常儿童一起入园、入托等。

(3) 以适当的医疗手段介入治疗。

五、儿童多动症

儿童多动症又称“轻微脑功能障碍综合征”，指发生于儿童时期，以明显注意集中困难、注意持续时间短暂、活动过度或冲动为主要特征的一组综合征。多动症是儿童中较为常见的一种障碍，以注意障碍为最突出的表现。

1. 表现

(1) 注意缺陷：是多动症儿童最突出的、最持久的临床特征。儿童在从事一件事情时无法长时间专注，很容易从一个活动转向另一个活动。

(2) 活动过度：是多动症的主要特征，指与同年龄、同性别的大多数儿童相比，儿童的活动水平超出了与其发育相适应的水平。多动症儿童的活动是杂乱的，缺乏组织性和目的性，在幼儿时期表现为多动、好哭闹、不安静、难以满足要求。

(3) 易冲动：多动症儿童做事较冲动，不考虑后果。他们的行为多先于思维，不经过考虑就行动。多动症儿童的行为不分场合，不顾后果，无法自制。

此外，多动症患儿还表现为冲动任性、学习困难、言语过多，还会出现认知、行为和情绪障碍及学习困难。

2. 成因

(1) 遗传因素。研究表明，该障碍与遗传因素有关，遗传度为0.75～0.91，遗传方式尚不清楚，可能为多基因遗传。

(2) 神经系统损伤。在孕期、围产期和出生后因各种原因所导致的缺血、缺氧等轻微脑损伤有可能引起儿童多动的问题。

(3) 家庭、社会因素。一些不良的社会环境和家庭环境，例如，教养方式不当、家庭环境不好等也有诱发和促使症状出现的可能。

(4) 环境因素：现代社会经济飞速发展，随之而来的是环境的严重污染。有研究发现，多动症的发生与锌、铁缺乏以及血铅增高有关。相关数据显示，几乎一半以上的多动症患儿血液中含铅量较高。

3. 矫治

(1) 心理社会性干预治疗：包括行为治疗、学习辅导、家庭治疗和医护配合等方式，其中大多数治疗方法都需要专业人员参与完成。帮助儿童消除各种紧张因素，制定并严格执行作息制度等都会对治疗多动症有积极作用。

(2) 预防疾病：以优生优育为原则，从孕妇的生理保健到儿童的养育，各个环节都要注意到多动症的预防。

(3) 饮食治疗：研究发现，部分水果及人工调味品等食品中含有甲醛、水杨酸类物质，控制或限制此类食品的摄入，对于治疗儿童多动症有明显疗效。

思考与练习

一、填空题

1. 根据世界卫生组织的定义，健康应包括（　　）、（　　）、（　　）及（　　）。

2. 情绪障碍是指发生在儿童少年时期，以（　　）、（　　）、（　　）为主要临床表现的一组心理疾病。

二、简答题

1. 简述健康的概念及判断标准。

2. 简述儿童多动症、自闭症的概念、表现及矫治方法。

三、论述题

论述学前儿童常见的心理疾病及矫治方法。

附录一 JGJ 39—2016 托儿所、幼儿园建筑设计规范

1 总 则

1.0.1 为保证托儿所、幼儿园建筑设计质量，使建筑设计满足适用、安全、卫生、经济、美观等方面的基本要求，制定本规范。

1.0.2 本规范适用于新建、扩建、改建托儿所、幼儿园的建筑设计。

1.0.3 幼儿园的规模应符合表 1.0.3－1 的规定，托儿所、幼儿园的每班人数宜符合表 1.0.3－2 的规定。

表 1.0.3－1 幼儿园的规模

规模	班数（班）
小型	1～4
中型	5～9
大型	10～12

表 1.0.3－2 托儿所、幼儿园的每班人数

名称	班别		人数（人）
托儿所	乳儿班		10～15
	托儿班	小、中班	15～20
		大班	21～25
幼儿园	小班		20～25
	中班		26～30
	大班		31～35

1.0.4 托儿所、幼儿园的建筑设计应遵循下列原则：

1. 满足使用功能要求，有益于幼儿健康成长；

2. 保证幼儿、教师及工作人员的环境安全，并具备防灾能力；

3. 符合节约土地、能源，环境保护的基本方针。

1.0.5 托儿所、幼儿园建筑设计除应符合本规范外，尚应符合国家现行有关标准的规定。

2 术语

2.0.1 托儿所

用于哺育和培育3周岁以下婴幼儿使用的场所。

2.0.2 幼儿园

对3周岁~6周岁的幼儿进行集中保育、教育的学前使用场所。

2.0.3 全日制幼儿园

幼儿仅白天在园内生活的幼儿园。

2.0.4 寄宿制幼儿园

幼儿昼夜均在园内生活的幼儿园。

2.0.5 幼儿生活用房

供幼儿班级活动及公共活动的空间。

2.0.6 幼儿生活单元

供幼儿班级独立生活的空间。

2.0.7 活动室

幼儿生活单元中供幼儿进行各种室内日常活动的空间。

2.0.8 寝室

幼儿生活单元中供幼儿睡眠的空间。

2.0.9 多功能活动室

供全园幼儿进行文艺、体育等多功能活动的空间。

2.0.10 乳儿室

供乳儿班婴儿玩耍、睡眠等日常生活的空间。

2.0.11 喂奶室

供乳儿哺乳的空间。

2.0.12 配奶室

供配制乳儿用乳汁的空间。

2.0.13 晨检室（厅）

供幼儿入园时进行健康检查的空间。

2.0.14 保健观察室

供病儿进行临时隔离、观察、治疗的空间。

2.0.15 服务管理用房

供对外联系，对内为幼儿保健和教育服务管理的空间。

2.0.16　供应用房

供托儿所、幼儿园人员饮食、饮水、洗衣等后勤服务使用的空间。

3　基地和总平面

3.1　基　地

3.1.1　托儿所、幼儿园建设基地的选择应符合当地总体规划和国家现行有关标准的要求。

3.1.2　托儿所、幼儿园的基地应符合下列规定：

1. 应建设在日照充足、交通方便、场地平整、干燥、排水通畅、环境优美、基础设施完善的地段；
2. 不应置于易发生自然地质灾害的地段；
3. 与易发生危险的建筑物、仓库、储罐、可燃物品和材料堆场等之间的距离应符合国家现行有关标准的规定；
4. 不应与大型公共娱乐场所、商场、批发市场等人流密集的场所相毗邻；
5. 应远离各种污染源，并应符合国家现行有关卫生、防护标准的要求；
6. 园内不应有高压输电线、燃气、输油管道主干道等穿过。

3.1.3　托儿所、幼儿园的服务半径宜为300～500m。

3.2　总平面

3.2.1　托儿所、幼儿园的总平面设计应包括总平面布置、竖向设计和管网综合等设计。总平面布置应包括建筑物、室外活动场地、绿化、道路布置等内容，设计应功能分区合理、方便管理、朝向适宜、日照充足，创造符合幼儿生理、心理特点的环境空间。

3.2.2　三个班及以上的托儿所、幼儿园建筑应独立设置。两个班及以下时，可与居住建筑合建，但应符合下列规定：

1. 幼儿生活用房应设在居住建筑的底层；
2. 应设独立出入口，并应与其他建筑部分采取隔离措施；
3. 出入口处应设置人员安全集散和车辆停靠的空间；
4. 应设独立的室外活动场地，场地周围应采取隔离措施；
5. 室外活动场地范围内应采取防止物体坠落措施。

3.2.3　托儿所、幼儿园应设室外活动场地，并应符合下列规定：

1. 每班应设专用室外活动场地，面积不宜小于60m^2，各班活动场地之间宜采取分隔措施；
2. 应设全园共用活动场地，人均面积不应小于2m^2；
3. 地面应平整、防滑、无障碍、无尖锐突出物，并宜采用软质地坪；
4. 共用活动场地应设置游戏器具、沙坑、30m 跑道、洗手池等，宜设戏水池，储水深度不应超过0.30m；游戏器具下面及周围应设软质铺装；
5. 室外活动场地应有1/2以上的面积在标准建筑日照阴影线之外。

3.2.4　托儿所、幼儿园场地内绿地率不应小于30%，宜设置集中绿化用地。绿地内不应种植有毒、带刺、有飞絮、病虫害多、有刺激性的植物。

3.2.5 托儿所、幼儿园在供应区内宜设杂物院，并应与其他部分相隔离。杂物院应有单独的对外出入口。

3.2.6 托儿所、幼儿园基地周围应设围护设施，围护设施应安全、美观，并应防止幼儿穿过和攀爬。在出入口处应设大门和警卫室，警卫室对外应有良好的视野。

3.2.7 托儿所、幼儿园出入口不应直接设置在城市干道一侧；其出入口应设置供车辆和人员停留的场地，且不应影响城市道路交通。

3.2.8 托儿所、幼儿园的幼儿生活用房应布置在当地最好朝向，冬至日底层满窗日照不应小于3h。

3.2.9 夏热冬冷、夏热冬暖地区的幼儿生活用房不宜朝西向；当不可避免时，应采取遮阳措施。

4 建筑设计

4.1 一般规定

4.1.1 托儿所、幼儿园建筑应由幼儿生活用房、服务管理用房和供应用房等部分组成。

4.1.2 托儿所、幼儿园建筑宜按幼儿生活单元组合方法进行设计，各班幼儿生活单元应保持使用的相对独立性。

4.1.3 托儿所、幼儿园中的幼儿生活用房不应设置在地下室或半地下室，且不应布置在四层及以上；托儿所部分应布置在一层。

4.1.4 托儿所、幼儿园的建筑造型和室内设计应符合幼儿的心理和生理特点。

4.1.5 托儿所、幼儿园建筑窗的设计应符合下列规定：

1. 活动室、多功能活动室的窗台面距地面高度不宜大于0.60m；

2. 当窗台面距楼地面高度低于0.90m时，应采取防护措施，防护高度应由楼地面起计算，不应低于0.90m；

3. 窗距离楼地面的高度小于或等于1.80m的部分，不应设内悬窗和内平开窗扇；

4. 外窗开启扇均应设纱窗。

4.1.6 活动室、寝室、多功能活动室等幼儿使用的房间应设双扇平开门，门净宽不应小于1.20m。

4.1.7 严寒和寒冷地区托儿所、幼儿园建筑的外门应设门斗。

4.1.8 幼儿出入的门应符合下列规定：

1. 距离地面1.20m以下部分，当使用玻璃材料时，应采用安全玻璃；

2. 距离地面0.60m处宜加设幼儿专用拉手；

3. 门的双面均应平滑、无棱角；

4. 门下不应设门槛；

5. 不应设置旋转门、弹簧门、推拉门，不宜设金属门；

6. 活动室、寝室、多功能活动室的门均应向人员疏散方向开启，开启的门扇不应妨碍走道疏散通行；

7. 门上应设观察窗，观察窗应安装安全玻璃。

4.1.9 托儿所、幼儿园的外廊、室内回廊、内天井、阳台、上人屋面、平台、看台及室外楼梯等临空处应设置防护栏杆，栏杆应以坚固、耐久的材料制作，防护栏杆水平承载能力应符合《建筑结构荷载规范》GB 50009 的规定。防护栏杆的高度应从地面计算，且净高不应小于 1.10m。防护栏杆必须采用防止幼儿攀登和穿过的构造，当采用垂直杆件做栏杆时，其杆件净距离不应大于 0.11m。

4.1.10 距离地面高度 1.30m 以下，幼儿经常接触的室内外墙面，宜采用光滑易清洁的材料；墙角、窗台、暖气罩、窗口竖边等阳角处应做成圆角。

4.1.11 楼梯、扶手和踏步等应符合下列规定：

1. 楼梯间应有直接的天然采光和自然通风；
2. 楼梯除设成人扶手外，应在梯段两侧设幼儿扶手，其高度宜为 0.60m；
3. 供幼儿使用的楼梯踏步高度宜为 0.13m，宽度宜为 0.26m；
4. 严寒地区不应设置室外楼梯；
5. 幼儿使用的楼梯不应采用扇形、螺旋形踏步；
6. 楼梯踏步面应采用防滑材料；
7. 楼梯间在首层应直通室外。

4.1.12 幼儿使用的楼梯，当楼梯井净宽度大于 0.11m 时，必须采取防止幼儿攀滑措施。楼梯栏杆应采取不易攀爬的构造，当采用垂直杆件做栏杆时，其杆件净距不应大于 0.11m。

4.1.13 幼儿经常通行和安全疏散的走道不应设有台阶，当有高差时，应设置防滑坡道，其坡度不应大于 1∶12。疏散走道的墙面距地面 2m 以下不应设有壁柱、管道、消火栓箱、灭火器、广告牌等突出物。

4.1.14 托儿所、幼儿园建筑走廊最小净宽不应小于表 4.1.14 的规定。

表 4.1.14 走廊最小净宽度（m）

房间名称	走廊布置	
	中间走廊	单面走廊或外廊
生活用房	2.4	1.8
服务、供应用房	1.5	1.3

4.1.15 建筑室外出入口应设雨篷，雨篷挑出长度宜超过首级踏步 0.50m 以上。

4.1.16 出入口台阶高度超过 0.30m，并侧面临空时，应设置防护设施，防护设施净高不应低于 1.05m。

4.1.17 活动室、寝室、乳儿室、多功能活动室的室内最小净高不应低于表 4.1.17 的规定。

表 4.1.17 室内最小净高（m）

房间名称	净高
活动室、寝室、乳儿室	3.0
多功能活动室	3.9

4.1.18 托儿所、幼儿园建筑防火设计应符合现行国家标准《建筑设计防火规范》GB 50016 的规定。

4.2 托儿所生活用房

4.2.1 托儿所应包括托儿班和乳儿班，托儿班宜接纳 2～3 周岁的幼儿，乳儿班宜接纳 2 周岁以下幼儿。

4.2.2 托儿班生活用房的使用面积及要求应与幼儿园生活用房相同。

4.2.3 乳儿班房间的设置和最小使用面积应符合表 4.2.3 的规定。

表 4.2.3 乳儿班每班房间最小使用面积（m^2）

房间名称	使用面积
乳儿室	50
喂奶室	15
配乳室	8
卫生间	10
储藏室	8

4.2.4 每个托儿班和乳儿班的生活用房均应为每班独立使用的生活单元。当托儿所和幼儿园合建时，托儿所生活部分应单独分区，并应设单独出入口。

4.2.5 喂奶室、配乳室应符合下列规定：

1. 喂奶室、配乳室应临近乳儿室，喂奶室应靠近对外出入口；

2. 喂奶室、配乳室应设洗涤盆，配乳室应有加热设施，当使用有污染性燃料时，应有独立的通风、排烟系统。

4.2.6 乳儿班卫生间至少应设洗涤池 2 个、污水池 1 个、保育人员厕位 1 个。

4.3 幼儿园生活用房

4.3.1 幼儿园的生活用房应由幼儿生活单元和公共活动用房组成。

4.3.2 幼儿生活单元应设置活动室、寝室、卫生间、衣帽储藏间等基本空间。

4.3.3 幼儿园生活单元房间的最小使用面积不应小于表 4.3.3 的规定，当活动室与寝室合用时，其房间最小使用面积不应小于 $120m^2$。

表 4.3.3 幼儿生活单元房间的最小使用面积（m^2）

房间名称		房间最小使用面积
活动室		70
寝室		60
卫生间	厕所	12
	盥洗室	8
衣帽储藏间		9

4.3.4 单侧采光的活动室进深不宜大于 6.60m。

4.3.5 活动室宜设阳台或室外活动平台，且不应影响幼儿生活用房的日照。

4.3.6　同一个班的活动室与寝室应设置在同一楼层内。

4.3.7　活动室、寝室、多功能活动室等幼儿使用的房间应做暖性、有弹性的地面，儿童使用的通道地面应采用防滑材料。

4.3.8　活动室、多功能活动室等室内墙面应具有展示教材、作品和空间布置的条件。

4.3.9　寝室应保证每一幼儿设置一张床铺的空间，不应布置双层床。床位侧面或端部距外墙距离不应小于 0.60m。

4.3.10　卫生间应由厕所、盥洗室组成，并宜分间或分隔设置。无外窗的卫生间，应设置防止回流的机械通风设施。

4.3.11　每班卫生间的卫生设备数量不应少于表 4.3.11 的规定，且女厕大便器不应少于 4 个，男厕大便器不应少于 2 个。

表 4.3.11　每班卫生间卫生设备的最少数量

污水池（个）	大便器（个）	小便器（沟槽）（个或位）	盥洗台（水龙头，个）
1	6	4	6

4.3.12　卫生间应临近活动室或寝室，且开门不宜直对寝室或活动室。盥洗室与厕所之间应有良好的视线贯通。

4.3.13　卫生间所有设施的配置、形式、尺寸均应符合幼儿人体尺度和卫生防疫的要求。卫生洁具布置应符合下列规定：

1. 盥洗池距地面的高度宜为 0.50 ~0.55m，宽度宜为 0.40 ~0.45m，水龙头的间距宜为 0.55 ~0.60m；

2. 大便器宜采用蹲式便器，大便器或小便槽均应设隔板，隔板处应加设幼儿扶手。厕位的平面尺寸不应小于 0.70m ×0.80m（宽 × 深），沟槽式的宽度宜为 0.16 ~0.18m，坐式便器的高度宜为 0.25 ~0.30m。

4.3.14　厕所、盥洗室、淋浴室地面不应设台阶，地面应防滑和易于清洗。

4.3.15　夏热冬冷和夏热冬暖地区，托儿所、幼儿园建筑的幼儿生活单元内宜设淋浴室；寄宿制幼儿生活单元内应设置淋浴室，并应独立设置。

4.3.16　封闭的衣帽储藏室宜设通风设施。

4.3.17　多功能活动室的位置宜临近幼儿生活单元，单独设置时宜与主体建筑用连廊连通，连廊应做雨篷，严寒和寒冷地区应做封闭连廊。

4.4　服务管理用房

4.4.1　服务管理用房应包括晨检室（厅）、保健观察室、教师值班室、警卫室、储藏室、园长室、财务室、教师办公室、会议室、教具制作室等房间，最小使用面积应符合表 4.4.1 的规定。

表 4.4.1　服务管理用房的最小使用面积（m^2）

房间名称	规模		
	小型	中型	大型
晨检室（厅）	10	10	15

续表

房间名称	规模		
	小型	中型	大型
保健观察室	12	12	15
老师值班室	10	10	10
警卫室	10	10	10
储藏室	15	18	24
园长室	15	15	15
财务室	15	15	18
教师办公室	18	18	24
会议室	24	24	30
教具制作室	18	18	24

注：1. 晨检室（厅）可设置在门厅内；
2. 教师值班室仅全日制幼儿园设置。

4.4.2 托儿所、幼儿园建筑应设门厅，门厅内宜附设收发、晨检、展示等功能空间。

4.4.3 晨检室（厅）应设在建筑物的主入口处，并应靠近保健观察室。

4.4.4 保健观察室设置应符合下列规定：

1. 应设有一张幼儿床的空间；
2. 应与幼儿生活用房有适当的距离，并应与幼儿活动路线分开；
3. 宜设单独出入口；
4. 应设给水、排水设施；
5. 应设独立的厕所，厕所内应设幼儿专用蹲位和洗手盆。

4.4.5 教职工的卫生间、淋浴室应单独设置，不应与幼儿合用。

4.5 供应用房

4.5.1 供应用房应包括厨房、消毒室、洗衣间、开水间、车库等房间，厨房应自成一区，并与幼儿活动用房应有一定距离。

4.5.2 厨房应按工艺流程合理布局，并应符合国家现行有关卫生标准和现行行业标准《饮食建筑设计规范》JGJ 64 的规定。

4.5.3 厨房加工间室内净高不应低于 3.0m。

4.5.4 厨房室内墙面、隔断及各种工作台、水池等设施的表面应采用无毒、无污染、光滑和易清洁的材料；墙面阴角宜做弧形；地面应防滑，并应设排水设施。

4.5.5 当托儿所、幼儿园建筑为二层及以上时，应设提升食梯。食梯呼叫按钮距地面高度应大于 1.70m。

4.5.6 寄宿制托儿所、幼儿园建筑应设置集中洗衣房。

4.5.7 托儿所、幼儿园建筑应设玩具、图书、衣被等物品专用消毒间。

4.5.8 当托儿所、幼儿园场地内设汽车库时，汽车库应与儿童活动区域分开，应设置单独的车道和出入口，并应符合现行行业标准《车库建筑设计规范》JGJ 100 和现行国家标准《汽车库、修车库、停车场设计防火规范》GB 50067 的规定。

5　室内环境

5.1　采光

5.1.1　托儿所、幼儿园的生活用房、服务管理用房和供应用房中的各类房间均应有直接天然采光和自然通风，其采光系数最低值及窗地面积比应符合表 5.1.1 的规定。

表 5.1.1　采光系数最低值和窗地面积比

房间名称	采光系数最低值（%）	窗地面积比
活动室、寝室、乳儿室、多功能活动室	2.0	1∶5.0
保健观察室	2.0	1∶5.0
办公室、辅助用房	2.0	1∶5.0
楼梯间、走廊	1.0	—

5.1.2　托儿所、幼儿园建筑采光应符合现行国家标准《建筑采光设计标准》GB 50033 的有关规定。

5.2　隔声、噪声控制

5.2.1　托儿所、幼儿园建筑室内允许噪声级应符合表 5.2.1 的规定。

表 5.2.1　室内允许噪声级

房间名称	允许噪声级（A 声级，dB）
活动室、寝室、乳儿室	≤45
多功能活动室、办公室、保健观察室	≤50

5.2.2　托儿所、幼儿园建筑主要房间的空气声隔声标准应符合表 5.2.2 的规定。

表 5.2.2　空气声隔声标准

房间名称	空气声隔声标准（计权隔声量）（dB）	楼板撞击声隔声单值评价量（dB）
活动室、寝室、乳儿室、保健观察室与相邻房间之间	≥50	≤65
多功能活动室与相邻房间之间	≥45	≤75

5.2.3　托儿所、幼儿园建筑的环境噪声应符合现行国家标准《民用建筑隔声设计规范》GB 50118 的有关规定。

5.3　空气质量

5.3.1　托儿所、幼儿园的室内空气质量应符合现行国家标准《室内空气质量标准》

GB/T 18883 的有关规定。

5.3.2 托儿所、幼儿园的幼儿用房应有良好的自然通风，其通风口面积不应小于房间地板面积的1/20。夏热冬冷、严寒和寒冷地区的幼儿用房应采取有效的通风设施。

5.3.3 托儿所、幼儿园建筑使用的建筑材料、装修材料和室内设施应符合现行国家标准《民用建筑工程室内环境污染控制规范》GB 50325 的有关规定。

6 建筑设备

6.1 给水排水

6.1.1 托儿所、幼儿园建筑应设置给水排水系统，且设备选型和系统配置应适合幼儿需要。用水量标准、系统选择和水质应符合国家现行标准《建筑给水排水设计规范》GB 50015、《生活饮用水卫生标准》GB 5749、《饮用净水水质标准》CJ 94 和《建筑给水排水及采暖工程施工质量验收规范》GB 50242 的规定。

6.1.2 托儿所、幼儿园建筑给水系统的引入管上应设置水表。水表宜设置在室内便于抄表位置；在夏热冬冷地区及严寒地区，当水表设置于室外时，应采取可靠的防冻胀破坏措施。

6.1.3 托儿所、幼儿园建筑给水系统的压力应满足给水用水点配水器具的最低工作压力要求。当压力不能满足要求时，应设置系统增压给水设备，并应符合下列规定：

1. 当设有二次供水设施时，供水设施不应对水质产生污染；
2. 当设置水箱时，应设置消毒设备，并宜采用紫外线消毒方式；
3. 加压水泵应选用低噪声节能型产品，加压泵组及泵房应采取减振防噪措施。

6.1.4 托儿所、幼儿园建筑给水系统入户管的给水压力不应大于0.35MPa；当水压大于0.35MPa时，应设置减压设施。

6.1.5 托儿所、幼儿园建筑宜设置集中热水供应系统，也可采用分散制备热水或预留安装热水供应设施的条件。当设置集中热水供应系统时，应采用混合水箱单管供应定温热水系统。

6.1.6 盥洗室、淋浴室、厕所、公共洗衣房应设置地漏，其水封深度不得小于50mm，洗衣机排水应设置专用地漏或洗衣机排水存水弯。

6.1.7 便池宜设置感应冲洗装置。

6.1.8 托儿所、幼儿园建筑内单独设置的清扫间、消毒间应配备给水和排水设施。

6.1.9 托儿所、幼儿园建筑厨房的含油污水，应经除油装置处理后再排入户外污水管道。

6.1.10 消火栓系统、自动喷水灭火系统及气体系统灭火设计等，应符合国家现行有关防火标准的规定。当设置消火栓灭火设施时，消防立管阀门布置应避免幼儿碰撞，并应将消火栓箱暗装设置。单独配置的灭火器箱应设置在不妨碍通行处。

6.1.11 托儿所、幼儿园建筑应设置饮用水开水炉，宜采用电开水炉。开水炉应设置在专用房间内，并应设置防止幼儿接触的保护措施。

6.1.12 绿地可设置洒水栓，运动场地应设置排水设施。

6.2 供暖通风和空气调节

6.2.1 具备条件的托儿所、幼儿园建筑的供暖系统宜纳入区域集中供热管网，具备利用可再生能源条件时，经技术经济比较，应优先考虑利用可再生能源为供暖热源。当符合现行国家标准《民用建筑供暖通风与空气调节设计规范》GB 50736 的规定时，可采用电供暖方式。

6.2.2 采用低温地面辐射供暖方式时，地面表面温度不应超过28℃。

6.2.3 严寒与寒冷地区应设置集中供暖设施，并宜采用热水集中供暖系统；夏热冬冷地区宜设置集中供暖设施；对于其他区域，冬季有较高室温要求的房间宜设置单元式供暖装置。

6.2.4 用于供暖系统总体调节和检修的设施，应设置于幼儿活动室和寝室之外。

6.2.5 当采用散热器供暖时，散热器应暗装。

6.2.6 当采用电采暖时，应有可靠的安全防护措施。

6.2.7 供暖系统应设置热计量装置，并应实现分室控温。

6.2.8 乡村托儿所、幼儿园建筑宜就地取材，采用可靠的能源形式供暖，并应保障环境安全。

6.2.9 托儿所、幼儿园房间的供暖设计温度宜符合表 6.2.9 的规定。

表 6.2.9 托儿所、幼儿园房间的供暖设计温度

房间名称	室内设计温度（℃）
活动室、寝室、喂奶室、保健观察室、配奶室、晨检室（厅）、办公室	20
乳儿室	24
盥洗室、厕所	22
门厅、走廊、楼梯间、厨房	16
洗衣房	18
淋浴室、更衣室	25

6.2.10 托儿所、幼儿园建筑与其他建筑共用集中供暖热源时，宜设置过渡季供暖设施。

6.2.11 托儿所、幼儿园建筑通风设计应符合下列规定：

1. 应优先采用有组织自然通风设施；
2. 当采用换气次数确定室内通风量时，房间的换气次数不应低于表 6.2.11－1 的规定；

表 6.2.11－1 房间的换气次数

房间名称	换气次数（次/h）
活动室	3
寝室	3
厕所	10

续表

房间名称	换气次数（次/h）
多功能活动室	3

3. 采用机械通风或空调房间，人员所需新风量应不小于表 6. 2. 11 - 2 的规定。

表 6. 2. 11 - 2　人员所需最小新风量

房间名称	新风量［m^3/（h·人）］
活动室	20
寝室	20
保健观察室	38
多功能活动室	20

6. 2. 12　托儿所、幼儿园建筑的公共厨房、公共淋浴室、无外窗卫生间等，宜设置有防回流构造的排气通风竖井，并应安装机械排风装置。

6. 2. 13　夏热冬暖地区、夏热冬冷地区的托儿所、幼儿园建筑，当夏季依靠开窗不能实现基本热舒适要求，且幼儿活动室、寝室等房间不设置空调设施时，幼儿活动室、寝室等房间宜安装具有防护网且可变风向的吸顶式电风扇。

6. 2. 14　最热月平均室外气温大于和等于 25℃ 地区的托儿所、幼儿园建筑，宜设置空调设备或预留安装空调设备的条件，并应符合下列规定：

1. 空调房间室内设计参数应符合表 6. 2. 14 的规定；

表 6. 2. 14　空调房间室内设计参数

参数		冬季	夏季
温度（℃）	活动室、寝室、喂奶室、保健观察室、配奶室、晨检室（厅）、办公室	20	25
	乳儿室	24	25
风速（v）（m/s）		$0.10 \leqslant v \leqslant 0.20$	$0.15 \leqslant v \leqslant 0.30$
相对湿度（%）		30 ~ 60	40 ~ 60

2. 当采用集中空调系统或集中新风系统时，应设置空气净化消毒装置和供风管系统清洗、消毒用的可开闭窗口；

3. 当采用分散空调方式时，应设置保证室内新风量满足国家现行卫生标准的装置。

6. 2. 15　设置非集中空调设备的托儿所、幼儿园建筑，应对空调室外机的位置统一设计。空调设备的冷凝水应有组织排放。空调室外机应安装在室外地面或通道地面 2. 0m 以上，且幼儿无法接触的位置。

6. 2. 16　防排烟系统设计应符合国家现行有关防火标准的规定，当需要设置送风口、排风口时，风口底边距地面应大于 1. 5m。

6.3 建筑电气

6.3.1 活动室、寝室、图书室、美工室等幼儿用房宜采用细管径直管形三基色荧光灯，配用电子镇流器，也可采用防频闪性能好的其他节能光源，不宜采用裸管荧光灯灯具；保健观察室、办公室等可采用细管径直管形三基色荧光灯，配用电子镇流器或节能型电感镇流器，或采用其他节能光源。寄宿制幼儿园的寝室宜设置夜间巡视照明设施。

6.3.2 活动室、寝室、幼儿卫生间等幼儿用房宜设置紫外线杀菌灯，也可采用安全型移动式紫外线杀菌消毒设备。

6.3.3 托儿所、幼儿园的紫外线杀菌灯的控制装置应单独设置，并应采取防误开措施。

6.3.4 托儿所、幼儿园的房间照明标准值应符合表6.3.4的规定。

表6.3.4 房间照明标准值

房间或场所	参考平面及其高度	照度标准值（lx）	*UCR*	R_a
活动室	地面	300	19	80
图书室	0.5m水平面	300	19	80
美工室	0.5m水平面	500	19	90
多功能活动室	地面	300	19	80
寝室	0.5m水平面	100	19	80
办公室、会议室	0.75m水平面	300	19	80
厨房	台面	200	—	80
门厅、走道	地面	150	—	80

6.3.5 托儿所、幼儿园的房间内应设置插座，且位置和数量根据需要确定。活动室插座不应少于四组，寝室、图书室、美工室插座不应少于两组。插座应采用安全型，安装高度不应低于1.8m。插座回路与照明回路应分开设置，插座回路应设置剩余电流动作保护。

6.3.6 幼儿活动场所不宜安装配电箱、控制箱等电气装置；当不能避免时，应采取安全措施，装置底部距地面高度不得低于1.8m。

6.3.7 托儿所、幼儿园安全技术防范系统的设置应符合下列规定：

1. 幼儿园园区大门、建筑物出入口、楼梯间、走廊等应设置视频安防监控系统；
2. 幼儿园周界宜设置入侵报警系统、电子巡查系统；
3. 厨房、重要机房宜设置入侵报警系统。

6.3.8 托儿所、幼儿园建筑应设置电话系统、计算机网络系统，并宜设置广播系统、有线电视系统。

6.3.9 托儿所、幼儿园建筑的应急照明设计、火灾自动报警系统设计、防雷与接地设计、供配电系统设计、安防设计等，应符合国家现行有关标准的规定。

本规范用词说明

1. 为便于执行本规范条文，对要求严格程度不同的用词说明如下：

（1）表示很严格，非这样做不可的：

正面词采用“必须”，反面词采用“严禁”；

（2）表示严格，在正常情况下均应这样做的：

正面词采用“应”，反面词采用“不应”或“不得”；

（3）表示允许稍有选择，在条件许可时首先应这样做的：

正面词采用“宜”，反面词采用“不宜”；

（4）表示有选择，在一定条件下可以这样做的，采用“可”。

2. 条文中指明应按其他有关标准执行的写法为：“应符合……的规定”或“应按……执行”。

引用标准名录

1.《建筑结构荷载规范》GB 50009
2.《建筑给水排水设计规范》GB 50015
3.《建筑设计防火规范》GB 50016
4.《建筑采光设计标准》GB 50033
5.《汽车库、修车库、停车场设计防火规范》GB 50067
6.《民用建筑隔声设计规范》GB 50118
7.《建筑给水排水及采暖工程施工质量验收规范》GB 50242
8.《民用建筑工程室内环境污染控制规范》GB 50325
9.《民用建筑供暖通风与空气调节设计规范》GB 50736
10.《生活饮用水卫生标准》GB 5749
11.《室内空气质量标准》GB/T 18883
12.《饮食建筑设计规范》JGJ 64
13.《车库建筑设计规范》JGJ 100
14.《饮用净水水质标准》CJ 94

附录二　中国7岁以下儿童生长发育参照标准

卫生部妇幼保健与社区卫生司

二〇〇九年九月

附表2－1　7岁以下男童身高（长）标准值

cm

年龄	月龄	－3SD	－2SD	－1SD	中位数	＋1SD	＋2SD	＋3SD
出生	0	45.2	46.9	48.6	50.4	52.2	54.0	55.8
	1	48.7	50.7	52.7	54.8	56.9	59.0	61.2
	2	52.2	54.3	56.5	58.7	61.0	63.3	65.7
	3	55.3	57.5	59.7	62.0	64.3	66.6	69.0
	4	57.9	60.1	62.3	64.6	66.9	69.3	71.7
	5	59.9	62.1	64.4	66.7	69.1	71.5	73.9
	6	61.4	63.7	66.0	68.4	70.8	73.3	75.8
	7	62.7	65.0	67.4	69.8	72.3	74.8	77.4
	8	63.9	66.3	68.7	71.2	73.7	76.3	78.9
	9	65.2	67.6	70.1	72.6	75.2	77.8	80.5
	10	66.4	68.9	71.4	74.0	76.6	79.3	82.1
	11	67.5	70.1	72.7	75.3	78.0	80.8	83.6
1岁	12	68.6	71.2	73.8	76.5	79.3	82.1	85.0
	15	71.2	74.0	76.9	79.8	82.8	85.8	88.9
	18	73.6	76.6	79.6	82.7	85.8	89.1	92.4
	21	76.0	79.1	82.3	85.6	89.0	92.4	95.9
2岁	24	78.3	81.6	85.1	88.5	92.1	95.8	99.5
	27	80.5	83.9	87.5	91.1	94.8	98.6	102.5
	30	82.4	85.9	89.6	93.3	97.1	101.0	105.0
	33	84.4	88.0	91.6	95.4	99.3	103.2	107.2
3岁	36	86.3	90.0	93.7	97.5	101.4	105.3	109.4
	39	87.5	91.2	94.9	98.8	102.7	106.7	110.7
	42	89.3	93.0	96.7	100.6	104.5	108.6	112.7
	45	90.9	94.6	98.5	102.4	106.4	110.4	114.6

续表

年龄	月龄	-3SD	-2SD	-1SD	中位数	+1SD	+2SD	+3SD
4岁	48	92.5	96.3	100.2	104.1	108.2	112.3	116.5
	51	94.0	97.9	101.9	105.9	110.0	114.2	118.5
	54	95.6	99.5	103.6	107.7	111.9	116.2	120.6
	57	97.1	101.1	105.3	109.5	113.8	118.2	122.6
5岁	60	98.7	102.8	107.0	111.3	115.7	120.1	124.7
	63	100.2	104.4	108.7	113.0	117.5	122.0	126.7
	66	101.6	105.9	110.2	114.7	119.2	123.8	128.6
	69	103.0	107.3	111.7	116.3	120.9	125.6	130.4
6岁	72	104.1	108.6	113.1	117.7	122.4	127.2	132.1
	75	105.3	109.8	114.4	119.2	124.0	128.8	133.8
	78	106.5	111.1	115.8	120.7	125.6	130.5	135.6
	81	107.9	112.6	117.4	122.3	127.3	132.4	137.6

注：表中3岁前为身长，3岁及3岁后为身高。

附表2-2 7岁以下女童身高（长）标准值

cm

年龄	月龄	-3SD	-2SD	-1SD	中位数	+1SD	+2SD	+3SD
出生	0	44.7	46.4	48.0	49.7	51.4	53.2	55.0
	1	47.9	49.8	51.7	53.7	55.7	57.8	59.9
	2	51.1	53.2	55.3	57.4	59.6	61.8	64.1
	3	54.2	56.3	58.4	60.6	62.8	65.1	67.5
	4	56.7	58.8	61.0	63.1	65.4	67.7	70.0
	5	58.6	60.8	62.9	65.2	67.4	69.8	72.1
	6	60.1	62.3	64.5	66.8	69.1	71.5	74.0
	7	61.3	63.6	65.9	68.2	70.6	73.1	75.6
	8	62.5	64.8	67.2	69.6	72.1	74.7	77.3
	9	63.7	66.1	68.5	71.0	73.6	76.2	78.9
	10	64.9	67.3	69.8	72.4	75.0	77.7	80.5
	11	66.1	68.6	71.1	73.7	76.4	79.2	82.0
1岁	12	67.2	69.7	72.3	75.0	77.7	80.5	83.4
	15	70.2	72.9	75.6	78.5	81.4	84.3	87.4
	18	72.8	75.6	78.5	81.5	84.6	87.7	91.0
	21	75.1	78.1	81.2	84.4	87.7	91.1	94.5

续表

年龄	月龄	−3SD	−2SD	−1SD	中位数	+1SD	+2SD	+3SD
2 岁	24	77.3	80.5	83.8	87.2	90.7	94.3	98.0
	27	79.3	82.7	86.2	89.8	93.5	97.3	101.2
	30	81.4	84.8	88.4	92.1	95.9	99.8	103.8
	33	83.4	86.9	90.5	94.3	98.1	102.0	106.1
3 岁	36	85.4	88.9	92.5	96.3	100.1	104.1	108.1
	39	86.6	90.1	93.8	97.5	101.4	105.4	109.4
	42	88.4	91.9	95.6	99.4	103.3	107.2	111.3
	45	90.1	93.7	97.4	101.2	105.1	109.2	113.3
4 岁	48	91.7	95.4	99.2	103.1	107.0	111.1	115.3
	51	93.2	97.0	100.9	104.9	109.0	113.1	117.4
	54	94.8	98.7	102.7	106.7	110.9	115.2	119.5
	57	96.4	100.3	104.4	108.5	112.8	117.1	121.6
5 岁	60	97.8	101.8	106.0	110.2	114.5	118.9	123.4
	63	99.3	103.4	107.6	111.9	116.2	120.7	125.3
	66	100.7	104.9	109.2	113.5	118.0	122.6	127.2
	69	102.0	106.3	110.7	115.2	119.7	124.4	129.1
6 岁	72	103.2	107.6	112.0	116.6	121.2	126.0	130.8
	75	104.4	108.8	113.4	118.0	122.7	127.6	132.5
	78	105.5	110.1	114.7	119.4	124.3	129.2	134.2
	81	106.7	111.4	116.1	121.0	125.9	130.9	136.1

注：表中 3 岁前为身长，3 岁及 3 岁后为身高。

附表 2－3　7 岁以下男童体重标准值

kg

年龄	月龄	−3SD	−2SD	−1SD	中位数	+1SD	+2SD	+3SD
出生	0	2.26	2.58	2.93	3.32	3.73	4.18	4.66
	1	3.09	3.52	3.99	4.51	5.07	5.67	6.33
	2	3.94	4.47	5.05	5.68	6.38	7.14	7.97
	3	4.69	5.29	5.97	6.70	7.51	8.40	9.37
	4	5.25	5.91	6.64	7.45	8.34	9.32	10.39
	5	5.66	6.36	7.14	8.00	8.95	9.99	11.15
	6	5.97	6.70	7.51	8.41	9.41	10.50	11.72

续表

年龄	月龄	-3SD	-2SD	-1SD	中位数	+1SD	+2SD	+3SD
出生	7	6.24	6.99	7.83	8.76	9.79	10.93	12.20
	8	6.46	7.23	8.09	9.05	10.11	11.29	12.60
	9	6.67	7.46	8.35	9.33	10.42	11.64	12.99
	10	6.86	7.67	8.58	9.58	10.71	11.95	13.34
	11	7.04	7.87	8.80	9.83	10.98	12.26	13.68
1岁	12	7.21	8.06	9.00	10.05	11.23	12.54	14.00
	15	7.68	8.57	9.57	10.68	11.93	13.32	14.88
	18	8.13	9.07	10.12	11.29	12.61	14.09	15.75
	21	8.61	9.59	10.69	11.93	13.33	14.90	16.66
2岁	24	9.06	10.09	11.24	12.54	14.01	15.67	17.54
	27	9.47	10.54	11.75	13.11	14.64	16.38	18.36
	30	9.86	10.97	12.22	13.64	15.24	17.06	19.13
	33	10.24	11.39	12.68	14.15	15.82	17.72	19.89
3岁	36	10.61	11.79	13.13	14.65	16.39	18.37	20.64
	39	10.97	12.19	13.57	15.15	16.95	19.02	21.39
	42	11.31	12.57	14.00	15.63	17.50	19.65	22.13
	45	11.66	12.96	14.44	16.13	18.07	20.32	22.91
4岁	48	12.01	13.35	14.88	16.64	18.67	21.01	23.73
	51	12.37	13.76	15.35	17.18	19.30	21.76	24.63
	54	12.74	14.18	15.84	17.75	19.98	22.57	25.61
	57	13.12	14.61	16.34	18.35	20.69	23.43	26.68
5岁	60	13.50	15.06	16.87	18.98	21.46	24.38	27.85
	63	13.86	15.48	17.38	19.60	22.21	25.32	29.04
	66	14.18	15.87	17.85	20.18	22.94	26.24	30.22
	69	14.48	16.24	18.31	20.75	23.66	27.17	31.43
6岁	72	14.74	16.56	18.71	21.26	24.32	28.03	32.57
	75	15.01	16.90	19.14	21.82	25.06	29.01	33.89
	78	15.30	17.27	19.62	22.45	25.89	30.13	35.41
	81	15.66	17.73	20.22	23.24	26.95	31.56	37.39

附表 2－4　7 岁以下女童体重标准值

kg

年龄	月龄	－3SD	－2SD	－1SD	中位数	＋1SD	＋2SD	＋3SD
出生	0	2. 26	2. 54	2. 85	3. 21	3. 63	4. 10	4. 65
	1	2. 98	3. 33	3. 74	4. 20	4. 74	5. 35	6. 05
	2	3. 72	4. 15	4. 65	5. 21	5. 86	6. 60	7. 46
	3	4. 40	4. 90	5. 47	6. 13	6. 87	7. 73	8. 71
	4	4. 93	5. 48	6. 11	6. 83	7. 65	8. 59	9. 66
	5	5. 33	5. 92	6. 59	7. 36	8. 23	9. 23	10. 38
	6	5. 64	6. 26	6. 96	7. 77	8. 68	9. 73	10. 93
	7	5. 90	6. 55	7. 28	8. 11	9. 06	10. 15	11. 40
	8	6. 13	6. 79	7. 55	8. 41	9. 39	10. 51	11. 80
	9	6. 34	7. 03	7. 81	8. 69	9. 70	10. 86	12. 18
	10	6. 53	7. 23	8. 03	8. 94	9. 98	11. 16	12. 52
	11	6. 71	7. 43	8. 25	9. 18	10. 24	11. 46	12. 85
1 岁	12	6. 87	7. 61	8. 45	9. 40	10. 48	11. 73	13. 15
	15	7. 34	8. 12	9. 01	10. 02	11. 18	12. 50	14. 02
	18	7. 79	8. 63	9. 57	10. 65	11. 88	13. 29	14. 90
	21	8. 26	9. 15	10. 15	11. 30	12. 61	14. 12	15. 85
2 岁	24	8. 70	9. 64	10. 70	11. 92	13. 31	14. 92	16. 77
	27	9. 10	10. 09	11. 21	12. 50	13. 97	15. 67	17. 63
	30	9. 48	10. 52	11. 70	13. 05	14. 60	16. 39	18. 47
	33	9. 86	10. 94	12. 18	13. 59	15. 22	17. 11	19. 29
3 岁	36	10. 23	11. 36	12. 65	14. 13	15. 83	17. 81	20. 10
	39	10. 60	11. 77	13. 11	14. 65	16. 43	18. 50	20. 90
	42	10. 95	12. 16	13. 55	15. 16	17. 01	19. 17	21. 69
	45	11. 29	12. 55	14. 00	15. 67	17. 60	19. 85	22. 49
4 岁	48	11. 62	12. 93	14. 44	16. 17	18. 19	20. 54	23. 30
	51	11. 96	13. 32	14. 88	16. 69	18. 79	21. 25	24. 14
	54	12. 30	13. 71	15. 33	17. 22	19. 42	22. 00	25. 04
	57	12. 62	14. 08	15. 78	17. 75	20. 05	22. 75	25. 96
5 岁	60	12. 93	14. 44	16. 20	18. 26	20. 66	23. 50	26. 87
	63	13. 23	14. 80	16. 64	18. 78	21. 30	24. 28	27. 84

续表

年龄	月龄	-3SD	-2SD	-1SD	中位数	+1SD	+2SD	+3SD
5岁	66	13.54	15.18	17.09	19.33	21.98	25.12	28.89
	69	13.84	15.54	17.53	19.88	22.65	25.96	29.95
6岁	72	14.11	15.87	17.94	20.37	23.27	26.74	30.94
	75	14.38	16.21	18.35	20.89	23.92	27.57	32.00
	78	14.66	16.55	18.78	21.44	24.61	28.46	33.14
	81	14.96	16.92	19.25	22.03	25.37	29.42	34.40

附表2-5　7岁以下儿童胸围正常值

cm

年龄	男	女	备注
出生时	33.32	33.08	
1月	38.05	37.2	
2月	40.28	39.28	
3月	40.70	40.33	
4月	42.51	41.31	
5月	43.04	41.85	
6月	43.32	42.22	
7月	43.94	42.67	
8月	44.18	43.50	
9月	44.60	43.56	
10月	45.31	44.18	
11月	45.39	44.25	
12月	46.35	45.25	
15月	47.26	46.28	
18月	48.43	47.04	
21月	49.27	48.19	
24月	49.83	48.72	
27月	50.26	49.25	
30月	51.04	50.16	
33月	51.55	50.31	
3岁	51.70	50.68	
3岁半	52.48	51.67	

续表

年龄	男	女	备注
4岁	53.03	52.12	
4岁半	53.74	52.80	
5岁	54.57	53.62	
5岁半	55.22	54.28	
6岁	55.83	55.14	
6岁半	56.65	55.93	
7岁	57.31	56.49	

（引用自 http：//www.docin.com/p－525062945.html？docfrom＝rrela：0～7儿童体重身高头围胸围正常值）

附录三　全国计划免疫工作条例

全国计划免疫工作条例

附录四　我国儿童基础免疫程序

预防接种就是把预防某种传染病所用的生物制品通过注射或口服的方法，接种到人体后，刺激人体的免疫系统，使人体产生抵抗某种传染病的抗体，即对抗相应的细菌或病毒的抵抗力，从而不得这种疾病。预防接种是预防小儿传染病的有效方法。计划免疫是指按年龄有计划地进行各种预防接种。

计划免疫包括两个程序：一是全程足量的基础免疫，即在1周岁内完成的初次接种；二是以后的加强免疫，即根据疫苗的免疫持久性及人群的免疫水平和疾病流行情况适时地进行复种。这样，才能巩固免疫效果，达到预防疾病的目的。

我国儿童基础免疫程序

年龄	接种疫苗	可预防的传染病
出生24小时内	乙型肝炎疫苗（1）	乙型病毒性肝炎
	卡介苗	结核病
1月龄	乙型肝炎疫苗（2）	乙型病毒性肝炎
2月龄	脊髓灰质炎糖丸（1）	脊髓灰质炎（小儿麻痹）
3月龄	脊髓灰质炎糖丸（2）	脊髓灰质炎（小儿麻痹）
	百白破疫苗（1）	百日咳、白喉、破伤风
4月龄	脊髓灰质炎糖丸（3）	脊髓灰质炎（小儿麻痹）
	百白破疫苗（2）	百日咳、白喉、破伤风
5月龄	百白破疫苗（3）	百日咳、白喉、破伤风
6月龄	乙型肝炎疫苗（3）	乙型病毒性肝炎
8月龄	麻疹疫苗	麻疹
1.5~2岁	百白破疫苗（加强）	百日咳、白喉、破伤风
	脊髓灰质炎糖丸（部分）	脊髓灰质炎（小儿麻痹）
4岁	脊髓灰质炎糖丸（加强）	脊髓灰质炎（小儿麻痹）
7岁	麻疹疫苗（加强）	麻疹
	白破二联疫苗（加强）	白喉、破伤风
12岁	卡介苗（加强，农村）	结核病

注：括号中的数字是表示接种针（剂）次。

（引用自：http：//baby. 39. net/a/2011425/1671104_ 2. html）

附录五　托儿所幼儿园卫生保健管理办法

托儿所幼儿园卫生保健管理办法

附录六　托儿所幼儿园卫生保健工作规范

托儿所幼儿园卫生保健工作规范

参考文献

［1］万钫．学前卫生学［M］．北京：北京师范大学出版社，2004.

［2］朱家雄，等．学前儿童卫生学［M］．上海：华东师范大学出版社，2006.

［3］浙江师范大学幼儿教育发展中心．儿童保健指南［M］．杭州：浙江大学出版社，2004.

［4］王建平．学校健康教育概论［M］．北京：人民教育出版社，2010.

［5］张晓燕．健康教育概论［M］．武汉：武汉大学出版社，2010.

［6］顾荣芳，等．幼儿园健康教育［M］．北京：人民教育出版社，2004.

［7］王雁，等．学前卫生学［M］．海口：南海出版公司，2010.

［8］夏莹．婴儿教育学［M］．上海：复旦大学出版社，2019.